全国中医药高等院校规划教材

小儿推拿学

（供针灸推拿学、康复治疗学等专业用）

主　编　井夫杰

中国中医药出版社
·北　京·

图书在版编目（CIP）数据

小儿推拿学 / 井夫杰主编．—北京：中国中医药出版社，2022.9（2025.3重印）
全国中医药高等院校规划教材
ISBN 978-7-5132-7614-6

Ⅰ．①小…　Ⅱ．①井…　Ⅲ．①小儿疾病—推拿—中医学院—教材
Ⅳ．① R244.15

中国版本图书馆 CIP 数据核字（2022）第 080828 号

融合出版说明

本教材为融合出版物，微信扫描右侧二维码，关注“悦医家中医书院”微信公众号，即可访问相关数字化资源和服务。

中国中医药出版社出版
北京经济技术开发区科创十三街 31 号院二区 8 号楼
邮政编码　100176
传真　010-64405721
保定市西城胶印有限公司印刷
各地新华书店经销

开本 889 × 1194　1/16　印张 20　字数 531 千字
2022 年 9 月第 1 版　2025 年 3 月第 3 次印刷
书号　ISBN 978-7-5132-7614-6

定价　78.00 元
网址　www.cptcm.com

服务热线　010-64405510
购书热线　010-89535836
维权打假　010-64405753

微信服务号　zgzyycbs
微商城网址　https://kdt.im/LIdUGr
官方微博　http://e.weibo.com/cptcm
天猫旗舰店网址　https://zgzyycbs.tmall.com

如有印装质量问题请与本社出版部联系（010-64405510）

《小儿推拿学》编委会

主　编

井夫杰（山东中医药大学）

副主编

林丽莉（福建中医药大学）
李　静（山东中医药大学）
李守栋（南京中医药大学）
王德军（湖南中医药大学）
刘建民（湖北中医药大学）

编　委（以姓氏笔画为序）

王　琦（内蒙古医科大学）
李朝霞（浙江中医药大学）
杨　帆（海南医学院）
杨　华（陕西中医药大学）
张星贺（云南中医药大学）
范高洁（郑州澍青医学高等专科学校）
郑娟娟（上海中医药大学）
郎青菊（山东中医药大学附属医院）
孟红岩（青岛滨海学院）
贾元斌（吉首大学医学院）
韩扬扬（山东第一医科大学）
蔡京华（天津中医药大学第一附属医院）

学术秘书

戎　姣（山东中医药大学）

编写说明

小儿推拿疗法是在中医理论指导下，应用推拿手法作用于小儿体表穴位或特定部位，以防治儿科疾病、保障儿童健康成长为主要目的的一门中医外治技术。该疗法具有简、便、廉、验等特点，深受广大人民群众的喜爱与认可。党的二十大报告指出，推进健康中国建设，把保障人民健康放在优先发展的战略位置。《“健康中国2030”规划纲要》中指出，大力发展中医非药物疗法，使其在常见病、多发病和慢性病防治中发挥独特作用。因此，为培养高素质中医药专业人才，提高教育教学质量，我们特组织全国17所高等医药院校的专家共同编写完成了全国中医药高等院校规划教材《小儿推拿学》，以期为全国高等医药院校的学生及广大小儿推拿爱好者提供一本高质量的精品教材，为医学生日后从事小儿推拿临床、教学及科研工作奠定坚实的理论与技能基础。

小儿推拿学是在中医理论指导下，基于小儿的生理病理特点，研究应用推拿手法作用于小儿体表穴位或特定部位，以防治儿科疾病、保障儿童健康成长为目的的一门中医临床学科，是中医推拿学的重要组成部分。本教材编写的指导原则是：紧扣大纲，融合思政，强化技能，突出实用，易教易学。教材内容遵循“理论是基础、技能是关键”的原则，集众家之长，继承与创新相结合，突出“三基五性”，融图文与视频（扫二维码）于一体，体现穴位与手法实操的直观性与形象性。教材内容重点突出了儿科的诊断与辨证、手法与穴位操作以及辨证推拿，全面地反映了近年来小儿推拿学科的最新研究成果，体现了教材的系统性、科学性、先进性及实用性。

本教材计划学时为48学时，各高等医药院校可根据实际授课学时进行相应调整。教材内容主要包括绪论、基础篇、手法与穴位篇、治疗篇、实训与保健篇、拓展篇六大部分。绪论主要介绍了小儿推拿学的概念、课程目标、课程内容以及学习方法；基础篇包括第一章至第四章，主要介绍了小儿推拿学发展简史、小儿生理与病因病机特点、小儿诊法与辨证概要、小儿推拿基本知识；手法与穴位篇包括第五章至第六章，主要介绍了小儿推拿手法与常用穴位；治疗篇包括第七章至第十二章，主要介绍了肺系病证、脾胃病证、心系病证、肝系病证、肾系病证及其他病证的辨证推拿；实训与保健篇包括第十三章至第十五章，主要介绍了小儿推拿手法与穴位实训、儿科常见病证的推拿操作常规实训以及小儿保健推拿。拓展篇包括第十六章至第十七章，主要介绍了国内小儿推拿主要流派、小儿推拿重要典籍与文献选读。

本教材编委会由从事临床、教学及科研第一线的专业教师组成。教材的第一章至第四章由刘建民、杨华、郑娟娟、井夫杰编写；第五章、第六章由李守栋、孟红岩、范高洁、贾元斌、井夫杰编写；第七章由王德军、李朝霞、张星贺、井夫杰编写；第八章、第九章由李静、蔡京华、井夫杰编写；第十章由林丽莉、杨帆、井夫杰编写；第十一章由林丽莉、王

琦、井夫杰编写；第十二章由李静、林丽莉、郎青菊、井夫杰编写；第十三章、第十四章由李守栋、孟红岩、范高洁、贾元斌、井夫杰编写；第十五章由李守栋、井夫杰编写；第十六章、第十七章由郎青菊、韩扬扬、戎姣、井夫杰编写。

本教材适用于普通高等医药院校针灸推拿学、康复治疗学等专业的本科生和研究生教学使用，也可作为高等职业院校针灸推拿学、康复技术专业及保健按摩师培训的教学参考教材。非常感谢吕月明、刘苗、李苗秀、钟贻凯、梁元政、王晓丹、王晓伟在图片拍摄和制作过程中的大力支持与帮助。本教材最后由井夫杰、戎姣统稿。

由于时间仓促及学术水平有限，书中难免存在不足与疏漏之处。在教材的使用过程中，敬请各高等医药院校师生及时把发现的问题反馈给我们，以便再版时进一步修订完善。

《小儿推拿学》编委会

2023年7月

目 录

手法与穴位篇

绪　论

一、小儿推拿学的概念

小儿推拿疗法是应用手法作用于小儿体表穴位或特定部位，以防治儿科疾病为主要目的的一门中医外治技术。其具有简、便、廉、验及无毒副作用等特点，深受广大人民群众的喜爱与认可。该疗法是基于中医儿科理论体系的建立和中医推拿疗法的广泛应用而逐渐发展起来的，在历代传承与发展的过程中，积累了丰富的理论与实践经验，为防治儿科疾病、保障儿童健康成长做出了重要贡献。

小儿推拿学是在中医理论指导下，基于小儿生理病理特点，研究应用推拿手法作用于小儿体表穴位或特定部位，以防治儿科疾病、保障儿童身心健康为目的的一门中医临床学科，是中医推拿学的重要组成部分。

二、小儿推拿学的课程目标

通过本课程的学习，知识目标要求学生系统掌握小儿推拿学的基础理论、基本知识以及儿科常见病证的推拿治疗，熟悉国内主要小儿推拿流派的诊疗特色以及小儿推拿学科领域的最新研究成果，了解小儿推拿学发展简史；能力目标要求学生具备运用四诊知识收集临床资料并进行综合分析判断的能力，具备独立诊断、独立推拿及“知犯何逆，随证治之”的能力；素养目标要求学生通过本课程思政内容的学习，树立正确的人生价值观，具有较强的工作责任心和良好的职业道德，具有团队协作精神及较强的自主学习与沟通表达能力，着重培养学生的科技创新精神，坚持“以疗效为核心，以患儿为中心”的临证服务理念，坚定对中医药学的文化自信。

三、小儿推拿学的课程内容

课程内容主要包括绪论、基础篇、手法与穴位篇、治疗篇、实训与保健篇、拓展篇六大部分。绪论主要介绍了小儿推拿学的概念、课程目标、课程内容以及学习方法；基础篇包括第一章至第四章，主要介绍了小儿推拿学发展简史、小儿生理与病因病机特点、小儿诊法与辨证概要以及小儿推拿基本知识；手法与穴位篇包括第五章至第六章，主要介绍了小儿推拿手法与常用穴位；治疗篇包括第七章至第十二章，主要介绍了肺系病证、脾胃病证、心系病证、肝系病证、肾系病证以及其他病证的推拿治疗；实训与保健篇包括第十三章至第十五章，主要介绍了小儿推拿手法与穴位实训、儿科常见病证的推拿操作常规实训以及小儿保健推拿。拓展篇包括第十六章至第十七章，主要介绍了国内小儿推拿主要流派、小儿推拿重要典籍与文献选读。

小儿推拿学课程体系见图 0–1。

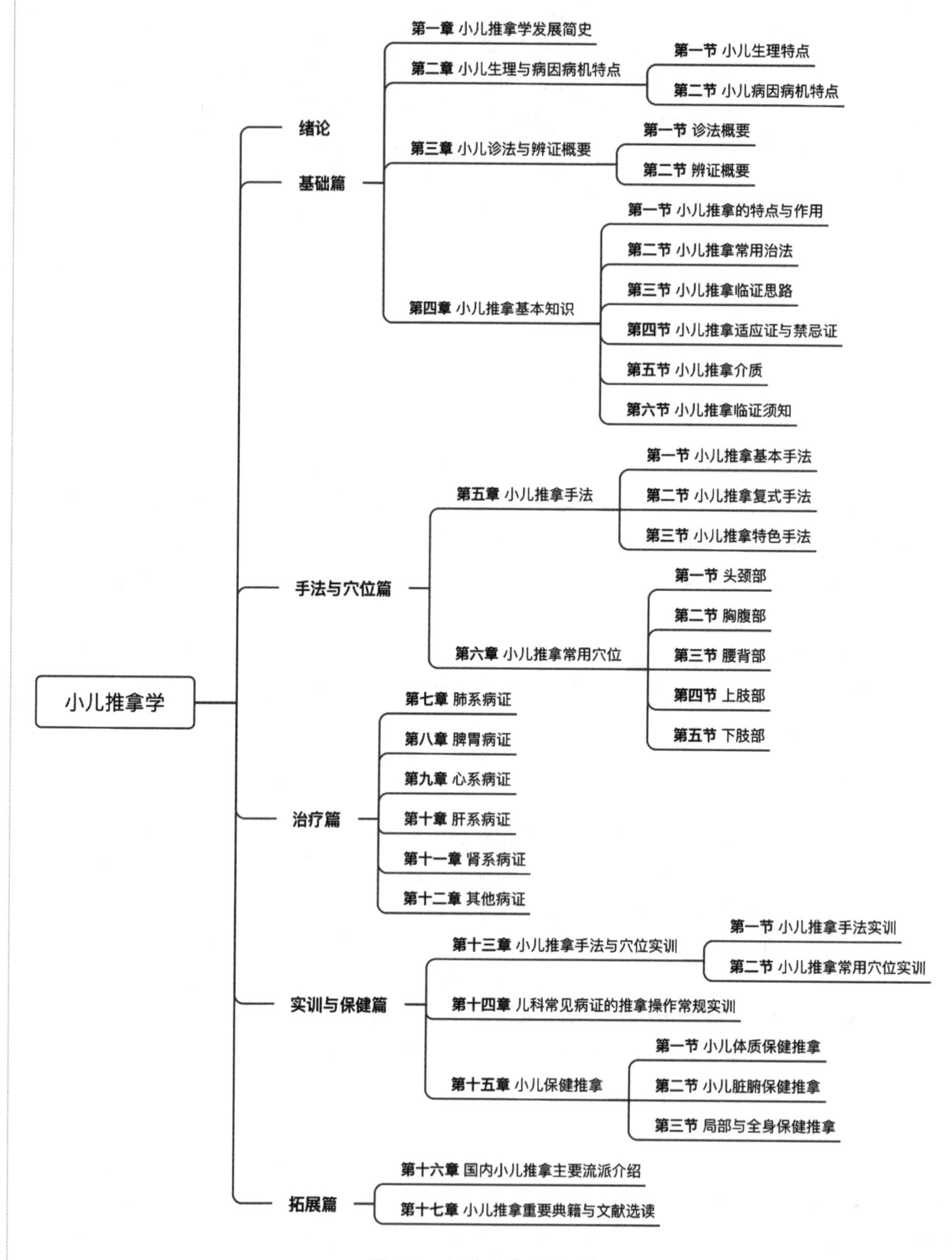

图 0–1 小儿推拿学课程体系

四、小儿推拿学的学习方法

小儿推拿学是一门实践性很强的中医临床学科，理论学习联系临床实践是最好的学习方法。理论是临床实践的指导，实践是对理论知识的检验。因此，学习小儿推拿应首先注重两个环节：一是系统学习并掌握中西医理论知识，如中医基础理论、中医诊断学、中医儿科学、推拿手法学、经络腧穴学、诊断学及儿科学等课程的内容。二是掌握小儿推拿手法的动作规范、要领及临床应用规律；通过手法实训，手法操作应达到“轻快柔和、平稳着实”的基本技术要求。

其次，学生在掌握基础理论、基本知识及基本技能的基础上，通过早临床、早实践则更会收到形象生动、事半功倍的学习效果。临床实践学习是通过观摩、动手协助及在临床教师指导下独立完成诊断、辨证取穴及推拿施术等步骤，由浅入深、循序渐进地掌握“理、法、穴、术”的诊疗全过程。在临床实践学习阶段，首先应练习穴位的定位及手法操作，然后重点学习如何收集临床资料，并对临床资料进行综合分析判断，从而初步具备病证诊断、据证立法、选穴施术的临证思辨及动手操作能力。临床实践学习时要自觉运用所学的理论知识为指导，去分析、判断和解决小儿推拿临床中的实际问题，同时要对所学的理论知识进行检验。经过实践、认识、再实践、再认识的过程，实现理论学习和实践学习的循环往复，从而不断充实和提高小儿推拿的理论与技能水平，逐步提升运用推拿防治儿科病证的临床工作能力，为加快健康中国建设做出重大贡献。

基础篇

第一章
小儿推拿学发展简史

一、远古至西周时期

1. 按摩的起源　推拿，古称“按摩”“按跻”等，最早起源于古代人类的生产劳动和生活实践中。远古时期，按摩最初是一种人类本能的自发行为，用以减轻或消除病痛，后经不断积累总结而逐步发展成为人类早期的自觉医疗行为。《史记·扁鹊仓公列传》曰：“上古之时，医有俞跗，治病不以汤液醴酒、镵石、挢引、案扤、毒熨。”其中，“挢引”“案扤”指的就是按摩与肢体运动相结合的一种医疗方法。

殷商时期，已有用按摩疗法防治疾病的文字记载。如甲骨卜辞中的“拊”字，其象形字“”即表示一个人用手抚按另一个人的腹部以防治疾病。

2. 原始的儿科知识积累　《诸病源候论·养小儿候》曰：“中古有巫方，立小儿《颅囟经》以占夭寿，判疾病死生，世所相传，始有小儿方焉。”因此，古代巫医可能是我国最早的儿科医生。

夏商周时期已有儿童保育知识的记载。周代《诗经·蓼莪》曰：“父兮生我、母兮鞠我，拊我畜我，长我育我，顾我复我，出入腹我。”即是描写父母养育、提携、照顾子女，以使其健康成长的情形。

二、春秋战国时期

1. 中医儿科的萌芽　春秋战国时期，已有对胎养、胎教、小儿生理特点与生长发育及部分儿科病证的文字记载，中医儿科已逐渐产生萌芽。此时期，非常重视小儿的养护。如《礼记·礼运》曰：“故人不独亲其亲，不独子其子，使老有所终，壮有所用，幼有所长。”随着医疗实践经验的积累，中医儿科理论在该时期开始逐渐形成。马王堆汉墓出土的《五十二病方》记载了“婴儿索痉”“婴儿病痫”“婴儿瘛”三种疾病，是现存最早记载儿科病证的医书。

战国时期，出现了我国历史上记载最早的一位小儿医——扁鹊。《史记·扁鹊仓公列传》曰：“扁鹊……入咸阳，闻秦人爱小儿，即为小儿医。”其治虢太子“尸厥”时，就运用了推拿、针灸、熨、汤药等综合疗法。《周礼注疏》曰：“扁鹊治虢太子暴疾尸厥之病，使子明炊汤，子仪脉神，子术按摩。”

2. 儿科疾病的按摩文字记载　春秋战国时期，出现了按摩治疗儿科疾病现存最早的文献记载。《五十二病方》中记载了“以匕周揞婴瘛所”治疗“婴儿瘛”，即以汤匙边摩拭病变部位治疗小儿惊风抽搐。

三、秦汉、三国时期

1. 中医儿科理论体系的初步形成 《内经》不仅为中医理论体系的形成奠定了基础，亦为儿科病证的防治提供了理论指导。首先，对儿科的年龄进行了界定。《灵枢·卫气失常》曰："人年五十已上为老，二十已上为壮，十八已上为少，六岁已上为小。"所以，后世又称儿科为少小科。其次，对胎儿的孕育过程、生长发育及生理特点都有详细的记载。《灵枢·经脉》曰："人始生，先成精，精成而脑髓生，骨为干，脉为营，筋为刚，肉为墙，皮肤坚而毛发长，谷入于胃，脉道以通，血气乃行。"《灵枢·逆顺肥瘦》曰："婴儿者，其肉脆，血少气弱。"在此生理特点的基础上，后世儿科医家总结出小儿"脏腑娇嫩""形气未充"的生理特点，并在实践中不断验证、总结和完善。

《内经》中已有多种儿科病证的记载，如泄泻、营养不良、癫痫等，并从证候、脉象、病因病机、预后等方面进行了全面阐述。《灵枢·论疾诊尺》曰："飧泄，脉小，手足温，泄易已。""婴儿病，其头毛皆逆上者，必死。耳间青脉起者，掣痛。"此对婴儿疾病的诊断及预后做出了判断。书中还记载了针刺法，并提出了小儿针刺的原则。《灵枢·逆顺肥瘦》曰："刺婴儿奈何……以毫针浅刺而疾发针，日再可也。"即宜轻刺激，多次进行，以适合小儿的体质。《内经》进一步发展了儿科疾病的食疗内容。《素问·疏五过论》曰："凡欲诊病者，必问饮食居处。"《素问·五常政大论》曰："药以祛之，食以随之。"并提出了膳食配伍的治疗原则："毒药攻邪，五谷为养，五果为助，五畜为益，五菜为充，气味合而服之，以补精益气"(《素问·藏气法时论》)。

此期，对小儿伤食致病已有了初步认识。《后汉书·王符传》曰："婴儿常病，伤于饱也……哺乳多则生痫病。"西汉司马迁在《史记·扁鹊仓公列传》中记载了西汉名医淳于意以"下气汤"治疗小儿"气鬲病"，成为最早的儿科医案。《神农本草经》中记载了10余种儿科疾病，书曰："龟甲，味咸平……小儿囟不合。"

《中藏经》从母子间的整体关系，论述了孕乳期妇女与小儿疾病的关系。如治疗陈叔山小儿吮乳啼哭泄泻证，因其母又孕，阳气内养，乳汁虚冷而致，令其母服四物女宛丸而愈。说明当时已观察到乳母对婴儿病证的影响。

2. 推拿理论体系的初步形成 秦汉、三国时期诞生了我国第一部按摩专著——《黄帝岐伯按摩经》10卷（已佚）。《黄帝内经》对按摩的起源、手法、临床应用、适应证、作用原理以及推拿教学等内容进行了详细记载。首次提出了"按摩"一词，记载了按、摩、推、扪、循、切、抓、揩等11种手法；还记载了一些按摩器具，如"揩摩分肉"的圆针、"主按脉勿陷"的鍉针等；并初步阐释了按摩的作用机理，如《素问·举痛论》中所记载的"按之则血气散，故按之痛止""按之则热气至，热气至则痛止矣"；在按摩人员的选才与考核上上，提出了一定的标准。如《灵枢·官能》曰："爪苦手毒，为事善伤者，可使按积抑痹。"

东汉张仲景在《金匮要略》中首次总结了"膏摩"疗法，认为其具有手法与药物的双重功效，不仅提高了临床疗效，而且扩大了推拿的适用范围。如《金匮要略·脏腑经络先后病脉证》曰："四肢才觉重滞，即导引、吐纳、针灸、膏摩，勿令九窍闭塞。"膏摩法的出现，为小儿推拿介质的使用奠定了基础。《神农本草经·衣鱼》记述了药物摩法，曰："衣鱼，味咸温……小儿中风，项强，背起摩之。"即用衣鱼在背上摩之，以治疗小儿头风、项强诸病。

四、两晋南北朝时期

1. 中医儿科学的初步发展 两晋南北朝时期，中医儿科学领域以及各种急救处理等方面均有

很大发展。晋代王叔和在《脉经·平小儿杂病证》中记载了通过望诊以决小儿死生的证候表现，书曰："小儿病困，汗出如珠，着身不流者，死。"

晋代皇甫谧继《黄帝内经》之后，又一次更加广泛地将针灸之法应用于儿科病证的防治，其在《针灸甲乙经》中记载了10余种小儿疾病的针刺之法，取穴21个，此为小儿推拿选穴提供了一定的参考。《针灸甲乙经·小儿杂病》曰："小儿咳而泄，不欲食者，商丘主之。""小儿口中腥臭，胸胁满，劳宫主之。""小儿腹满，不能食饮，悬钟主之。"东晋陈延之在《小品方》中用药极其灵活，给药途径极为广泛。如将药物捣烂或取汁涂于患处的涂法；以药煮水，令儿浴之，可从皮肤吸收的浴儿法；将浸过药物的乳汁点眼中的点眼法；将药物切片后贴患处的外敷法。

2. 推拿的广泛应用及发展 两晋南北朝时期，膏摩术逐步得到完善并广泛应用于临床。东晋葛洪在《肘后备急方》中首次系统总结了膏摩的方、药、证、法和摩膏的制作方法。

《肘后备急方》中记载了治疗急症的推拿方法。如掐人中治疗昏厥，大指按胃脘部治疗"卒心痛"，抓脐上3寸或抄举法、捏脊法治疗"卒腹痛"，背法治疗溺死等。治疗卒腹痛，书中记载曰："使病人伏卧，一人跨上，两手抄举其腹，令病人自纵重，轻举抄之，令去床三尺许，便放之，如此二七度止，拈取其脊骨皮，深取痛引之，从龟尾至顶乃止，未愈更为之。"此可能是抄腹法和捏脊法的最早文献记载。

五、隋唐时期

1. 中医儿科理论体系渐具雏形 隋唐时期，中医儿科理论体系已渐具雏形。在医学教育方面，唐朝设立了"太医署"，内设医科、针科、按摩科和咒禁科。其中，在医科中设有"少小科"，即现在的儿科。在太医署内由医博士教授医学，其中专设少小科，学制5年，促进了中医儿科学的发展。

孙思邈在《备急千金要方·少小婴孺方》中首次提出了小儿生长发育的复杂过程和规律。书中记载曰："百八十日尻骨成，能独坐……此其定法，若不能依期者，必有不平之处。"书中还记载了应用望诊而知小儿夭寿的诊断方法。

现存最早的中医儿科专著《颅囟经》提出了小儿纯阳之说，曰："孩子三岁以下，呼为纯阳，元气未散。"因此，以"阳"来概括小儿生机旺盛，发育迅速，以"纯"来表述小儿未经情欲克伐，胎元之气尚未耗损的生理特点。《颅囟经》记述了小儿脉候与成人之不同，书曰："若有脉候，即须于一寸取之，不得同大人分寸。"此为小儿脉诊"一指定三关"的最早记载。唐代王超在《仙人水镜图诀》中最早记载了小儿指纹诊法。

隋代巢元方在《诸病源候论》中对小儿病因病机与疾病防治方面有了更进一步的认识。《诸病源候论·小儿杂病诸候》曰："小儿脏腑之气软弱，易虚易实。"其还提出了小儿的调护方法。曰："戒养小儿，慎护风池，风池……有病乃治之，疾微，慎不欲妄针灸。""不可暖衣……宜时见风日……常当节适乳哺。"灸法在此时期被广泛应用于儿科疾病的防治，为后世医家应用灸法治疗儿科疾病提供了借鉴。《备急千金要方》中记载了可治疗儿科病证的40余种灸法。《外台秘要·小儿将息衣裳浓薄致生诸痫及诸疾方并灸法》论述了灸法在儿科疾病防治中的应用，曰："又五脏之痫……审察其候，随病所在灸之，虽少必瘥，若失其要，则为害也。"《黄帝明堂灸经》对隋唐及以前的小儿灸法进行了系统总结。

2. 中医推拿疗法空前发展 隋唐时期是推拿发展的第一个盛世。唐朝设立了"太医署"，内设按摩科。《唐六典》中记载推拿可除"八疾"，即风、寒、暑、湿、饥、饱、劳、逸，说明了推拿治疗范围之广。此期的自我按摩与膏摩疗法亦得到更为广泛的应用和系统总结。如隋代巢元方

在《诸病源候论》的每卷之末都附有"补养宣导"之法，尤其对摩腹法的记载和论述较为详细，此为后世的揉腹法、摩腹运气法、腹诊推拿法的形成奠定了基础。

3. 膏摩广泛应用于儿科疾病的防治 唐代王焘在《外台秘要》中记载了药物敷脐法，这一方法也逐渐发展成为小儿外治法之一。书中记载了"摩儿头和脊"可治小儿夜啼。孙思邈尤推崇按摩疗法治疗小儿疾病，如小儿"鼻塞不通有涕出""夜啼""腹胀满""不能哺乳"等病证都可应用按摩治疗。《备急千金要方·惊痫》曰："儿立夏后有病……除热赤膏摩之。""小儿虽无病，早起常以膏摩囟上及手足心，甚辟风寒。"

《诸病源候论》提出了早期应用膏摩可防止疾病的传变。书曰："小儿气血脆弱，病易动变，证候百端。若见其微证，即便治之，使不成众病。""疾微，甚不欲妄针灸……但当以除热汤浴之，除热散粉之，除热赤膏摩之，又以脐中膏涂之。"

六、宋金元时期

1. 中医儿科理论体系和脏腑辨证体系的建立 北宋钱乙被誉为"儿科之圣"，其对中医儿科理论体系的形成做出了重要贡献。其把小儿生理特点概括为"五脏六腑，成而未全，全而未壮。"把小儿病理特点概括为"脏腑柔弱，易虚易实，易寒易热"，从而奠定了小儿生理病理特点的理论基础。重视望诊是宋代儿科诊断的一大特点。钱乙基于"有诸内必形诸外"的理论，首次提出了小儿"面上证""目内证"的诊断方法。其亦倡导"脾胃虚衰，诸邪遂生"说，强调治疗儿科疾病宜顾护小儿脾胃。其在《黄帝内经》的理论基础上，建立了儿科五脏辨证理论体系，提出心主惊、肝主风、脾主困、肺主喘、肾主虚等，并用寒热虚实来判断脏腑的病理变化，用五行来阐述五脏之间以及五脏与气候时令之间的相互关系，继以确定五脏补泻治则，指导临床遣方用药施术，成为中医儿科辨证论治最重要的方法。

南宋《小儿卫生总微论方》对儿科各类疾病广泛收录论述，包括多种先天性疾病。首次提出了小儿的年龄范围，曰："以今时言之，当以十四岁以下为小儿治。"书中强调望色的重要性。南宋刘昉等在《幼幼新书》中首次提出了虎口三关指纹法，以指纹颜色主候病证，以指纹显现部位的不同预示疾病轻重。

宋代儿科医家非常重视内外因在小儿发病中的作用。《圣济总录》首创小儿致病的"三因学说"。书曰："得诸胎中""得诸感袭""乳哺不节"是导致小儿发生疾病的三大因素。杨仁斋则提出："小儿受病多生于热，热则生痰，痰，诸病之根也。"强调了"热"在小儿病因学上的重要性以及"痰"在小儿病机转化中的突出地位，因而有"四时欲得小儿安，常要一分饥与寒"的小儿养育保健法。

在儿科学术领域，宋代开始出现了温补与寒凉两大流派。清代吴鞠通就此做了精辟的论述："痘科首推钱仲阳、陈文中二家，钱主寒凉，陈主温热……二家之学，似乎相背，其实相需，实为万世治痘立宗旨。"此论给人以启迪，即寒热不可偏废，不可偏执。

"纯阳"说主要从小儿的生长发育旺盛，发病之后容易化热化火，以及治疗宜清凉来阐述小儿的体质特点。《圣济总录·小儿风热》曰："小儿体性纯阳，热气自盛，或因触犯风邪，与热气相搏，外客皮毛，内壅心肺，其状恶风壮热，胸膈烦闷，目涩多渴是也。"北宋时期已认识到食治在小儿疾病防治中的重要作用，如《太平圣惠方·食治论》曰："夫食能排邪而安脏腑，清神爽志，以资血气。若能用食平，适情遣病者，可谓上工矣。"

金元四大家在儿科方面都做出了各自的贡献。在病因方面，李东垣提出"内伤脾胃，百病由生"的小儿内因发病说；张从正提出了邪气侵袭的小儿外因发病说，其认为小儿柔弱，凡治小儿

之法，不可用极寒极热之药及峻补峻泻之剂，应注意顾护小儿脾胃。在病机方面，刘河间提出了“六气皆可化火”的观点，扩大了火热病证的范畴，火热成为小儿疾病病初转化的重要因素。

金元时期小儿诊法则发展为以望诊、切诊并重为主流。元代曾世荣在《活幼心书》中指出，诊断小儿疾患必须详细审察，尤以望诊为主，还须脉形合参，才能全面，方不致误。曰：“三岁之上小儿，以色合脉，尤其为妙。”此时期，还出现了新的儿科诊法，如望小儿眼神法、察齿法、按小儿胸腹法等。元代危亦林认识到小儿疾病诊断不同于成人，应详辨分明，治之之道，当观形，察色，听声，切脉。其在《世医得效方》中提出：“为医之道，大方脉为难，活幼尤难……兼之口不能言，手不能指，疾痛之莫知，非观形察色，听声切脉，究其病源，详其阴阳表里虚实而能疗之。”

金元时期的食疗方法渐趋成熟。元代忽思慧在《饮膳正要·序》曰：“谓其医者，先晓病源，知其所犯，先以食疗，不瘥，然后命药，十去其九。”该书不仅是饮食卫生与食疗的专书，亦是一部有价值的古代食谱。

2. 中医推拿理论得到系统整理与总结　宋代非常重视推拿理论的系统整理与总结。如《圣济总录·按摩》首先对按摩的含义及按与摩的区别进行了阐述：“可按可摩，时兼而用，通谓之按摩。按之弗摩，摩之弗按。按止以手，摩或兼以药，曰按曰摩，适所用也。”其次，书中对推拿的作用机制进行了精辟的概括：“大抵按摩法，每以开达抑遏为义，开达则壅蔽者以之发散，抑遏则慓悍者有所归宿。”另外，该书还论述了推拿的适应证及禁忌证，指出了“按之痛止”“按之无益”“按之痛甚”“按之快然”的适用范围，此为后世推拿重视诊断及辨证施术指明了方向。

3. 推拿广泛应用于儿科疾病的防治　宋金元时期推拿主要用于骨伤科和儿科疾病的治疗，此为明清时期正骨推拿与小儿推拿学科分化奠定了基础。宋代《小儿卫生总微论方·夜啼论》曰：“治小儿夜啼，至明则安……又母用手掩入儿脐中，及摩儿头脊，大验。”

金代张从正在《儒门事亲》中将推拿列为汗法之一。书曰：“灸、蒸、熏、渫、洗、熨、烙、针刺、砭射、导引、按摩，凡解表者，皆汗法也。”并将“邪去而元气自复”的理论与儿科针灸相结合，用刺血法治疗小儿病证。宋代记载了治疗小儿疾病的推拿方法。《苏沈良方·治褓中小儿脐风》曰：“上视小儿上下断，及当口中心处，若有白色如红豆大，此病发之候也，急以指爪正当中掏之……此翁治儿应手皆效。”

综上所述，中医儿科理论体系形成于宋代，推拿也于宋代广泛用于临床各科，此为明代小儿推拿理论体系的形成奠定了基础。

七、明清时期

1. 中医儿科学的创新发展时期　《明史·百官志》曰：“太医院掌医疗之法，凡医术各十三科……曰大方脉，曰小方脉，曰妇人，曰疮疡，曰针灸……曰按摩，曰祝由。”明代的小儿科，仍称为“小方脉”。在诊法方面，明代创新发展了许多小儿诊法。寇平尤重视小儿眼神的望诊，其在《全幼心鉴》中曰：“五脏六腑之精气上注于目，望而知之，当先以目中神气之全为验。”秦昌遇在《幼科金针》中强调了腹诊在伤食病证中的应用和操作方法，并从五脏生克论治脾胃之病。张介宾对小儿指纹诊法提出异议，曰：“岂此一线之色，果能辨悉如此，最属无稽，无足凭也。”管橓在《保赤全书》中首次提出了五指诊法，曰：“小儿不语，验五指冷热可知。”

明代薛铠、薛己父子精于儿科，擅采众长，著《保婴撮要》。薛氏发展了五脏辨证学说，重视脾、肾二脏，治脾宗陈文中而偏温，治肾既宗钱乙养元阴滋生化源，又效陈文中温元阳阴中求阳。薛氏治病除用内治法之外，常灵活配合使用药物外治、针灸等疗法。

明代万全提出了“预养以培其元、胎养以保其真、蓐养以防其变、鞠养以慎其疾”的育婴四法，系统阐述了中医儿童保健学的理论与实践。万全在朱震亨的基础上系统提出了“三有余、四不足”的小儿生理病理学说，即阳常有余、肝常有余、心常有余，阴常不足、脾常不足、肺常不足、肾常不足。在临床治疗中，特别重视调理脾胃。《幼科发挥·调理脾胃》曰：“小儿久病，只以补脾胃为主。补其正气，则病自愈。”

1574年，明代张四维《医门秘旨·辩论》对小儿的年龄进行了界定。书曰：“余论小儿有五等之分：百日之内，名曰赤子；一周、二岁，名曰婴儿；三、四岁，名曰孩儿；五、六岁至七、八、九岁，名曰小儿；十岁至十五岁，名曰幼童。”

明代医家张介宾提出了“二纲六变”的辨证总原则。《景岳全书·传忠录》曰：“凡诊病施治，必须先审阴阳，乃为医道之纲领。”“六变者，表、里、寒、热、虚、实也，是即医中之关键。明此六者，万病皆指诸掌矣。”治疗上遵循小儿“脏气清灵，随拨随应”的特点，认为小儿疾病只要辨证准确，具有起效快，疗效佳之特点。如《景岳全书·小儿则》曰：“脏气清灵，随拨随应，但能确得其本而撮取之，则一药可愈，非若男妇损伤，积痼痴顽者之比，余故谓其易也。”

明代寇平对儿科医生的医术和医德提出了“十全三德说”，成为儿科医生遵循的守则，且非常重视小儿鞠养调护之道。《全幼心鉴·养子日用》曰：“吃热、吃软、吃少，则不病。吃冷、吃硬、吃多，则生病。忍三分寒，吃七分饱，频揉肚，少洗澡。”除此之外，其亦非常重视食疗。《全幼心鉴·调理之法》曰：“善治病者不如善慎疾，善治药者不如善治食。”明代钱大用也提出小儿调护的“五要五戒”，即一要节食，二要暖腹，三要暖足，四要头凉，五要凉胸，六戒异形，七戒洗浴，八戒用巫，九戒借用（药物），十戒拘私。

明代小儿外治法得到进一步的发展，成为该时期治疗小儿疾病的一大特色。李时珍《本草纲目》记载的小儿外治方有230多种，这些外治法具有疏表、清里、解烦、开闭、引痰、理气、通脉及定痛等作用，尤其对小儿急症的治疗更为简便、易行、有效。

清初医事分设九科，即大方脉、小方脉、伤寒科、妇人科、疮疡针灸科、眼科、口齿科、咽喉科、正骨科。清代儿科稳步发展，无论是儿科理论水平还是儿科病证的诊治水平都有很大的进步和提高。

在小儿诊法方面，清代陈复正提出了望指纹的纲领：“浮沉分表里，红紫辨寒热，淡滞定虚实。”成为后世医家指纹诊疗的规范。《临证指南医案·幼科要略》曰：“襁褓小儿，体属纯阳，所患热病最多。”清代医家叶天士将温热病诊法中的辨舌、验齿、按胸腹引入儿科领域，对后世影响较大。清代张振鋆继承发展了按胸腹法。《厘正按摩要术·按胸腹》曰：“诊胸腹，轻手循抚，自鸠尾至脐下，知皮肤之润燥，可以辨寒热。”清代夏禹铸认为，儿科病证可从望面色、审苗窍来辨别脏腑病证的寒热虚实，其非常重视推拿疗法在儿科的应用，提出拿、推、灯火、灸四种外治法。

清代王清任在《医林改错》中明确提出了“灵机记性不在心在脑”的观点，介绍了活血化瘀法，介绍了该法在紫癜风、痹证、小儿痞块等病证中的应用。清代吴鞠通在《温病条辨·解儿难》中首次提出“稚阴稚阳”一词，对“稚阴稚阳”的认识进行了归纳和阐释。稚阴稚阳理论的提出，为指导临床用药奠定了基础。《温病条辨·解儿难》曰：“其用药也，稍呆则滞，稍重则伤，稍不对证，则莫知其乡。”

清代陈复正独创了治疗发热的“神奇外治法”，即疏表法、清里法、解烦法、开闭法、引痰法、暖痰法、通脉法、定痛法、纳气法。《幼幼集成·神奇外治法》曰：“引痰法：凡小儿痰

嗽……用生白矾一两研末，少入面粉……一宿，其痰自下。”另外，其还总结了寒热简切辨证法。《幼幼集成·简切辨证》曰：“小儿热证有七：面腮红，大便秘，小便黄，渴不止，上气急，足心热，眼红赤……小儿寒证有七：面白，粪青白，肝虚胀，眼珠青，吐泻无热，足胫冷，睡露睛。”清代谈金章在《诚书》中提出小儿护理十要：“一要背暖，二要脐暖，三要足暖，四要头凉，五要心胸凉，六要勿见怪物，七脾胃常要温，八啼未定勿便食乳，九勿服轻粉、朱砂，十少洗浴。”

2. 小儿推拿理论体系的建立　明代是推拿发展的第二个盛世。小儿按摩在以孙思邈为代表的隋唐之际始有萌芽，经过宋金元的继承及应用推广，在明代万历时期，出现了大量的小儿推拿著作。此时期小儿推拿与儿科的诊法、辨证及用药经验结合起来，逐渐地上升到理论，并逐步形成了小儿推拿独特的理论体系。至此，小儿推拿作为一门独立的学科而得以发展。

小儿按摩最初以药摩为主。《韩氏医通·悬壶医案》曰：“八岁以下小儿，予戒投药。有疾，但以所宜药为细末，调香油，令人热蘸，按摩患处。”推拿一词，最早见于明代万全所撰的《幼科发挥》（1549 年）一书中。书曰：“一小儿得真搐，予曰不治。彼家请一推拿法者掐之，其儿护痛，目瞪口动，一家尽喜。”而推拿作为专业学科的称谓，最早见于明代张四维撰《医门秘旨》（1574 年）中的推拿掌法图。该书首次以推拿之名绘图注穴，并记述了拿掐法、推法、捻法、揉法、擦法、按法。书曰：“谓之急惊发搐，纵有汤丸，无以进之，即用拿掐治法，十可合于八、九。”“推上三关，为热为补，除寒，退下六腑，为凉为泄，除热，即是曰大板门。”推拿名称的演变，反映了按摩手法的发展和变化，是推拿发展史上一个巨大飞跃。

明代的小儿推拿术较以前有很大的提高，万全不仅将掐拿法用于儿科急症，而且对于小儿常见病也主张用推拿之法。如“惊风之治，惊来掐人中、虎口，拿总筋”。万全对小儿推拿术的广泛实践和探讨，无疑推动了小儿推拿理论体系的建立，提升了小儿推拿术的应用水平。但万全亦认识到小儿推拿有禁忌证，并记载了两例误用推拿而失治的病案。《幼科发挥·急惊风有三因》曰：“一儿发搐，先取善推法推之止，向后发病益危甚。予曰，推法者，乃针灸摩按之遗意也。经曰：无刺大虚人。推搐之法，壮实者可用之。如怯弱者其气不行，推则有汗，反伤元气也。其家不信予言。予曰：不死必成痫疾，半月后果死。”

1574 年，明代庄应祺在《补要袖珍小儿方论》卷十中记载了现存最早的小儿推拿专题文献“秘传看惊掐筋口授手法论”。该书源于 1405 年明代徐用宣撰《袖珍小儿方》，但原书并无小儿推拿的描述。此篇记载曰：“凡看惊掐筋之法，看在何穴，当令先将主病证之穴起手掐三遍，然后诸穴俱做三遍，掐揉之。每日掐三次或四次其病即退。”该篇还提到了“龙入虎口”“苍龙摆尾”两种复式手法，此为小儿推拿复式手法的最早记载。此小儿推拿专篇虽不足四千字，但基本反映了小儿推拿的原始雏形。

1601 年，四明陈氏编撰的《小儿按摩经》是我国现存最早的小儿推拿专著，标志着小儿推拿理论体系已基本形成，是对明代以前小儿推拿经验与理论的一次系统总结。该书系统地记述了小儿推拿的诊法、辨证、穴位、手法、治疗等内容，并结合自己的临证经验，总结了明代以前的小儿推拿成就，对小儿推拿的发展有着重要的促进作用。在治疗上推崇推拿疗法，指出：“五脏六腑受病源，须凭手法推即痊。”在穴位选用上，除记载常用经穴外，该书还介绍了目前常用的肺金、脾土、肾水、板门、三关、天河水、横纹、二扇门、二人上马、一窝风等小儿特定穴。在手法上，书中载有掐、揉、推、运、分、合、按、摩等 10 余种手法，并认为按摩为“以手代针之神术也，亦分补泻”。在适应证上，该书提出小儿推拿可治疗惊风、淋证、泻痢、疟疾、心痛、胃病、感冒、咳嗽等儿科病证。

1604 年，明代龚廷贤编撰的《小儿推拿方脉活婴秘旨全书》是现存最早的推拿专著单行本，

亦是首次以推拿冠名的小儿推拿专著。该书的主要学术思想为推崇钱乙，重视推拿，但又不为推拿所制，强调内外结合；诊法以望诊为首，治疗以辨证为要。总之，该书总结了明代以前的小儿推拿成就，记述了许多龚氏本人的实践经验和独特创见，为后世小儿推拿的发展奠定了坚实的基础。

1605 年，明代周于蕃编撰的《小儿推拿秘诀》将手法归纳为掐、揉、按、摩、推、运、搓、摇八法，为后世所推崇。该书不分卷，对手法、穴位、治疗都有详细的论述，提出“按而留之，摩以去之，揉以和之，搓以转之，摇则动之”“急摩为泻，缓摩为补”等为后世所遵循的手法操作要领。该书详细介绍了拿法，提出拿法包含按法和掐法等多种手法，书曰：“以中指于一窝风处，对着大指尽力拿之。”“拿即揉掐类。”书中详细介绍了 9 种复式操作手法。在治疗方面，记载了以葱姜汤为介质做推法；以艾绒敷脐、用葱捣细捏成饼敷穴位等外敷法。该书还介绍了有关四证八候与时间相关的治疗方法，将推拿和时辰相结合鲜见于其他医书中。

明代曹无极撰写的《万育仙书》专论小儿推拿，首次描绘了包括“黄蜂入洞”等 16 幅手法的操作图谱，有利于小儿推拿的推广应用。明代钱汝明在《秘传推拿妙决・序》中指出：“推拿一道，古曰按摩，上世活婴赤以指代针之法也。”至此，小儿推拿作为推拿学科的一个学术分支已经基本形成，并在诊法辨证、手法、穴位及治疗等方面形成了独特的理论体系。

小儿推拿理论体系自明代建立以来，在清代又得到了长足的发展。清代应用推拿术、外治法治疗儿科病证较为广泛，并刊行了许多小儿推拿著作。

1695 年，清代夏禹铸编撰的《幼科铁镜》是一本非常有代表性的中医儿科著作。其非常重视医德，列十传、九恨、十三不可学，并以“望颜色、审苗窍”为诊法要点。书曰：“治活婴儿不下百千万数，皆以望面色，审苗窍为主，治无不神。”同时，也提出望诊的缺点，曰：“凡症俱有颜色可望，苗窍可审。独惊、痫、痉三症，颜色苗窍，俱非本来，无处拿提。”其还在治法上灵活多变，提出治病不可关门杀贼说、治病不可开门揖盗说。夏鼎成功运用心理疗法治疗七情所致疾病，是中医儿科治疗学的一大进步。《幼科铁镜・干瘦似疳》曰：“先君命妹哺儿之时，勿令瘦甥得见，哺后阳抱入怀，以空乳喂之。且慰之曰：我只疼你。如此一月，果不药而肥。”该书对惊风的治疗提出“疗惊必先豁痰，豁痰必先祛风，祛风必先解热，解热必先祛邪”的理论，至今仍具有临床指导价值。夏鼎借助常用药物的功效来阐释小儿推拿穴位的功用，编成“推拿代药赋”，有利于此时期医家对小儿推拿疗法的理解与推广。

1725 年，清代骆如龙编撰的《幼科推拿秘书》论述了其毕生的推拿心要。其主要的学术贡献有：第一，四诊合参，尤重望诊、切诊。《幼科推拿秘书・视法》曰：“医家看病，望闻问切，有此四法。然必以望为先，故推拿小儿，亦先有视法。”第二，母子相关，重视调理脾胃。《幼科推拿秘书・察儿病症秘旨》曰：“故调理脾胃，医中之王道也……脾上用功，手法之要务也。”第三，图文并茂，图明穴确，法变在心。《幼科推拿秘书・穴道图象》曰：“穴不真则窍不通，窍不通则法不灵……而图象昭焉，手法明焉，百病除焉。”同时，强调取穴要有君、臣、佐、使以及次数、轻重缓急之别。第四，提出开门手法和总收法。骆氏以分阴阳和运八卦为开门手法，按肩井为总收法。第五，推崇推拿，多法并举。《幼科推拿秘书・幼科药方》曰：“及八、九、十岁，童年渐长，难施手法之万遍，必以药饵济之。”

1676 年，清代熊应雄编撰的《小儿推拿广意》介绍了 9 种单式手法、14 种复式手法，包括推攒竹、推坎宫、运耳后高骨等法；并首次提出小儿推拿应按“推拿面部次第”“推拿手部次第”等顺序进行施术。其主要学术贡献有：第一，极力推崇小儿推拿，认为推拿一道，真能操造化夺天功。第二，重视辨证论治。第三，绘图示意复式手法，前所未有。第四，强调推拿与方药并

举。另外，熊氏特别重视虎口三关的推拿。《小儿推拿广意・推拿面部次第》曰："风气命为虎口三关，即寅卯辰位是也。小儿有疾，必须推之，乃不易之法。"基于此，熊氏不论何病，一律以推拿三关为起始手法，然后按穴位依次推之。

1888年，《厘正按摩要术》问世，此书是张筱衫基于周于蕃的《小儿推拿秘诀》进一步校订补辑而成。其主要学术贡献为：第一，推崇小儿推拿。第二，重视辨证，创立胸腹按诊。第三，创立推拿八法（按、摩、掐、揉、推、运、搓、摇），立法详细。第四，取穴绘图识图详尽。第五，重视穴位推拿。第六，列证完备，重视辨证论治。第七，强调内治法与外治法结合。张氏治疗小儿疾病并非都用外治之法，也用内治之法。《厘正按摩要术・痰迷》曰："痰能随气升降，周身无处不到，在肺则咳，在胃则呕……则各有治法在，不徒按摩已也。"该书为后世小儿推拿的发展奠定了坚实的基础。书中所创的胸腹按诊、推拿八法等沿用至今，有着显著的临床疗效。

1793年，清代钱櫰村编撰的《小儿推拿直录》是由《幼科推拿秘书》和《小儿推拿广意》两书合辑而成。全书不分卷，图文并茂，文字多为歌赋，且通俗易懂。书曰："太阳二穴属阳明，起手拿之是醒神……肩井肺金能出汗，脱肛痔漏亦能医。"

1877年，清代徐谦光编撰的《推拿三字经》以三字歌诀的形式阐述了小儿推拿和成人推拿。书中推拿涉及的治疗范围除儿科常见病之外，还将推拿用于治疗霍乱、瘟疫、痄腮、疮疡等病证。该书不仅论治小儿疾病，而且还论治成人疾病。该书的另一个特点是，取穴少而推拿次数多。正如书中所曰："独穴治……大三万，小三千，婴三百，加减良。"徐氏还根据其临证经验，总结出无论男女一律推左手均可奏效。该书还记载了推拿代汤药的歌赋，曰："分阴阳，为水火两治汤。推三关，为参附汤。"

1885年，清代夏云集编撰的《保赤推拿法》被后世编为《推拿抉微》《增图考释推拿法》。书中介绍了86种小儿推拿手法，并提出"医手最宜轻稳，莫致儿皮肤疼痛"等手法施术注意事项。夏氏主张施术前皆先以开天门、分推阴阳、掐天庭至承浆以及揉耳摇头四法开关窍，然后辨证择用他法，最后以掐肩井结束治疗。

明清时期的小儿推拿专著不仅在整个推拿文献中具有重要地位，而且在当时的儿科文献中也占有相当大的比重，并被儿科医家所推崇。近代医家张山雷在《钱氏小儿药证直诀笺正》中指出："若至儿医，不晓推拿手法，岂敢腼颜以编撰幼科专书，贻讥大雅。"由此可见，当时小儿推拿与中医儿科的关系十分密切，也为小儿推拿的"道术相长"奠定了基础。

八、民国时期

民国时期，在西学东渐的背景下，小儿推拿学科未得到进一步的创新发展，但出版了许多总结性的小儿推拿专著。1913年彭慎编撰的《保赤推拿秘术》以歌诀的形式介绍了推、揉、搓、摇、刮、运、掐、拿、分、和10种小儿推拿手法；还介绍了154种单式手法和33种复式手法，并分别称之为实用手术和大手术。1916年钱祖荫编撰的《小儿推拿补正》对推、拿、掐、运、揉、拈、搓、摩、按、摇、分、合12种小儿推拿基本手法的定义、操作方法和作用机制做了简明扼要的阐释，鲜见于既往诸多推拿专著中。1930年江苏无锡马玉书编撰的《推拿捷径》采用歌赋体裁写成"推拿代药骈言""推拿次序歌"，使众多推拿手法更加易学、易记、易懂，从而易于推广应用。此时期出版的其他著作还有1919年上海中华书局编辑的《推拿易知》、1930年涂学修编撰的《推拿抉微》、1932年许敬舆编撰的《增图考释推拿法》、1936年陈景岐编撰的《小儿百病推拿法》等。同时，民间推拿医生在继承和发扬小儿推拿技法方面也做出了积极贡献，在全国各地涌现出了许多小儿推拿名家，如李德修、孙重三、张汉臣、刘开运等，为后期形成各具

地方特色的小儿推拿流派奠定了基础。

九、中华人民共和国成立后

中华人民共和国成立后，小儿推拿发展进入了新时期，在文献整理、著作出版、流派传承创新、教学、临床、科研、学术组织以及学术交流等方面都出现了空前的繁荣与发展。众多的小儿推拿古籍被重印再版，也有不少新编的小儿推拿著作陆续出版。如江静波编著的《小儿推拿疗法新编》，孙重三编著的《儿科推拿疗法简编》，张汉臣编著的《小儿推拿学概要》《实用小儿推拿》，刘开运编著的《湘西小儿推拿疗法》，张席珍编著的《小儿推拿疗法》，金义成编著的《海派儿科推拿》，佘继林编著的《冯氏捏积疗法》，栾长业编著的《小儿推拿图解》，孙承南主编的《齐鲁推拿医术》，王蕴华编写的《李德修小儿推拿技法》，张素芳编写的《中国小儿推拿学》《张素芳小儿推拿医案选》，赵鉴秋编著的《推拿三字经派求真》《三字经派小儿推拿宝典》，田常英编著的《小儿推拿实用技法》，王道全编著的《小儿推拿疗法图解》，王雪峰、葛湄菲主编的《实用小儿推拿学》，井夫杰编著的《小儿推拿临证精要》以及田常英、井夫杰等主编的《小儿推拿入门》等，都对小儿推拿理论和临床经验进行了系统整理总结，推动了小儿推拿学科不断向前发展。

在流派的传承创新方面，目前受到国内同行认可且具有代表性的小儿推拿流派主要有李德修三字经小儿推拿流派、孙重三小儿推拿流派、张汉臣小儿推拿流派、湘西刘氏小儿推拿流派、冯氏捏积小儿推拿流派、海派儿科推拿等。其中，孙重三小儿推拿流派、李德修三字经小儿推拿流派均已被列入省市级非物质文化遗产目录。

从上海成立的第一所推拿专科学校，到高等中医院校正式设立推拿专业，小儿推拿教学也从师承家传逐步走向正规的院校教育，培养了大批小儿推拿专业的医生。近年来，小儿推拿学科发展日趋完善，全国各高等中医药院校在专业课程设置中把《小儿推拿学》从《推拿治疗学》中独立出来，并组织全国高等中医药院校的专家共同编写出版了一系列的《小儿推拿学》院校教育和职业教育规划教材。同时，全国各地各级医院也相继开设了小儿推拿科，逐步扩大了小儿推拿适应证，为儿童的健康成长作出了重要贡献。

在科研方面，运用现代科学技术对小儿推拿的手法、取穴及作用机制进行了初步探讨。1961年，张汉臣在青岛医学院生理教研室吕运明教授的协助下，观察了补脾经和逆运内八卦对人体的生物学效应。结果显示，补脾经可促进胃肠蠕动，增加胃液的酸度，促进胃蛋白酶的分泌，但对胃液的分泌量影响不大。张汉臣首次运用现代实验技术对小儿推拿的作用机制进行了初步探讨，为后期开展小儿推拿的作用机制研究提供了借鉴。此外，北京、安徽等地的专家学者也采用现代科学技术探讨了捏脊疗法对人体胃泌素的分泌、肺功能、血压以及免疫功能的影响，为小儿推拿临床提供一定的实验依据。近年来，随着分子生物学、生物力学、蛋白组学等新兴学科的发展与广泛应用，小儿推拿的作用机制正在逐步被揭示，更加丰富了小儿推拿学科的理论内涵，促进了小儿推拿学科的创新与发展。

在学术组织和研究平台方面，山东的小儿推拿始终走在全国前列。如山东中医药大学于2016年成立了山东针灸学会小儿经络推拿专业委员会，并于2018年成功主办了首届全国小儿经络推拿学术研讨会。2019年山东中医药大学在全国率先成立小儿推拿研究所，主要开展小儿推拿文献整理、流派传承以及教学、临床、科研等研究。2020年《齐鲁小儿推拿》在线课程在中国大学慕课平台上线，2021年《齐鲁小儿推拿》在线课程被评为省级一流本科线上课程。除此之外，全国各省市中医药学会或针灸学会也相继成立了小儿推拿专业委员会，为小儿推拿的学术

交流提供了较好的学术平台，进一步推动了小儿推拿学科的发展。特别是随着国家对中医药发展的大力支持以及人们对自然疗法的重新认识，小儿推拿这一古老的绿色疗法，在防治儿科常见病、多发病等方面，必将具有更为广阔的应用前景。

纵观小儿推拿学科的发展历程，小儿推拿历史源远流长，起源于远古至金元，形成发展于明清，在中华人民共和国成立后得到进一步的传承与创新发展。小儿推拿不仅是中医儿科治疗学的重要组成部分，而且也是中医推拿学的一个重要分支。党的二十大报告指出，要促进中医药传承创新发展，因此，在今后的传承发展中，要坚定中医药文化自信，将小儿推拿疗法与中医儿科学的发展紧密结合起来，道术相长，进一步提高临床疗效，为防治儿科疾病、保障儿童健康成长做出更大的贡献，同时亦为加快“健康中国”建设贡献小儿推拿力量。

第二章
小儿生理与病因病机特点

小儿在生长发育过程中，无论是在形态结构、生理功能方面，还是在病因病机、诊法辨证等方面都具有自己独特的特点。正确认识并掌握这些特点，对指导儿科病证防治及儿童保健具有重要的临床意义。

第一节　小儿生理特点

一、脏腑娇嫩，形气未充

脏腑，即五脏六腑。娇，指娇气、娇弱，不耐攻伐，不耐寒暑；嫩，指柔嫩、嫩弱。形，指形体结构，即四肢百骸、筋肉骨骼、精血津液等；气，指生理功能活动，如肺气、脾气、肾气等；充，即充实。脏腑娇嫩，形气未充，是指小儿时期机体各系统和器官的形态发育和生理功能都处在不成熟和不完善的阶段。《小儿药证直诀·变蒸》曰："五脏六腑，成而未全……全而未壮。"说明了小儿出生后，机体赖以生存的物质基础虽已形成，但尚未充实和坚固，机体的各种生理功能虽已运转，但尚未成熟和完善。

清代吴鞠通把"脏腑娇嫩，形气未充"概括为"稚阴稚阳"。稚，是指幼小、幼稚。阴是指机体的精、血、津液、脏腑、筋骨、脑髓、血脉等有形之质而言，而阳是指人体各脏腑的生理功能而言。小儿五脏六腑的形气不足，尤以肺、脾、肾三脏不足更为突出。小儿肺脏娇嫩，卫外机能不足，外邪易由表而入，侵袭肺系，常引起小儿感冒、咳嗽、咳喘等肺系病证。小儿脾常不足，其运化功能尚未健旺，但生长发育迅速，对营养物质的需求比成人多，因此，小儿易为饮食所伤，导致积滞、呕吐、腹泻等病证。肾中元阴元阳为生命之根，关系到小儿的禀赋体质与生长，各脏之阴有赖于肾阴之滋润，各脏之阳有赖于肾阳之温养，小儿生长发育、抗病能力，以及骨骼、脑髓、发、耳、齿等的正常发育与功能皆与肾有关；小儿初生发育不够成熟，脏腑娇嫩，气血未充，肾气未盛，易患"五迟""五软"等肾虚相关病证。

此外，小儿心、肝两脏功能尚未健全，心气未充、心神怯弱，表现为思维及行为的约束能力较差，易受惊吓；小儿肝气尚未充实，经筋刚柔未济，易患惊惕、惊风等病证。

二、生机蓬勃，发育迅速

生机，是指生命力、活力。生机蓬勃，发育迅速，是指小儿在生长发育过程中，无论在机体的形态结构方面，还是在生理功能方面都在迅速地、不断地向着成熟、完善方向发展。年龄越小，其生长发育速度越快，而且遵循一定的规律和速度，主要表现在体格生长和智能发育两个方面。此为小儿“纯阳之体”的生理特点，好比旭日初升，草木方萌，蒸蒸日上，欣欣向荣。《颅囟经·脉法》曰：“孩子三岁以下，呼为纯阳。”所谓“纯阳”，是指小儿三岁以下禀受父母先天之气，真元未耗，其生长力旺盛而言。

纯阳学说高度概括了小儿在生长发育、阴长阳充过程中生机蓬勃、发育迅速的特点。此后，历代医家多从病理进行阐述。叶天士在《幼科要略·总论》中曰：“襁褓小儿，体属纯阳，所患热病最多。”刘河间在《黄帝素问宣明论方·小儿门》中曰：“大概小儿病者纯阳，热多冷少也。”指出了小儿一旦患病，邪气易从热化。因此，小儿以热性病居多。

总之，小儿“稚阴稚阳”与“纯阳”之体，是小儿生理特点的两个方面。前者说明小儿肌肤柔嫩，血气未充，脏腑未坚，筋脉未盛，阴阳二气和成人相比均属不足；后者说明小儿生机旺盛，发育迅速，阴液相对不足，水谷精微需求相对较多。

第二节　小儿病因病机特点

由于小儿的生理特点不同于成人，所以其病因病机特点亦与成人有异。正确认识并掌握小儿的病因病机特点，对指导儿科疾病的推拿防治具有重要的临床意义。

一、病因特点

小儿由于脏腑娇嫩，形气未充，故其发病具有一定的特殊性。如小儿病因多外感六淫、多时行疾病、多内伤乳食、多感染诸虫、多意外伤害、少情志致病，而胎产因素（先天因素）和养护不周则是小儿特有的病因。因此，了解小儿的病因特点对临床诊疗具有重要的指导价值。

小儿病因具有明显的季节性和地域特点。如冬季气候寒冷，小儿冷暖不知自调，故易感受风寒而致感冒、咳嗽、哮喘、肺炎喘嗽等肺系病证；春季气候温暖多风，故易感时行之邪而致麻疹、痄腮、水痘、百日咳等传染性疾病；夏秋季气候炎热，常进食冷饮或不洁食物，易内伤饮食或感受湿邪而致呕吐、泄泻、痢疾等脾胃病证。北方地区新生儿硬肿症、猩红热冬季多见，南方地区夏季热多见。

小儿病因与年龄密切相关。如新生儿期疾病多与胎产因素相关，婴儿期疾病多与喂养有关，幼儿期传染病多发，学龄前期易发生意外伤害，学龄期和青春期常发生心理和行为性疾病等。

小儿病因与体质亦有一定的关系，不同体质的小儿对各种病因的易感性也各不同。小儿体质与父母的体质有关，若父母易患呼吸道、消化道等疾病，其子女也易患呼吸道、消化道疾病；某些疾病的发生还与遗传因素有关。现将小儿病因特点分述如下：

1. 先天因素　先天因素是指小儿出生前已形成的病因。《格致余论·慈幼论》曰：“儿之在胎，与母同体，得热则俱热，得寒则俱寒，病则俱病，安则俱安。”可见，父母的遗传因素、健康状况及营养状态对胎儿均有重要的影响，特别是妊母的健康与否，对胎儿的影响更为突出，包括禀赋因素、体质相传、病证相传等，或父系遗传性疾病基因，或妊娠期间母病、母弱、母血不壮，或孕母患病治疗用药不当、起居失常等因素，导致胎弱、胎怯、胎惊、痴呆及各种先天性畸形、遗传代谢性疾病等。

除此之外，妊娠分娩损伤也可导致小儿初生诸疾，如头颅血肿、产伤、骨折、斜颈，重者甚至导致窒息而死亡。

2. 外感因素　小儿为稚阴稚阳之体，脏腑娇嫩，形气未充，肺常不足，加之寒温不知自调，家长护养不周。因此六淫和疫疠之邪等外感因素致病最为多见。

（1）六淫：六淫是风、寒、暑、湿、燥、火六种外感病邪的统称。六淫因客犯部位不同导致所患病证亦各不相同。如风寒之邪客犯肺卫则患感冒、乳蛾、喉痹，客犯肺系气道则患咳嗽，客犯于肺则患肺炎喘嗽，客犯于胃则患呕吐，客犯于脾则患泄泻。

（2）疫邪：疫疠之邪是一类具有强烈传染性的病邪，其性峻烈、迅猛，具有较强的传染性并可造成流行，其发病常有明显的季节性，多从口、鼻而入。其致病具有发病急骤、进展迅速、症状相似等特点，即某种疫疠之邪会专门侵犯某脏腑经络或某一部位而发某病，或某一种疫疠之邪只能引起某一种疫病，如暑温、痄腮、顿咳、疫毒痢及麻疹等发疹性疫病。小儿为稚阴稚阳之体，机体处于生长发育时期，形气未充，抗病能力低下，较成人更易感染疫毒，一年四季皆可发生，在幼儿园、学校等集体机构有时还可出现流行。

3. 内伤因素 内伤因素包括内伤饮食和心理因素。小儿智识未开，脾常不足，饮食不知自节，常因内伤饮食而致病，年龄越小，越易患脾胃疾病。随着年龄的增长，智识渐开，大脑发育日臻完善，少年期因心理因素发病者日渐增多，但饮食内伤仍是主要因素。《儿科诊断学·问诊纲要》曰："小儿病多从食上起……此皆临证探源之大要也。"

（1）饮食因素：乳食不节的致病机理：①饮食损伤脾胃：喂养不当，食物不适宜，饮食量过多，均可损伤脾胃，导致呕吐、泄泻、厌食、积滞、疳证等病证。②饮食不足伤正：由于饮食量少、质次等原因易引起水谷精微摄入量不足，如因初生缺乳，或未能按期添加辅食，乳食偏少使脏腑失养，造成脏腑阴阳气血虚弱，而致厌食、疳证、血虚等病证。③饮食营养不均：由于小儿幼稚，不能自调、自控饮食，易养成挑食、偏食、嗜食等不良习惯，造成营养不均衡，导致阴阳、脏腑、气血失衡，成为某些病证好发的内在基础及条件。如过食寒凉易伤阳，过食辛热易伤阴，过食肥甘厚腻易伤脾，这些过食因素常导致厌食、泄泻、哮喘、湿疹等病证。正如《小儿病·哺乳通论》所曰："五味饥饱，勿令太过，过甜成疳，过饱伤气，过酸伤志，过冷成积，过苦耗神，过咸闭气，过辛伤肺，过肥益痰。"

饮食不洁也是小儿常见的致病因素。小儿智识未开，缺乏卫生知识，脏手取食，或误进污染食物，易引起脾胃疾病，如吐泻、腹痛、肠道虫症，甚至细菌性痢疾、伤寒、病毒性肝炎等。

（2）情志因素：一般七情为病，小儿少于成人。但由于小儿神志发育逐渐完善，五志已全，七情皆有，亦可因过极而致病。《景岳全书·小儿则》曰："小儿血气尤非大人之比，若受大惊，则其神气失散，溃乱不堪……盖小儿肝气未充，胆气最怯，凡耳闻骤声，目视骤色，虽非大惊卒恐，亦能怖其神魂。"其次，家长对孩子的溺爱，以及教育不得法，责打凌辱，或环境改变，均可引起情志病证。由于婴幼儿神志发育尚未完善，故因惊致病更为多见，可导致夜啼、心悸、惊惕、惊风等病证；所欲不遂，或食时责骂，思虑伤脾是小儿情志致病的又一常见形式，常导致厌食、积滞、腹痛、腹胀等病证。另外，家长对子女的期望值过高、学习负担过重，亦容易引发精神行为障碍类疾病。

4. 意外因素 由于小儿智识未开，缺乏生活经验和自理能力，对外界一切危险事物和潜在的危险因素缺乏识别和防范，加之生性好奇，以及保育人员的一时失误，意外因素致病的可能性则大为增加。诸如中毒、误入异物、外伤、溺水、触电、毒虫毒蛇咬伤等意外因素，轻则给小儿带来痛苦，重则可造成伤残，甚至死亡。

5. 其他因素

（1）鞠养调护不当：养护不周可引起外感六淫、内伤饮食等病证。小儿起居、摄食及活动不当等亦可导致疾病的发生。家庭装修或通风不好等导致残留的化学物质如甲醛等浓度较高，可使小儿出现胸闷、头晕、恶心等症状，甚至引发哮喘等疾病。家长呵护小儿心理较重，天气稍凉就穿衣裹被，使小孩出汗多，耐寒力下降，反而导致呼吸道感染等。新生儿不勤换尿布，尿液浸渍皮肤，易患脐疮、脐湿、红臀等病证。哺乳期婴儿未及时添加辅食，或幼儿膳食结构不合理，易患贫血、佝偻病甚至营养不良。另外，若家长随意给小儿补充维生素、钙剂，易造成维生素 A、D 慢性中毒；误服补药、强壮药，可引发性早熟。

（2）医源性损害：医源性损害包括诊断失误用药不当、药品不良反应、手术损伤、护理不当、院内感染等。小儿为纯阳之体，患病后易从阳化热，所以儿科病证中热病居多。如一见发热，不分析病情，即用糖皮质激素、广谱抗生素类药物，反复使用易致机体抵抗力低下，造成二重感染及其他并发症。小儿脏腑娇嫩，不耐寒热，凡大苦、大辛、大寒、大热之品，以及攻伐、峻烈、有毒药物皆应慎重使用，如必须应用，应中病即止。另外，有些药物具有毒性，如马钱子、雷公藤、朱砂、乌头、巴豆等，应慎重使用。如木通对肾脏有一定的损害，应慎用。在分娩过程中，若胎吸、产钳等工具使用不当，可致头颅血肿、斜颈、窒息等病证；在断脐及脐带结扎过程中，若护理不当，则可发生脐风、赤游丹等病证。

二、病机特点

由于小儿具有不同于成人的生理特点。因此，小儿在发病特点、疾病种类及病情演变与转归上具有与成人不同的病机特点。

1. 发病容易，传变迅速　小儿由于脏腑稚弱，形气未充，易于感受外邪或为饮食、药物等所伤，且一旦发病，较成人病情多变且传变迅速。所以，小儿需要加倍精心保育调护，方能减少疾病的发生。

小儿易发疾病，除先天禀赋及与胎产护理有关的病证外，常见病、多发病以肺、脾、肾系疾病和传染病居多。肺系疾病为儿科发病率最高的一类疾病。小儿肺脏娇嫩，卫外功能未固，加之小儿寒热不知自调、家长护养不当，故外感诸邪均可客犯肺系而发病，如感冒、喉痹、咳嗽、肺炎喘嗽等。

脾胃疾病是儿科临床上发病率占第二位的一类疾病。小儿脾常不足，脾胃发育未臻完善，加之小儿饮食不知自节或家长喂养不当，易于损伤脾胃，导致脾胃病证，如呕吐、腹痛、泄泻、厌食、积滞、疳证等，进而造成其他脏腑的濡养不足，衍生出多种相关疾病或使原有疾病加重。

小儿“肾常虚”，是针对小儿“气血未充，肾气未固”而言。肾藏精，主骨，为先天之本。肾直接关系到小儿骨骼、脑、发、耳、齿的形态发育与功能成熟。因而，在临床上小儿易患肾精失充、骨骼失养的疾病，如五迟、五软、解颅、遗尿、水肿等。

小儿形气未充，抗御外邪的能力低下，故易受时疫邪毒侵袭而发病。邪从口鼻或皮毛而入，袭于肺卫，发为麻疹、水痘、痄腮、丹痧、顿嗽、手足口病等传染性疾病，传染病一旦发生，很容易在儿童中相互传播，造成流行。邪从口入，脾胃受邪，导致泄泻、痢疾、肝炎等疾病。此外，小儿“肝常有余”“心常有余”的生理特点也会在病理上有所表现。由于小儿心肝发育尚未完善，心怯神弱，肝气未盛，外邪一旦侵袭，易于入里化热化火，犯肝而生风，犯心而生惊，导致心系、肝系病证，如壮热、昏迷、惊风、疫毒痢、暑温等。

小儿患病后容易出现高热惊风等病证。此因小儿脏腑娇嫩，每感病邪，易致邪气鸱张而发生壮热；同时小儿神气怯弱，邪易深入，内陷心包则致谵语、昏迷，引动肝风则抽搐。故《丹溪心法》中有“肝常有余”之说，是对小儿易动肝风这一病机特点的概括。

小儿疾病发生之后传变迅速的病机特点，主要表现在寒热虚实等病性的迅速转化、演变与夹杂较成人突出，即易虚易实、易寒易热。

由于小儿阴阳、脏腑、气血娇嫩稚弱，形气未充，邪气客犯易于鸱张而炽盛；又由于小儿脏气清灵、生机旺盛、活力充沛、反应敏捷，对于病因能做出迅速反应，全力与邪气抗争，则形成邪盛正抗之实证。此外，由于小儿起病后则易出现邪盛伤正，致正气耗伤，而呈虚证，如诸热证之灼津、伤阴、耗气、伤阳均比成人容易出现。

由于小儿“稚阴未长”，邪热又易伤阴津，故易见邪热炽盛之实热证与阴虚阳亢之虚热证。又由于小儿“稚阳未充”，阳气稚弱又易遭损伤，故易见外感寒邪、内伤生冷之寒实证，或者阳气亏虚之虚寒证。在邪正交争的过程中，又易见寒证邪炽化热、热证伤阳转寒，或者寒热夹杂、虚实夹杂的演变转化复杂证候。如小儿外感风寒易于化热，表现为表实热证，发病后易于传变入里，由感冒而发展为肺炎喘嗽，表现为痰热闭肺之里实证，若患儿原本阳气不足，加之邪气伤阳，则又可迅速并发心阳虚衰之变证，继而经及时救治，回阳救逆，又可以再由虚转实，重回痰热闭肺证，此为儿科临床常见的寒热、虚实转化的实例。

小儿疾病传变迅速除具体表现为病性转化迅速外，还表现在病位的扩大与传变等方面，即一脏未愈而波及他脏，一经未治而波及他经，于脏腑经络之间迅速传变。如感受风邪，患感冒而发于肺，但常可传于大肠而致泄泻；痄腮病发于少阳经，造成腮部漫肿疼痛，又易于传至厥阴经，产生睾丸肿痛、少腹疼痛的变证；水痘、痄腮等传染病可致邪盛内陷心肝，发生急惊风；疫疠之邪可传变于心、肾、经络，发为心悸、水肿、痹证等疾病。

2. 脏气清灵，易趋康复 小儿发病容易，传变迅速，但小儿体属纯阳，生机蓬勃，患病之后，一般病情好转快，治愈率较高。小儿患病易趋康复的原因一是小儿生机蓬勃，活力充沛，修复再生能力强；二是小儿痼疾顽症相对于成人少，脏气清灵，随拨随应；三是病因以外感六淫和内伤饮食居多，病情相对单纯，治疗效果较好。正如《景岳全书·小儿则》所曰：“其脏气清灵，随拨随应，但能确得其本而撮取之，则一药可愈，非若男妇损伤、积痼痴顽者之比。”所以，小儿病证一般比成人易趋康复。

总之，对于儿科病证，既要掌握小儿发病容易、传变迅速的特点，又要了解其脏气清灵、易趋康复的特点，做到诊断准确、及时治疗，并充分应用各种治疗方法，积极调动小儿机体自身的抗病能力，以获得最佳疗效。

第三章
小儿诊法与辨证概要

第一节　诊法概要

小儿疾病应通过望、闻、问、切等诊断方法收集临床资料，然后四诊合参、综合分析，进行识病认证。但在四诊方面，小儿有其不同于成人的特点：婴幼儿不会叙说病情，较大儿童的主诉也不一定可靠；小儿闻诊诊察范围有限；切诊易因小儿啼哭叫闹而受到影响。因此，小儿诊法主张四诊合参，但又尤重望诊。

一、望诊

望诊是医生运用视觉观察患儿的全身和局部情况，从而获得与疾病相关临床资料的一种诊断方法。在儿科四诊中，闻诊、问诊、切诊均易受干扰，且应用受到一定的限制，历代医家对望诊尤为重视。《幼科铁镜·望形色审苗窍从外知内》曰："望、闻、问、切，固医家之不可少一也，在大方脉则然，而小儿科则惟以望诊为主。"小儿望诊内容包括望神色、望形态、望苗窍、辨排泄物、辨斑疹、察指纹等。可将望神色、望形态等诊察全身的病情变化归纳为整体望诊；将望苗窍、辨斑疹、辨排泄物、察指纹等诊察局部的病情变化归纳为局部望诊；另外，借助各种仪器设备进行的病情检查称为微观望诊。临床望诊应在光线充足的地方进行，尽量让患儿安静，诊察既要全面又要有重点，细心而又敏捷，以提高诊断的准确性。

（一）望神色

望神色包括望神和望色。望神，即望精神、意识、体态、面目等，尤以察目为要；望色，包括望部位、颜色、光泽，以望面部气色为主，兼望肌肤、目睛、毛发、爪甲等。

1. 望神　主要辨得神与失神。若小儿精神振作、目光有神、表情活泼、反应灵敏，为得神，提示正气充足，脏腑功能健旺，无病或病轻；若小儿精神萎靡不振、目光无神、表情淡漠、嗜睡或谵语，为失神，提示正气不足，脏腑功能衰败，有病或病重。

2. 望色　望色以面部望诊尤为重要，兼望肌肤、目睛、毛发、爪甲等。察色方法为五色主病和五部配五脏。五色指赤、青、黄、白、黑。《小儿卫生总微论方·诸般色泽纹证论》曰："色青为风，色赤为热，色黄为食，色白为气，色黑为寒。"并须察色之荣枯，"滋荣，其色生……枯夭，其色死"。五部配五脏，最早见于钱乙《小儿药证直诀·面上证》，书曰："左腮为肝，右腮为肺，额上为心，鼻为脾，颏为肾。"临床望色，当部位、颜色、光泽综合分析，其中又以五色变化最具有临床意义。

色有常色、病色之分。小儿常色为色微黄，透红润，显光泽，新生儿则全身皮肤嫩红，此为气血调和的征象。小儿患病之后，色泽变化较成人更为敏感。

面色青，多主惊风、寒证、痛证、血瘀证。惊风欲作或已作，常见眉间、鼻梁淡青；唇周、爪甲青紫，多为肝风。寒证分虚实，青灰晦暗为阳气虚；乍青乍白为里寒甚。痛证色青多见于腹部中寒，常伴啼哭不宁。血瘀证色青见口唇青紫、面色青灰，乃心阳不振，血脉瘀阻。但凡小儿面呈青色，病情一般较重，应多注意观察。

面色赤，多主热证，又有实热、虚热之分。热证，表热常见面红目赤，恶寒发热；里热常见面赤气粗，高热烦渴；虚热常见潮热颧红，低热绵延。若病重者见面红如妆或两颧艳红，多为虚阳上越的戴阳证。小儿亦有因衣被过暖、活动过度、日晒烤火、啼哭不宁等原因而面红者，不属病态。

面色黄而非常色者，多主虚证、湿证。面色萎黄，多为脾胃气虚；面黄浮肿，多为脾虚湿滞；面色枯黄，多为气血枯竭；面黄肌瘦、腹胀纳呆多为疳积；面黄无华伴有白斑多为蛔虫症。面黄而鲜明如橘色属阳黄，多见于黄疸型肝炎；面黄而晦暗如烟熏属阴黄，多见于阻塞性黄疸。新生儿在一周内出现面目黄染，并能自行消退，多为生理性黄疸。

面色白，多主虚证、寒证。外感初起，面白无汗，多为风寒外束；阵阵面白，啼哭不宁，多为中寒腹痛；突然面色苍白，肢冷汗出，多为阳气暴脱；面白无华，爪甲苍白，多为营血亏虚；面白色滞，肢面浮肿，多为阳虚水泛。

面色黑，多主虚寒证、水饮证、血瘀证。小儿面色青黑，四肢厥冷，多为阴寒内盛；面色灰黑暗滞，多为肾气虚衰；面唇黧黑，多为心阳久衰；唇指紫黑多为心阳虚衰，血脉瘀滞；面黑浅淡虚浮，多为肾阳亏虚，水饮内停。若经常日晒风吹，肤色红黑，不属病态。

（二）望形态

望形态是指观察患儿的形体和姿态，即从患儿的形体强弱、胖瘦和活动状态来辨识疾病的寒热虚实。

1. 望形 形，指形体、外形。形体包括头囟、躯体、四肢、肌肤、筋骨、毛发、指（趾）甲，诊察时应按顺序进行。人是有机的整体，内有五脏六腑，外合筋骨皮毛。所谓肺主皮毛、脾主肌肉、心主血脉、肝主筋、肾主骨，就是对脏腑内外相应关系的概括。因此，可以根据小儿外形和体质强弱，来判别脏腑功能的寒热虚实。小儿形体与生理、病理及先天、后天都有着密切的关系。脾主肌肉，肾主生长发育，因而小儿的高矮、胖瘦，与脾、肾关系最为密切。

凡小儿身高正常，胖瘦适中，皮肤柔嫩，肌肉壮实，筋骨强健，身材匀称，毛发黑泽，是先天禀赋充足、发育营养良好的表现；若形体矮小，肌肉瘠薄，筋骨不坚，毛发稀细萎黄，是先天禀赋不足、发育营养不良的表现。

若头方发稀，囟门宽大、迟闭，多见于五迟；头大颈缩，前囟宽大，头缝开解，目睛下垂，多见于解颅（脑积水）；前囟及眼窝凹陷，皮肤干燥，多见于小儿泄泻脱水之证。若胸廓高耸，形如鸡胸，多见于佝偻病、哮喘。若肌肉松弛，皮色萎黄，多见于偏食、厌食、反复呼吸道感染。若腹部膨大，肢体瘦弱，毛发焦稀，额上有青筋显现，多为疳积。小儿头发稀疏黄软，生长迟缓，甚至久不生发，皆为先天不足、肾精亏损所致，或喂养不当，气血虚亏，发失所养所致。

2. 望姿态 是指观察小儿的动静姿态和肢体异常动作来诊察病情的方法。多动少静为阴亏阳盛，多静少动为阴盛阳虚。望小儿姿态，应将患儿具有的动作能力与该年龄组儿童应具备的动作能力相对照，可早期发现五迟、五软等发育迟缓病证。

小儿卧位自能转侧，面常向外，多为阳证、热证、实证；若难以转侧，面常向里，精神萎靡，多为阴证、寒证、虚证。睡时仰面伸足，常揭衣被，多为热证；蜷卧缩足，喜加衣被，多为寒证。喜侧卧，多为胸胁疼痛；若仰卧少动，双目无神，多为久病、重病体虚。小儿端坐喘促，张口抬肩，痰鸣哮吼，多为哮喘；咳逆鼻扇，胁肋凹陷如坑，呼吸急促，多为肺炎喘嗽；婴儿点头呼吸多为肺炎。颈项强直，角弓反张，四肢抽搐，两目上视，多为惊风。小儿身体蜷缩，紧偎母怀，欲盖衣被，多为表寒证之恶寒。喜俯卧者，多为乳食内积；喜蜷卧者，多为腹痛。若小儿翻滚不安，呼叫哭闹，双手捧腹，起卧颠倒，多为急性腹痛；若抱头而哭或双手击头，多为头痛。儿童手足伸屈扭转，挤眉眨眼，努嘴伸舌，状似舞蹈，不能自制，多为舞蹈病。

（三）望苗窍

苗窍是指口、舌、目、鼻、耳及前后二阴。舌为心之苗，肝开窍于目，肺开窍于鼻，脾开窍于口，肾开窍于耳及前后二阴。脏腑病变，常在苗窍上有所表现。正如《幼科铁镜·看病秘诀》所曰："凡小儿病有百端，逃不去五脏六腑气血，症虽多怪，怪不去虚实寒热风痰，病纵难知，瞒不过颜色苗窍。"

1. 察舌　察舌是望诊的重要内容。舌通过经络与脏腑相连，依靠脏腑的精气上营而灵活，脏腑病变可从舌象上反映出来。故有"辨舌质可辨五脏之虚实，视舌苔可察六淫之浅深"之说。临床察舌，主要观察舌体、舌质和舌苔三个方面的变化。正常小儿舌象为舌体柔软，活动自如，舌质淡红，舌苔薄白质润。小儿一旦患病，舌质和舌苔就会发生相应变化。

（1）*舌体*：舌体嫩胖，舌边齿痕明显，多为脾肾阳虚；舌体突然肿大，色泽青紫而暗，多见于中毒；舌体肿大，舌色深红，多为心脾积热；舌体淡胖，伴有裂纹，多为气血两虚、阴伤液耗；舌体强硬，多为痰浊阻滞。急性热病中出现舌体短缩，多为热盛动风；若伴舌干绛，则为热病伤津，经脉失养而挛缩，亦有因厥阴寒极而致舌体缩短者。

（2）*舌质*：正常小儿舌质淡红明润，提示脏腑气血功能正常，即使患病也较轻浅。舌质淡白不荣，多为气血不足，主虚主寒。舌色鲜红，主热证、实热证；舌老红，多见于急性热病；舌红干，多为热伤阴津。舌尖红，多为上焦温病或心火上炎；舌边红，多为肝胆有热。舌嫩红，伴质干，多为阴虚内热。舌质红绛，主热入营血、瘀热互结；舌质红绛质干，多为热灼阴津；舌质深绛，多为血瘀夹热；舌质紫暗，多为气滞血瘀。舌起粗大红刺，状如杨梅，多为烂喉痧热入营血之表现。

（3）*舌苔*：正常舌苔由胃气所生。新生儿亦多见薄白苔，少数舌红无苔，常于48小时内转为淡红舌，长出白苔。新生儿舌苔情况可作为观察其胃气生发的指标之一。舌苔望诊，要注意苔色、苔质。苔色多与病邪性质有关，苔质则与病情的轻重、病势的进退、津液的变化以及邪正的消长等有密切的关系。薄苔表示正常或表邪初见，病情轻浅，多见于外感初起；厚苔表示里邪已深，病情较重，多见于食积痰湿。苔质滋润，多为有津；苔质滑润，多为湿滞；苔质干燥，多为津伤；苔质腐垢，多为胃浊；苔质黏腻，多为痰湿。舌苔色白，多主正常或表、寒、湿。舌苔薄白，多为外感风寒或风热初起；舌苔白腻，主寒湿内蕴；苔白如积粉，多见于外感秽浊、热毒炽盛的瘟疫病。黄苔主热证、里证。薄黄主风热在表、风寒化热或热邪传里；黄腻主脾胃湿热或痰热蕴肺；苔淡黄而滑润、舌质淡而胖嫩，多为阳虚水湿内停；舌苔老黄，主燥主热，多为气阴耗伤；舌苔灰黑，舌面干燥，舌质红绛，多为热盛伤津；舌苔灰黑，舌面润滑，舌质淡白，多为寒邪内盛、痰湿内停；苔面干燥，望之枯涸，扪之无津，为燥苔，甚则粗糙有刺感为糙苔，主津液不足，前者较轻，后者较重；舌苔花剥如地图主脾胃病，脾胃气虚兼舌质淡、胖嫩、有津，脾胃

阴虚兼舌质红、苔少、少津。舌面无苔，光亮如镜，为镜面舌，多为阴津枯竭或胃气将竭之久病、重病；舌上有苔提示正气尚盛，邪虽未去，胃气尚未大伤；舌上无苔，提示正气不足，抗邪能力低下，胃气已伤，多主阴虚。

观察舌象时应注意动态变化。舌质由淡红转绛，是热证由浅入深；舌苔由白转黄转灰，是热证由轻转重。舌苔从无到有，提示胃气逐渐恢复；舌苔由薄转厚，提示食积、湿滞加重；舌苔由厚转薄，提示食积、湿滞渐化。

在观察小儿舌象时，应注意排除假象。小儿伸舌的姿势可影响舌色，如舌尖上翘，可造成舌尖和舌边发红。伸舌不完全亦影响观察效果。注意染苔，如吃乌梅、山楂片、橄榄、铁剂可使舌苔染黄，服未包煎之黛蛤散可使舌苔染青，喝牛奶、豆浆等可使舌苔染白；染苔色泽比较鲜艳而浮浅，与病苔不同，有疑问时，注意询问即可明了。

2. 察目 目为肝之窍，五脏六腑之精气皆上注于目。所以，通过察目可了解内脏的病变，尤其是肝脏的疾病和神气的有无。察目包括观察眼神、眼球、眼睑、巩膜和结膜等情况。小儿黑睛等圆，目睛灵活，目光有神，眼睑开阖自如，多为肝肾精血充沛之征；反之目无光彩，或闭目无神，多为异常表现。眼睑浮肿，是风水相搏；眼睑开阖无力，多为元气虚惫。寐时睑开不闭，多为脾虚之露睛；寤时睑不能开，多为肾虚之睑废。眼睑结膜苍白，多为血虚之象；眼睑赤烂，多为湿热郁蒸。目赤肿痛，或眼睑红肿，多为风热上攻。巩膜色黄，多为湿热熏蒸之黄疸。目红多眵畏光，多为麻疹之兆。眼结膜干燥，多为肝血不足之肝疳。目眶凹陷，啼哭无泪，多见于泄泻气虚液脱，阴津大伤。若见瞳孔缩小或不等，或散大，对光反射消失，提示正气衰亡，病情危重。两目呆滞，转动迟钝，多为肾精不足；两目直视、斜视，或两目上窜，瞪目不活，多为肝风内动、惊痫之兆。

3. 察鼻 鼻为肺之窍，肺气通于鼻；胃经起于鼻旁，循鼻上行。所以，鼻的病变与肺胃密切相关。望鼻，主要是观察鼻内分泌物和鼻的外形。鼻塞流清涕，多为外感风寒；鼻流浊涕，多为外感风热，或感冒经久向愈之征。长期鼻流浊涕，气味腥臭，多为肺经郁热。鼻衄，多为肺经郁热，血热妄行。鼻内生疮糜烂，多为肺火上炎。鼻孔干燥，多为肺热伤阴或外感燥热之邪。鼻翼翕动，多为肺气郁闭。麻疹患儿在鼻尖出现疹点，多为麻疹顺证表现。乳儿鼻塞不通，无其他症状，多为鼻腔分泌物或异物阻塞。

鼻根两目内眦之间，名曰山根，常有青筋隐现。山根脉纹形色对疾病的诊断具有一定的参考价值。一般认为，色青，多见于惊风、腹痛、痫证等病证；色红，多见于感冒、肺炎、哮喘等病证；色黄，多见于积滞、呕吐、疳证等病证。另外，从形态上看，横形，多见于脾胃病证；竖形，多见于肺系病证；斜形，多无临床意义。

4. 察口 包括察口唇、察口腔、察齿龈、察咽喉。

（1）察唇：正常人唇色红润，是胃气充足、气血调匀的表现。若唇色淡白，多为气血亏虚；唇色淡青，多为风寒束表；唇色红赤，多为热证；唇色红紫，多为瘀热互结。环口发青，多为惊风先兆。面颊潮红，唯口唇周围苍白，多为丹痧。唇内及舌面出现白点，多为虫积。唇边生疮，红肿疼痛，多为心脾积热。口噤不语，兼四肢抽搐，多为痉病或惊风；口撮，上下口唇紧缩，兼见角弓反张，多见于破伤风患儿；新生儿撮口不能吮乳，多为脐风；口频繁开合，不能自禁，多为胃气虚弱；口角掣动不止，多为动风。

（2）察口腔：黏膜色淡为虚为寒，色红为实热。口腔破溃糜烂，多为心脾积热；口内白屑成片，多为鹅口疮。两颊黏膜见针尖大小白色小点，周围红晕，多为麻疹黏膜斑。上下臼齿间腮腺管口红肿如粟粒，按摩腮部无脓水流出者，为痄腮（流行性腮腺炎）；按摩有脓水流出者为发颐

（化脓性腮腺炎）。

（3）察齿龈：齿为骨之余，龈为胃之络。正常人牙齿洁白润泽而坚固，是肾气旺盛、津液充足的表现；齿龈淡红而润泽，是胃气充足、气血调匀的表现。牙齿萌出延迟，多为肾气不足；齿衄龈痛，多为胃火上冲；寐中磨牙，多为肝火亢盛；牙龈红肿，多为胃热熏蒸。新生儿牙龈上有白色小斑块，称为马牙，并非病态。

（4）察咽喉：咽喉为肺胃之门户。正常人咽喉淡红润泽，不痛不肿，呼吸通畅，发音正常，食物下咽顺利无阻。外感时咽红为风热，色淡多为风寒。咽部疱疹色红，多为外感邪毒；咽部滤泡增生，多为瘀热蕴结。乳蛾红肿，多为肺胃热结；乳蛾溢脓，多为热壅肉腐；乳蛾大而不红，称为肥大，多为阴伤瘀热未尽或肺脾气虚不敛。咽喉部有灰白色伪膜，拭之坚韧不易剥去，重擦出血，或很快复生者，多为白喉。

5. 察耳　肾开窍于耳。小儿耳壳丰厚，耳舟清晰，色泽红润，提示先天肾气充沛；反之，耳壳薄软，耳舟不清，提示肾气不足或体质较差。先天肾气不足的胎怯患儿，如早产儿，耳壳软且紧贴二颞，耳舟不清。耳壳肿胀灼热，多见于热毒壅结耳部；耳壳湿疮浸淫，多为湿热上蒸；耳内流出脓液，多因风热犯咽传耳或肝胆火盛。耳背络脉隐现，耳尖发凉，兼身热面赤，眼泪汪汪而畏光，多为麻疹先兆；以耳垂为中心弥漫肿胀，则为痄腮的表现。耳色红，主心肺积热；色青紫，主邪热夹瘀；色淡白，主气血亏虚；色黄滞，主湿阻中焦。

6. 察二阴　二阴属肾，前阴为清窍，后阴为浊窍，察二阴变化可辨识病情的性质。

前阴是指外生殖器和尿道口，为肾所主，络属肝经。后阴指肛门。阴囊紧缩不弛，多为外感风寒或肾气不足；阴囊弛而不张，多为气虚体弱或外感热病。阴囊睾丸肿大不红，照之透光，多为鞘膜积液之水疝；阴囊肿物时大时小，上推可消，多为小肠下坠之狐疝。阴囊通体肿大光亮，多见于阳虚阴水；阴囊肿痛黄水流溢，多见于湿热下注。女孩前阴红肿潮湿，亦属湿热下注；前阴发育过早，多为阴虚火旺之早熟。肛周皮肤黏膜色红为热，色淡白为虚。肛周淡白而干，多为气虚津液不足；灼热燥褐，多为阳明里热伤津；糜烂潮红，多为大肠湿热下注；红肿疼痛，多为热毒壅结酿脓。肛口弛而不张，多为元气不足；直肠脱出肛外，多为中气下陷。肛口有裂隙，触之渗血，多为便秘热结所致之肛裂；肛旁瘘口，按之溢脓，为肛周脓肿形成之肛瘘。小儿肛门潮湿红痛，多属尿布皮炎，亦称“红臀”。

（四）辨排泄物

辨排泄物是指通过观察患儿排出物的形、色、质、量的变化，以诊察疾病性质的方法。一般来说，凡色白（浅淡）、清稀者，多属虚证、寒证；色黄（深浓）、稠浊者，多属实证、热证。

1. 辨涎唾　涎唾是口腔中的黏液与唾液，其中清稀水样者称为涎，黏稠泡沫状者称为唾。涎唾为脾之液，由口腔分泌，具有濡润口腔，协助进食和促进消化的作用。辨涎唾可诊察脾胃病变。小儿口角流涎，浸渍颐下，称为滞颐，多由脾虚不能摄津所致，亦可见于虫积、胃热或消化不良。睡中流涎，多为脾虚、胃热或宿食内停。口角流涎，伴口眼㖞斜，多见于面瘫、脑瘫患儿。若原无流涎，近日多涎，伴拒食哭闹，要进一步检查口腔，多见于口疮、鹅口疮、疱疹性咽峡炎。

2. 辨痰液　咳唾稠而浊者是痰，稀而清者是饮。观察痰的色、质、量，可以诊察病邪的性质及肺、脾二脏的功能状态。外感病中，痰清而有泡沫者，多为风痰；痰白量多质清稀者，多为寒痰；痰白量多质稠，滑而易咳出者，多为湿痰；痰黄质稠有块色黄者，多为热痰；痰黄而少且难咳出，或痰中带血丝者，多为燥痰；痰中带血，或咯血者，多为热伤肺络；劳瘵久咳，虚火伤肺者可见咳血痰，其咯出之血血色鲜红；咳唾腥臭脓痰或脓血者，多为肺痈。

3. 辨呕吐物 呕吐为胃气上逆所致，外感、内伤均可引起。吐物稠浊有酸臭味，多为胃热；吐物清稀无臭味，多为胃寒；吐物腐臭，多为宿食食滞。呕吐黄绿色苦水，多为胆热犯胃；呕吐暗红血水，多为胃络损伤。呕吐蛔虫，多为虫踞肠腑或蛔厥虫瘕。呕吐频频不止，伴腹痛便闭，要防肠腑滞塞不通之肠结（肠梗阻），新生儿须考虑先天性消化道畸形。

4. 辨大小便 新生儿生后3～4天内，大便呈黏稠糊状，墨绿色，无臭气，日行2～3次，称为胎粪。母乳喂养儿大便呈卵黄色，偶带绿色，稍有酸臭气，稠度均匀，日行3次左右；牛乳、羊乳喂养者，大便色淡黄，质较干硬，有臭气，日行1～2次；小儿饮食逐渐过渡到与成人相同时，大便亦与成人相似，色黄，干湿适中，日行1～2次。

小儿大便稀薄如水，色黄夹黏液，气味臭秽，多为湿热泻；大便清稀，夹泡沫，臭气轻，肠鸣腹痛，多为寒湿泻；大便稀溏，夹乳块或未消化食物残渣，气味腐臭，多为伤食泻；大便稀溏，色淡不臭，食后易泻，多为脾虚泻；大便清稀，完谷不化，食入即泻，滑泄不止，多为脾肾阳虚泻。大便赤白黏冻，伴里急后重，多为湿热下痢。大便色泽灰白不黄，多系胆道阻滞。婴幼儿大便呈果酱色，伴阵发性哭闹，多为肠套叠。大便干燥硬结，排出困难，甚至燥结如羊粪者，多为热盛伤津。大便出血，血色鲜红者多为血热，黑如胶漆者多为湿热凝滞。先便后血，其色褐黑或色黑如柏油，提示血从胃中来（远血），病多在脾胃；先血后便，其色鲜红或深红，提示血从肠中来（近血），病多在大肠与肛门。

正常小儿小便色清或淡黄，溲时无不适。小便清澈量多为寒，包括外感寒邪或阳虚内寒；小便色黄量少多为热，包括邪热伤津或阴虚内热。尿色深黄，多为湿热内蕴；黄褐如浓茶，多见于湿热黄疸；色白如米泔，多为湿热下注或脾肾不固之乳糜尿。尿色红赤或镜检红细胞增多者，称为尿血，多为热伤脉络或脾肾不固所致；尿色鲜红者多为血热妄行，淡红者多为气不摄血，红褐者多为瘀热内结。

（五）辨斑疹

斑疹见于皮肤，一般说来，点大成片，不高出皮肤，压之不褪色者，称为斑；点小量多，高出皮肤，压之褪色者，称为疹。斑疹在儿科多见于外感时行疾病，如麻疹、奶麻、风痧、丹痧、水痘、手足口病等，也可见于内伤疾病，如紫癜、皮肤黏膜淋巴结综合征等。

斑有阳斑、阴斑之分。阳斑是指热毒阳证发斑，多见于温病热入营血，其斑大小不一，色泽鲜红或紫红，伴发热等症状；阴斑多因内伤气血或者伴有外感而发，色淡红者多为气不摄血，色淡紫者多为阴虚内热，色紫红者多为血热夹瘀，色青紫者多为瘀血停滞。

疹有疱疹、丘疹之别，以疹内是否有液体而区分。疱疹内液色清，多见于水痘；疱疹内液浑浊，多见于脓疱疮。丘疹细小暗红，先稀后密，面部尤多，多见于麻疹；疹细稠密，色如玫瑰，热退疹出，多见于奶麻；疹点稀疏，色泽淡红，身热不甚，多见于风痧；肤红如锦，疹点稠布，身热舌绛，多见于丹痧；斑丘疹大小不一，如云出没，瘙痒难忍，多见于荨麻疹。

（六）察指纹

察指纹，是通过观察3岁以下小儿食指桡侧浅表静脉的形色变化，以诊察小儿病情的独特方法。察指纹时，将小儿抱于光线明亮处，医者用左手拇指和食指握住小儿食指末端，再以右手拇指桡侧缘，在小儿食指掌侧前缘从指尖向指根轻推几次，用力要适中，使指纹显露以便于观察。

1. 小儿正常指纹 小儿指纹分为三关：食指第一节为风关；第二节横纹至第三节横纹之间为气关；第三节横纹至指端为命关。正常小儿指纹浅红隐隐，略带紫色，显露于食指桡侧缘掌指

关节横纹处，多呈单支，粗细适中。小儿指纹亦受年龄、形体及气候等因素的影响，一般年幼儿指纹显露而较长，年长儿指纹不显而略短，肥胖儿指纹深而不显，体瘦儿指纹浅而易显。天热脉络扩张，指纹增粗变长；天冷脉络收缩，指纹变细缩短。因此，望小儿指纹要排除相关因素的影响，才能作出正确诊断。

2. 小儿病理指纹 察指纹时应注意其浮沉、色泽、形态、部位等方面的变化，可归纳为“浮沉分表里、红紫辨寒热、淡滞定虚实、三关测轻重”。

（1）浮沉分表里：指纹浮而显露，提示病位表浅，多见于外感表证；指纹沉伏不显，提示病位较深，多见于内伤里证。

（2）红紫辨寒热：指纹鲜红，主外感风寒表证；指纹紫红，主里热证；指纹色青，主疼痛、惊风；指纹淡白，主脾虚、疳积；指纹紫黑，提示血络郁闭，多主病危。指纹色深暗者，为邪气有余之征，多属实证；指纹色浅淡者，为正气不足之象，多属虚证。

（3）淡滞定虚实：指纹浅淡而纤细，分支弯曲少，推之流畅者，多为气血亏虚；指纹推之滞涩，复盈缓慢，形状弯曲变粗，主实邪内滞，如瘀热、痰湿、积滞等。

（4）三关测轻重：根据指纹在三关出现的部位，可以测定邪气深浅、病情轻重。指纹显于风关，提示邪气入络，邪浅病轻，多见于外感病初起；指纹达于气关，提示邪气入经，邪深病重；指纹达于命关，提示邪入脏腑，病情严重；指纹达于指端，又称“透关射甲”，提示病情危重，预后不良。

历代儿科医著对察指纹有着丰富的记载，但临床实践表明其与疾病的符合率不及舌诊和脉诊。因此，诊察指纹应结合患儿无病时的指纹状况，以及患病后的其他各种临床表现，全面加以分析辨证，当指纹与证候不符时，应“舍纹从证”。

二、闻诊

闻诊，是运用听觉、嗅觉诊察病情的方法。听声音包括听啼哭声、呼吸声、咳嗽声、言语声等；嗅气味包括嗅口气、嗅大小便气味等。

（一）听声音

听声音是指听辨小儿言语气息的高低、强弱、清浊、缓急等变化，以及脏腑功能失调所发出的咳嗽、呕吐、肠鸣等异常声响，以判断病情性质的诊察方法。

1. 听啼哭声 《医宗金鉴·幼科杂病心法要诀》曰：“有声有泪声长曰哭，有声无泪声短曰啼。”小儿哭而有泪，哭声清长，是为常态。婴儿可因饥饿、口渴、针刺、虫咬、困睡或尿布潮湿引起不适而哭。哭声洪亮为实，细弱为虚；清亮和顺为佳，尖锐或细弱无力为重。哭声绵长，口作吮乳状，多为饥饿。阵哭拒食，辗转不安，声高而急，时或尖叫，时作时止者，多为腹痛。哭声嘶哑，伴呼吸不利，多为咽喉水肿。哭叫拒食，伴流涎烦躁，多为口疮。小儿夜啼，可因惊恐、虫积、饥饱不调而致，也有因不良习惯而致。

2. 听咳嗽声 有声无痰为咳，有痰无声为嗽，有痰有声为咳嗽。咳嗽声重，鼻塞流涕，多为外感风邪，涕清多风寒，涕浊多风热；干咳无痰，咳声稍嘶，多为燥热伤津；咳声重浊，痰多喉鸣，多为痰浊阻肺；咳声嘶哑如犬吠，须防喉风、白喉类疫毒攻喉之证；久咳声哑，多为肺阴耗伤；久咳声轻无力，多为肺气虚弱；连声咳嗽，面红目赤，气急呛咳，涕泪皆出，伴鸡鸣样回声，咳而呕吐，日轻夜重，多为顿咳。

3. 听语言声 正常小儿的言语清晰，语调抑扬顿挫有度，语声有力。妄言乱语，语无伦次，

声音粗壮，称为谵语，多为热扰心神或邪陷心包之实证；声音细微，语多重复，时断时续，神志不清，称为郑声，多为心气大伤、精神散乱之虚证；语声过响，多言躁动，多为阳热有余；语声低弱，断续无力，多为气虚心怯；语声重浊，伴有鼻塞，多为风寒束肺；语声嘶哑，呼吸不利，多为毒结咽喉；小儿惊呼尖叫，多为剧痛、惊风；喃喃独语，多为心虚、痰阻。

4. 听呼吸声 通过诊察呼吸频率快慢、气息强弱、呼吸音清浊及是否均匀通畅等情况进行诊察病情的方法。正常小儿呼吸调匀。当运动或情绪激动时呼吸加快，睡眠时呼吸变慢变深为生理性变化。若小儿呼吸稍促，用口呼吸，多因鼻塞肺窍不利；呼吸气粗有力，多为外感实邪；呼吸急促，鼻翼翕动，咳嗽频作，多为肺气闭塞；呼吸喘促，兼喉中痰鸣，多为邪气壅塞气道；呼吸微弱，吸气如抽泣状，多为肺气欲绝之状。

5. 听呕逆声 呕吐是胃失和降，胃气上逆所致。有声有物谓之呕，有物无声谓之吐，有声无物谓之干呕，一般统称为“呕吐”。呃逆是指气上逆从咽喉出，发出一种不由自主的冲击声，声短而频，其声呃呃。呕吐来势徐缓，呕声低微无力，吐物清稀，无酸无臭，多为虚证、寒证；呕吐来势较猛，呕声响亮有力，吐物黄稠，或酸或苦，多为实证、热证；呕吐呈喷射状，提示病重。总之，呕吐者，暴病多实，久病多虚。呃声低沉而长，气弱无力多为虚寒；呃声频发，声高而短，响而有力，多为实热。

（二）嗅气味

嗅气味，是指嗅辨小儿口中气味与排出物之气味以诊察病情的方法。气味酸腐臭秽者，多为实热；气味不重，或微有腥臭者，多为虚寒。若气味如败卵臭味，或恶味如腐尸，多为脏腑衰败的凶险证。

1. 嗅口气 正常小儿口中无臭气。小儿口气臭秽，多为脾胃积热；口气酸腐，多为乳食积滞；口气腥臭，有血腥味，多系血证出血；口气腥臭，咳痰脓血，多为肺热肉腐。

2. 嗅二便 小儿大便臭秽难闻者，多为肠中郁热；大便溏泄而腥者，多为脾胃虚寒；大便泄泻臭如败卵，夹未消化食物，矢气酸臭者，多为伤食；矢气频作臭浊者，多为肠胃积滞。小便臊臭，赤黄浑浊者，多为膀胱湿热；小便清长少臭者，多为脾肾虚寒。

三、问诊

儿科古称“哑科”，问诊比较困难。因此，小儿问诊要从父母或监护人提供的信息中发现对小儿疾病诊断有用的临床资料。在询问病史过程中态度要和蔼亲切，语言要通俗易懂，要注重与家长的沟通，要让家长感觉到医护人员对患儿的关爱，以取得家长和患儿的信任，同时要尊重家长和患儿的隐私，并为其保密。切不可先入为主，尤其不能用暗示性的语言或语气诱导家长，否则会造成误诊。临证时要着重询问以下几个方面：

（一）问一般情况

一般情况包括姓名、性别、年龄、民族、家长姓名、家庭住址、病史陈述者、发病节气等。其中年龄一项，对百日内婴儿要问明天数，3 岁以内问明月数，较大儿童问明几岁几个月。

（二）问现病史

1. 问寒热 小儿依偎母怀，蜷缩而卧，多为畏寒之象；皮温灼手，授乳时口热，多为发热。发热恶寒无汗，多为外感风寒；发热恶风有汗，多为外感风热；寒热往来，多为邪在半表半里。

发热持续，热势鸱张，舌苔厚腻，多为湿热内蕴。夏季高热持续不退，口渴多尿无汗，一般状况良好，多为夏季热。傍晚或午后低热，常伴盗汗，称为“潮热”，多见于阴虚之证。小儿怕冷，纳呆神疲，多为里寒、阳虚之证。

2. 问汗　小儿肌肤嫩薄，发育旺盛，较成人易于出汗。无运动、哭闹、过暖等情况而于安静状态下汗出过多方为汗证。小儿白天或醒后无热自汗，稍动尤甚，多为气虚卫外不固；入睡汗出湿衣，醒后自止，多为阴虚或气阴两虚。热病中汗出热不解，多为表邪入里征象；高热汗出，口渴心烦，多为阳明里热炽盛。热汗为热势盛蒸，迫津外泄；冷汗为卫表失固，阳虚阴泄。长期汗出过多，面白肢凉，为阴伤阳气随之亏损；骤然大汗淋漓，汗出如珠，为阳脱阴津随之欲亡。

3. 问头身　婴幼儿头痛多不能自述，多表现为反常哭闹、烦躁、摇头、皱眉、抓头发或双手在眼前做无目的的挥动。年长儿可询问头痛、头晕及部位、性质。突发头痛及颈项，上连头顶兼有风寒表证，多为风寒头痛；头昏头痛兼风热表证，多为风热头痛。头痛后仰，颈项强直，高热抽搐，多为邪热入营，肝风内动的表现；头痛神靡，四肢不温，似搐非搐，多见于慢惊风。头痛绵绵，时痛时止，多为气血亏虚；头痛隐隐，耳鸣头晕，多为肝肾阴虚。头痛如刺，痛有定处，多为瘀阻脑络；头痛头晕，神识蒙昧，多为痰浊蒙窍；头晕目眩，面黄唇淡，多为肝血亏虚。

身痛伴头痛，多为风邪束表。关节疼痛，屈伸不利，多见于痹证；肿胀而热多为热痹，肿胀不热多为寒痹。肢体瘫痪不用，强直，屈伸不利，多为硬瘫，多为风邪留络；痿软，屈伸不能，多为软瘫，多为阴血亏虚，络脉失养。小儿有下肢关节疼痛阵作，发作为时短暂，关节肌肉无变化，亦无其他症状，可能为生长阶段出现的暂时络脉不和，不作病态。此外，皮肤瘙痒多见于一些出疹性疾病和荨麻疹。

4. 问胸腹　年长儿可自述胸部不适，婴幼儿则难以辨识。胸痛发热，气喘咳嗽，多为邪郁肺闭；胸部窒闷，喘鸣肩息，多为痰阻气道，肺失宣肃；胸闷胸痛，气短喘促，多为胸阳不振，痰阻气逆；胸闷心悸，面青气短，多为心阳虚衰，血脉瘀滞；胸痛咳嗽，咯吐脓血，多为肺热壅盛，腐肉伤络。

婴儿腹痛，不会诉说，常表现为突然阵发性反复哭闹，屈腰而啼，或双手捧腹，辗转不安等症状。年长儿主诉的腹痛，须通过腹部按诊并结合其他症状以确定部位、性质。脘腹饱胀疼痛，嗳腐吞酸伴厌食，多为食滞胃脘；腹痛阵阵，以脐周多见，多为虫积；腹痛，里急后重，多为湿热积滞大肠；腹痛，兼皮肤黄染，多为湿热浸淫肝胆；右上腹剧痛如钻顶，时作时止，痛甚则汗出肢冷而厥，呕吐蛔虫，多为蛔扰入膈；右下腹阑门处疼痛，肢屈不伸，腹痛拒按，伴发热或呕吐，多为肠痈瘀热；腹痛喜按，按之痛减，多为脾胃虚寒；腹痛如绞，痛在两侧，按之无块，小便带血，多为石淋；痛有定处，反复发作，触及包块，推之不移，多为气滞血瘀。

5. 问饮食　问饮食包括纳食和饮水两个方面。首先应问清是母乳喂养、人工喂养，还是混合喂养，以及乳食量的多少。其次，要问清饮食是否有节，是否喜嗜辛辣之品，是否喜食寒凉生冷之品，是否喜食泥土杂物，病前饮食是否清洁、新鲜，有无呕吐。

小儿厌恶进食，食量减少，多为脾失健运；食欲亢进，不充形骸，多为胃强脾弱；脘腹胀满，多为乳食积滞；嗜食异物，绕脐腹痛，多为虫踞肠腑；食少形瘦，大便不化，多为脾胃气虚；进食则吐，大便不通，严防肠结阻滞。口渴引饮，为热伤阴津，多见于热病；口渴多饮，口舌干燥，多为阴伤内耗；多饮多食，形瘦尿多，多为阴虚燥热之消渴；多饮少食，舌干便秘，多为胃阴不足之厌食。

6. 问二便　主要询问二便的形、色、量、次和气味。新生儿在出生后24小时内所排出的大便呈暗绿色或赤褐色，质稠黏，无臭气，此为胎粪。喂母乳的婴儿大便呈卵黄色，稠度均匀，稍带酸臭气，或略带白色，质较干硬，微臭，每天1～2次，都属正常现象。

对泄泻患儿必须准确记录大便次、量，以判断病情的进退。便次多且量多，易致伤阴重证，继而阴阳两伤；便次多而且量少，伴发热腹痛，里急后重，多为痢疾初起；腹痛即泻，泻后痛减，多为伤食泄泻；食后作泻，时轻时重，多为脾虚泄泻。泄泻病程短为暴泻，多属风寒湿热、食滞所伤之实证；泄泻病程长为久泻，多属脾肾气虚、阳虚所致之虚证。便后脱肛，多为中气下陷之脱证。便中夹有成虫，多为虫踞肠腑之虫症。便秘不通或干燥难解，多为内有实热或阴津亏耗。便时哭闹，多为腹痛。

小便频数，不急不痛，多为脾肾气虚失摄；小便频数，伴尿急尿痛，多为湿热下注膀胱。睡中小便自遗，小便清长，多为肾阳亏虚，下元不固；睡中遗尿量少，尿味腥臊，多为肝经湿热。排尿不畅，点滴而出为癃，点滴不出为闭，多为膀胱气化不利之证；排尿不畅或突然中断，多为湿热之石淋。排尿过多，伴多饮多食、形瘦，多为阴虚燥热之消渴；小便点滴，甚则无尿，伴周身浮肿、呕吐、喘满，多为肾气衰竭、气化失司、水气凌心射肺的危重病证。

7. 问睡眠 主要询问小儿睡眠的时间，睡中是否安静，有无啮齿、磨牙，有无惊叫、啼哭等。小儿的睡眠时间，年龄越小则越长，随着年龄增大而逐渐缩短。睡不安宁，睡中多汗易惊，头大发稀，多为心脾气虚之佝偻病；睡眠时间过短，常因心火内盛，若偶然出现，常为食滞胃脘。入夜啼哭，日间安睡，多见于脾寒、心热之夜啼。睡中啮齿、磨牙，多为肠胃积滞，或肝火上炎。睡中肛痒，多为蛲虫骚扰或湿热下注。入睡露睛，多为久病脾虚。多睡难醒，多属痰湿困脾、清阳不升。睡中惊叫不宁，多为惊吓。高热患儿出现嗜睡或昏睡，多为邪热内陷心包或痰浊蒙蔽心神，提示病重。

（三）问个人史

个人史在儿科领域里极为重要，其包括生产史、喂养史、生长发育史、预防接种史。

生产史与新生儿、婴幼儿的疾病诊断关系密切。应询问胎次、产次，是否足月产，顺产还是难产，生产方式，出生体重，出生情况，以及母体怀孕期间的营养、健康情况等。如五迟、五软可与初生不啼（新生儿窒息）有关，脐风因断脐不洁产生，双胎、多胎易发生胎怯等。

喂养史与小儿尤其是婴幼儿的生长发育及发病有密切关系，对脾胃病患儿尤当重视。喂养史包括喂养方式，辅助食品添加情况，何时断奶及断奶后食物种类，有无偏食、贪吃零食等不良习惯，目前食谱及食欲、食量等，起病前有无进食不洁食物或其他特殊饮食（辛辣、生冷、油腻、滑肠及过敏食品等）情况。

生长发育史包括小儿的体格发育、神经精神发育方面的情况。如坐、爬、立、行、言语等出现的时间，出牙的时间，囟门闭合的时间，体重、身高的增长情况。学龄儿童还应了解有关青春期生理及心理情况等。

预防接种史对于传染病的诊断具有重要价值。询问有无建儿童保健卡，是否按计划接种各种疫苗，如卡介苗、脊髓灰质炎减毒糖丸活疫苗、麻疹减毒活疫苗、百日咳菌液、乙脑疫苗等。

（四）问既往史

既往史是指询问过去病史和小儿过去的健康情况，特别是对与目前患病有关的既往疾病需详细询问。问过去有无与现病相同或类似的疾病，如高热抽搐须问过去有无高热惊厥史，过敏性疾病应问过去有无类似发作史，脓血便患儿应询问有无痢疾未彻底治疗史等。询问与本次疾病有关的同一系统疾病，如肺系病证患儿是否有反复呼吸道感染历等，脾胃病证患儿是否有慢性或反复

发生脾胃病的病史等。考虑本次疾病可能为传染病时，要特别注意询问过去患过何种传染病，如患过麻疹、水痘、痄腮，一般不会再发。若考虑目前症状可能为某些传染病（如流行性乙型脑炎、脊髓灰质炎等）的后遗症时，更要问清发病时的情况。

每个患儿都要询问药物过敏史并在病历上用红笔标出，以免误用药物而再次发生过敏。

四、切诊

（一）脉诊

小儿脉诊，一般用于3岁以上儿童。小儿寸口脉短，切脉时可用“一指定三关”法，即以医生右手的食指或拇指指腹按于患儿寸口部切脉。

正常小儿脉象平和，较成人细软而快。年龄越小，脉搏越快。若按成人正常呼吸定息计算，初生婴儿一息7～8至，1～3岁6～7至，4～7岁约6至，8～13岁约5至。若因活动、啼哭等而使脉搏加快，一般不属病态。

小儿病理脉象基本分浮、沉、迟、数、有力、无力6种。浮脉主表证，沉脉主里证，迟脉主寒证，数脉主热证，有力主实证，无力主虚证。6种脉象可以兼见，如浮数主外感风热，沉迟主阳气虚弱，脉数有力主实热证，脉数无力主虚热证等。当然，除以上6种脉象之外，其他脉象在儿科也可见到，如滑脉多见于热盛、痰湿、食滞，洪脉多见于气分热盛，结脉多见于气血亏虚或寒凝瘀滞，代脉多见于气血虚衰，弦脉多见于惊风、腹痛、痰饮积滞等。

（二）按诊

按诊包括触摸或按压额部、头囟、颈腋、四肢、肌肤、胸腹等。

1. 摸额部 摸患儿额部，主要触摸感知其冷暖。额冷为寒证，多为外感风寒，或阳虚内寒，也可能为热深厥深，阳气不达。额热为热证，多为外感表热及里热炽盛，也可为阴虚内热；一般额部热于手心多为外感表热，手心热于额部多为阴虚内热。

2. 摸头囟 小儿囟门逾期不闭，多为肾气不充；囟门不能应期闭合，反而开大，头缝开解，是为解颅。囟门凹陷，名曰“囟陷”，多为津液亏损，阴伤欲竭；囟门高凸，名曰“囟填”，多为邪热炽盛，肝火上炎。

3. 按颈腋 颏下、颈项及腋部触及小结节，质稍硬不粘连，多为骨核。若头面口咽部有炎症感染，骨核触痛，多为痰热壅结之骨核肿痛；连珠成串，质地较硬，推之不易移动者，多为痰核内结之瘰疬。

4. 按四肢 四肢厥冷，多属阳虚；尺肤灼热，多属热证。四肢挛急抽掣，多为惊风；四肢细弱无力，多为痿证。

5. 按肌肤 肤冷多汗，多为阳气不足；肤热无汗，多为热盛束表。手足心灼热，多为阴虚内热。肌肤肿胀，按之随手而起，多为阳水水肿；肌肤肿胀，按之凹陷难起，多为阴水水肿。

6. 按胸腹 胸骨前凸为鸡胸，胸椎后凸为龟背，胸骨两侧肋骨前端突出称串珠，胸廓在膈部内凹肋缘处外翻称胸肋膈沟，均因先天不足、后天调养失宜所致。小儿腹部正常应柔软温和，不胀不痛。左胁肋下按及痞块，多为脾肿大；右胁肋下按及痞块，明显增大，多为肝大。腹痛喜按，按之痛减者，多为虚寒；腹痛拒按，按之痛剧者，多为实热。在左下腹触及包块如腊肠状者，多为粪块；在右下腹触及包块如圆团状者，多为肠痈。大腹触及包块推之不散者，多为肠结；大腹触及包块按摩可散者，多为虫瘕。腹部胀满，叩之如鼓者，多为气胀；叩之音浊，随体

位移动者，多为水臌。

第二节 辨证概要

辨证，是通过望、闻、问、切四诊收集临床资料，然后进行综合分析判断，从而诊断疾病、辨识病位、病性的中医辨证思维方法。自钱乙提出肝主风、心主惊、脾主困、肺主喘、肾主虚的五脏辨证纲领之后，历代医家不断传承创新发展，已基本形成比较完善的儿科辨证体系。目前，儿科常用的辨证方法主要有八纲辨证、脏腑辨证、病因辨证等。

一、八纲辨证

八纲辨证，是辨证的总纲，其包括表里、寒热、虚实、阴阳。表里是辨识疾病病位的纲领，寒热是辨识疾病性质的纲领，虚实是辨识人体正气强弱和病邪盛衰的纲领，阴阳是辨识疾病性质的总纲领。八纲辨证可用于所有各类儿科病证之中，如各种外感热病和内伤杂病的辨证。治疗大法的选择，都需要在八纲辨证的基础上确定，如解表治里、祛寒清热、补虚泻实、调和阴阳等。

二、脏腑辨证

脏腑辨证，是指基于藏象学说的理论，通过对四诊所获得的临床资料加以归纳分析，以辨明疾病病位、病性的辨证方法。脏腑辨证是以五脏、六腑、奇恒之腑的生理病理特点作为分析辨证的依据。脏腑辨证主要用于内伤杂病辨证，也可作为外感病辨证的辅助方法。下面把儿科常用的脏腑辨证分类简述如下：

（一）肺与大肠病证

肺的病变，主要为肺失宣肃，肺气上逆，或腠理不固及水液代谢方面的障碍。临床主要表现为咳嗽、气喘、胸痛、咯血等症状。大肠的病变主要为传导功能失常，临床主要表现为便秘、泄泻。临床常见证候如下：

1. 风寒束肺 咳嗽，痰稀色白，鼻塞流清涕，微恶寒，轻度发热，无汗。舌淡红，苔白，脉浮紧。以咳嗽兼见风寒表证为辨证要点。

2. 风热犯肺 咳嗽，痰稠色黄，鼻塞流黄浊涕，身热，微恶风寒，口干咽痛。舌尖红，苔薄黄，指纹淡红，脉浮数。以咳嗽与风热表证为辨证要点。

3. 痰湿阻肺 咳嗽，痰多质黏色白易咳，胸闷，甚则气喘痰鸣。舌淡，苔白腻，指纹淡，脉滑。以咳嗽与痰多质黏色白易咳为辨证要点。

4. 燥邪犯肺 干咳无痰，或痰少而黏，不易咳出，唇、舌、咽、鼻干欠润，或身热恶寒，或胸痛咯血。舌红，苔白或黄，指纹紫红，脉数。以肺系症状与干燥少津为辨证要点。

5. 肺气虚 咳喘无力，少气不足以息，动则益甚，痰多清稀，体倦懒言，声音低怯，面色㿠白，或自汗畏风，易于感冒。舌淡苔白，指纹淡，脉虚弱。以咳喘无力、少气不足以息和全身机能活动减弱为辨证要点。

6. 肺阴虚 干咳无痰，或痰少而黏，甚则痰中带血，口燥咽干，形体消瘦，午后潮热，五心烦热，盗汗，颧红，声音嘶哑。舌红少津，指纹红滞，脉细数。以肺系症状与阴虚内热证为辨证要点。

7. 大肠湿热 暴注下泻，色黄而臭，或腹痛，下痢脓血，里急后重，伴见肛门灼热，小便短

赤，身热口渴。舌红苔黄腻，指纹青紫或紫滞，脉滑数或濡数。以腹痛、排便次数增多，或下痢脓血，或下黄色稀水为辨证要点。

8. 大肠液亏　大便干燥秘结，难以排出，常数日一行，口干咽燥，或伴见口臭、头晕等症状。舌红少津，指纹淡，脉细涩。以大便干燥、难以排出为辨证要点。

（二）脾胃病证

脾的病变主要表现为运化和统摄功能异常；胃的病变主要表现为受纳和腐熟水谷的功能异常。临床常见证候如下：

1. 脾气虚　纳少腹胀，饭后尤甚，大便溏薄，肢体倦怠，少气懒言，面色萎黄或㿠白，形体消瘦或浮肿。舌淡苔白，脉缓弱。以运化功能减退与气虚证为辨证要点。

2. 脾阳虚　腹胀纳少，腹痛喜温喜按，大便溏薄清稀，畏寒肢冷，或肢体困重，或周身浮肿，小便不利。舌淡胖，苔白滑，指纹淡隐，脉沉迟无力。以脾运失健与虚寒表现为辨证要点。

3. 中气下陷　脘腹坠胀，食后尤甚，或便意频数，肛门重坠，或久痢不止，甚或脱肛，或小便浑浊如米泔，伴见气少乏力，肢体倦怠，声低懒言，头晕目眩。舌淡苔白，指纹淡隐，脉弱。以脾气虚证和内脏下垂为辨证要点。

4. 脾不统血　便血，尿血，肌衄，齿衄，常伴见食少便溏，神疲乏力，少气懒言，面色无华。舌淡苔白，脉细弱。以脾气虚证与出血为辨证要点。

5. 寒湿困脾　脘腹痞闷胀痛，食少便溏，泛恶欲吐，口淡不渴，头身困重，面色晦黄或肌肤面目发黄，黄色晦暗如烟熏，或肢体浮肿，小便短少。舌淡胖，苔白腻，指纹淡，脉濡缓。以脾的运化功能发生障碍和寒湿中遏的表现为辨证要点。

6. 湿热蕴脾　脘腹痞闷，纳呆呕恶，便溏尿黄，肢体困重，或面目肌肤发黄，色泽鲜明如橘，皮肤发痒，或身热起伏，汗出热不解，小便短赤。舌红，苔黄腻，指纹紫滞，脉濡数。以脾的运化功能障碍与湿热内阻为辨证要点。

7. 胃阴虚　胃脘隐痛，饥不欲食，或脘痞不舒，或干呕呃逆，口燥咽干，大便干结。舌红少津，脉细数。以胃病的常见症状与阴虚证为辨证要点。

8. 食滞胃脘　胃脘胀痛，嗳气吞酸或呕吐酸腐食物，吐后胀痛得减，或矢气便溏，泻下物酸腐臭秽。舌苔厚腻，脉滑。以胃脘胀痛、嗳腐吞酸为辨证要点。

9. 胃虚寒　胃脘冷痛，轻则绵绵不已，重则拘急剧痛，遇寒加剧，得温则减，口淡不渴，口泛清水，或恶心呕吐，或伴见胃中水声漉漉。舌苔白滑，指纹青紫，脉弦或迟。以胃脘疼痛与虚寒征象为辨证要点。

10. 胃热　胃脘灼痛，吞酸嘈杂，或食入即吐，或渴喜冷饮，消谷善饥，或牙龈肿痛、齿衄、口臭，大便秘结，小便短赤。舌红苔黄，指纹紫红显露，脉滑数。以胃病常见症状和热象共见为辨证要点。

（三）肝胆病证

肝病主要表现为疏泄失常、血不归藏、筋脉不利等方面；胆病主要表现为口苦、发黄、失眠、胆怯易惊等方面。临床常见证候如下：

1. 肝气郁结　胸胁或少腹胀闷窜痛，胸闷喜太息，情志抑郁易怒，或咽部梅核气，或颈部瘿瘤，或肿块。苔薄白，指纹青，脉弦。以情志抑郁、肝经循行部位发生胀痛作为辨证要点。

2. 肝火上炎　头晕胀痛，胁肋灼痛，面红目赤，耳鸣如潮，口苦口干，急躁易怒，不眠或噩

梦纷纭，便秘尿黄，吐血衄血。舌红苔黄，指纹青紫显现，脉弦数有力。以肝经循行部位的头、目、耳、胁表现的实火炽盛症状作为辨证要点。

3. 肝血虚 眩晕耳鸣，爪甲不荣，视力减退或雀盲，面白无华，夜寐多梦，或见肢体麻木，关节拘急不利，手足震颤，肌肉跳动。舌淡苔白，脉弦细。以筋脉、爪甲、两目、肌肤等失于濡养以及全身血虚的证候表现为辨证要点。

4. 肝阴虚 头晕耳鸣，两目干涩，胁肋灼痛，面部烘热，五心烦热，潮热盗汗，口咽干燥，或见手足蠕动。舌红少津，脉弦细数。以肝系症状与阴虚证为辨证要点。

5. 热盛动风 高热神昏，燥热如狂，手足抽搐，颈项强直，甚则角弓反张，两目上视，牙关紧闭。舌红或绛，指纹紫红，脉弦数。以高热与肝风内动为辨证要点。

6. 肝胆湿热 胁肋胀痛，或有痞块，或寒热往来，或身目发黄，或阴囊湿疹，或睾丸肿胀热痛，或阴痒口苦，腹胀，纳少呕恶，大便不调，小便短赤。舌红苔黄腻，指纹紫，脉弦数。以右胁肋部胀痛、纳呆、尿黄、舌红苔黄腻为辨证要点。

（四）心与小肠病证

心的病变主要表现为血脉运行异常及精神意识思维改变等方面；小肠的病变主要表现为清浊不分、转输障碍等方面。临床常见证候如下：

1. 心气虚、心阳虚与心阳虚衰 心悸怔忡，胸闷气短，活动后加重，面色淡白或㿠白，或有自汗，舌淡苔白，脉虚，为心气虚；若兼见畏寒肢冷，心痛，舌淡胖，苔白滑，指纹淡红，脉微细，为心阳虚；若突然冷汗淋漓，四肢厥冷，呼吸微弱，面色苍白，口唇青紫，神志模糊或昏迷，则是心阳虚衰的危象。以心脏及全身机能活动衰弱为辨证要点。

2. 心血虚与心阴虚 心悸怔忡，失眠多梦。若兼见眩晕、健忘、面色淡白无华或萎黄，口唇色淡，舌色淡白，指纹淡，脉细弱，为心血虚；若见五心烦热，潮热盗汗，两颧发红，舌红少津，指纹红，脉细数，为心阴虚。本证以心系症状与阴虚证、血虚证为辨证要点。

3. 心火亢盛 心中烦怒，夜寐不安，甚则狂躁谵语，或见吐血衄血，或见肌肤疮疡，红肿热痛，面赤口渴，溲黄便干。舌尖红绛，或口舌生疮，指纹紫，脉数有力。以心及舌、脉等有关组织出现实火内炽的症状为辨证要点。

4. 心脉痹阻 心悸怔忡，心胸憋闷疼痛，痛引肩背内臂，时发时止。若痛如针刺，并见舌紫暗有瘀斑、瘀点，脉细涩或结代，多为瘀阻心脉；若为闷痛，并见体胖痰多，身重困倦，舌苔白腻，脉沉滑，多为痰阻心脉；若剧痛暴作，并见畏寒肢冷，得温痛缓，舌淡苔白，脉沉迟或沉紧，多为寒凝之象；若疼痛而胀，且发作时与情志有关，舌淡红，苔薄白，脉弦，多为气滞之证。以胸部憋闷疼痛，痛引肩背内臂，时发时止为辨证要点。

5. 痰迷心窍 面色晦滞，脘闷作恶，意识模糊，语言不清，喉有痰声，甚则昏不知人；或精神抑郁，表情淡漠，神志痴呆，喃喃自语，举止失常；或突然仆地，不省人事，口吐痰涎，喉中痰鸣，两目上视，手足抽搐，口中如做猪羊叫声。舌苔白腻，指纹紫，脉滑。以神志不清、喉有痰声、舌苔白腻为辨证要点。

6. 痰火扰心 发热气粗，面红目赤，痰黄稠，喉中痰鸣，躁狂谵语；或见失眠心烦，痰多胸闷，头晕目眩；或见语言错乱，哭笑无常，不避亲疏，狂躁妄动，打人毁物，力逾常人。舌红苔黄腻，指纹紫，脉滑数。外感热病以高热，痰盛，神志不清为辨证要点；内伤杂病以失眠心烦，甚至神志狂乱为辨证要点。

7. 小肠实热 心烦口渴，发热或口舌生疮，小便赤涩，尿急尿痛，小腹坠胀。舌红苔黄，指

纹红紫，脉弦数。以心火热炽及小便赤涩灼痛为辨证要点。

8. 小肠虚寒　小腹隐痛，肠鸣腹泻，小便频数不利。舌淡苔薄白，指纹淡伏而滞，脉细缓。以腹痛喜按、小便不利为辨证要点。

（五）肾与膀胱病证

肾的病变主要表现为生长发育、生殖机能、水液代谢方面的异常，临床表现为五迟五软、智力低下、水肿及二便异常等证候表现。膀胱的病变主要表现为小便量、色、质的异常，临床表现为尿频、尿急、尿痛、尿闭、遗尿以及小便失禁等症状。临床常见证候如下：

1. 肾阳虚　腰膝酸软而痛，畏寒肢冷，尤以下肢为甚；或大便久泄不止，完谷不化，五更泄泻；或浮肿，腰以下为甚，按之没指，甚则腹胀，全身肿胀，心悸咳喘，精神萎靡，面色㿠白或黧黑。舌淡胖苔白，脉沉弱。以全身机能低下伴见寒象为辨证要点。

2. 肾阴虚　腰膝酸痛，眩晕耳鸣，失眠多梦，形体消瘦，潮热盗汗，五心烦热，咽干颧红，溲黄便干。舌红少津，脉细数。以肾系症状与阴虚内热为辨证要点。

3. 肾精不足　小儿发育迟缓，身材矮小，智力低下，动作迟钝，囟门迟闭，骨骼痿软，精神呆钝等。以生长发育迟缓为辨证要点。

4. 肾虚水泛　周身浮肿，下肢为甚，按之凹陷，腹满膨胀，腰重酸痛，小便短少不利。舌淡苔白，脉细。以周身浮肿、小便不利为辨证要点。

5. 肾气不固　小便频数而清，或尿后余沥不尽，或遗尿失禁，或夜尿频多。舌淡苔白，脉沉弱。以肾气不固为辨证要点。

6. 肾不纳气　小儿久病咳喘，呼多吸少，气不得续，动则喘息益甚，自汗神疲，面色淡白，或见痰鸣，小便常随咳嗽而出。舌淡苔白，脉沉细弱。以久病咳喘、呼多吸少、气不得续、动则益甚和肺肾气虚表现为辨证要点。

7. 膀胱湿热　尿频尿急，排尿艰涩，尿道灼痛，尿黄赤浑浊或尿血，或有砂石，小腹痛胀迫急，或伴见发热，腰酸胀痛。舌红苔黄腻，脉滑数。以尿频尿急、尿痛、尿黄为辨证要点。

8. 膀胱虚寒　小便频数色清，或小便淋漓失禁，或周身浮肿而小便少。舌淡苔白，脉虚弱。以肾气不固或肾阳不足不能温化水气的表现为辨证要点。

三、病因辨证

（一）外因辨证

1. 风证　恶风发热，汗出，头痛，鼻塞流涕，喷嚏喉痒，咳嗽，或关节游走疼痛，皮肤瘙痒，丘疹时隐时现等。舌苔薄白，脉浮，指纹浮见于风关。

2. 寒证　寒邪客表见恶寒发热，无汗，头身疼痛，流涕咳嗽，舌苔薄白，脉浮紧，指纹浮红；寒邪直中见脘腹冷痛，肠鸣泄泻，手足欠温，舌淡苔白，脉沉紧或沉迟，指纹沉滞。

3. 暑证　高热多汗，口渴欲饮，面赤气粗，体重疲乏，脘闷纳呆，小便黄赤，或有呕吐泄泻，或有神昏惊厥。舌质红，苔黄多腻，脉数。若冒暑夹寒，也可见恶寒，无汗，低热，头身疼痛，神疲乏力，或有吐泻腹痛，舌苔薄白腻。

4. 湿证　头重而痛，肢体困倦，关节疼痛重着，脘闷纳少，口淡无味，脘腹胀满，大便溏泄，小便短少，或见肌肤肿胀，或有恶风发热，汗出热不解。舌苔白腻，脉濡，指纹滞。

5. 燥证　凉燥见恶寒重，发热轻，头痛，无汗，咳嗽，喉痒，鼻塞，舌白而干，脉浮；温燥

见身热，微恶风寒，头痛少汗，口渴心烦，干咳痰少，甚或痰中带血，皮肤及鼻咽干燥，舌干苔黄，脉浮数。

6. 火证 壮热汗出，口渴引饮，面红目赤，烦闹啼哭，或烦躁谵妄，四肢抽搐，或见吐血、衄血，发斑出疹，小便黄赤，大便干结。舌质红或绛，舌苔黄，脉洪数，指纹紫。

7. 疫疠证 疫疠从鼻而入者，多见恶寒发热，继之壮热，头身疼痛，面红或垢滞，口渴引饮，汗出，或头痛项强呕吐，或神昏谵语，四肢抽搐，或吐血发斑出疹，脉数有力；从口而入者，多见高热腹痛，呕恶吐泻，或有里急后重、大便脓血，或有肢厥神昏、呼吸不利，或有目黄、肤黄，尿如柏汁，舌苔黄腻。

（二）内因辨证

1. 喜伤 精神恍惚，思维不集中，甚则神志错乱，语无伦次，哭笑无常，举止异常，脉缓。

2. 怒伤 头晕或胀痛，面红目赤，口苦，胸闷，善太息，急躁易怒，两胁胀满或窜痛，或呃逆，呕吐，腹胀，泄泻，甚则昏厥，脉弦。

3. 思伤 头晕目眩，健忘心悸，倦怠，失眠多梦，食少，消瘦，腹胀便溏，舌淡，脉缓。

4. 忧伤 情志抑郁，闷闷不乐，神疲乏力，食欲不振，脉涩。

5. 悲伤 面色惨淡，时时吁叹饮泣，精神萎靡不振，脉弱。

6. 恐伤 少腹胀满，遗精滑精，二便失禁，或怵惕不安，常欲闭户独处，如人将捕之，或情绪不安，甚至神志错乱，语言举止失常。

7. 惊伤 情绪不安，表情惶恐，心悸失眠，甚至神志错乱，语言举止失常。

（三）不内外因辨证

1. 食滞病证

（1）伤乳积滞：伤乳见脘腹胀满，呕吐乳片，口中泛乳酸味，不欲吮乳，大便酸臭；伤食见脘腹胀痛，嗳气酸馊，呕吐未消化食物，不思进食，烦闹不宁，大便臭秽，便后痛减。舌苔厚腻，脉滑有力，指纹紫滞。

（2）积滞化热：脘腹胀满，面黄恶食，腹部灼热，或午后低热，烦闹少寐，夜寐易醒，好动不安，大便臭秽。舌质红，苔黄腻，脉滑数，指纹紫滞。

（3）脾虚夹积：面色萎黄，困倦无力，不思乳食，食则饱胀，腹满喜按，或夹乳食残渣，形体瘦弱，大便溏薄。舌质淡，苔白腻，脉沉细，指纹淡红。

2. 痰湿病证 小儿脾常不足，易于蕴湿生痰；外感六淫化热，易于炼津为痰。故儿科病证，尤其是肺系疾病，常见有形之痰，瘟疫及心肝疾病常见无形之痰。痰湿辨证，先分有形、无形，再结合脏腑、卫气营血进行分析。

（1）有形之痰：咳嗽，咳出痰液，喉中痰鸣，气粗喘息。寒痰证见形寒肢冷，畏寒喜温，咳痰清稀色白，口不渴，舌质淡，苔白腻；热痰证见发热痰黄，稠黏难咳，烦躁口渴，咽红疼痛，舌质红，苔黄腻；痰滞经络则见痰核瘰疬，质硬滑动。

（2）无形之痰：神识不清，或言语无常，迟钝痴呆，或猝然昏迷，谵语妄动。痰火证见狂躁不宁，嚎叫哭闹，或伴发热，舌质红，舌苔黄；痰浊证见木讷迟滞，寡言失语，倦怠嗜卧，或有吞咽困难，舌苔白腻。

第四章
小儿推拿基本知识

第一节　小儿推拿的特点与作用

一、小儿推拿的特点

儿科古称“哑科”，由于小儿特有的生理病理特点，其诊法主要以望诊为主，闻、问、切诊为辅；辨证以阳证、热证、实证者居多，虚实夹杂者次之，纯虚证者较少。因此，小儿推拿施术时，在手法、取穴及施术方面亦具有其独特的特点。

（一）手法特点

小儿推拿所用手法相对于成人推拿较少，主要以推、揉、按、摩、掐、运、搓、摇等手法为主，同时配合小儿复式手法进行施术。上述手法操作看似简单，但必须通过一定时间的手法实训和临床实践才能达到手法操作娴熟。小儿推拿手法操作特点主要体现在以下几个方面：

1. 轻快柔和　小儿具有脏气清灵，穴位敏感，随拨随应的特点。因此，手法操作用力宜轻，速度宜快，均匀着力，不宜沉重缓慢。

2. 平稳着实　平稳是指操作时要有节奏性，操作速度及用力始终如一，不要时快时慢、时轻时重；着实是指手法操作时用力要轻而不浮、重而不滞，具有一定的深透性。

3. 操作有序　手法操作时应先做轻手法，后做重手法，如掐法、捏脊法应最后操作，以免引起患儿哭闹，影响后续操作和治疗效果。穴位操作时采用头面、上肢、胸腹、背腰、下肢及足部的顺序进行穴位依次施术；或操作时先推主穴，后推配穴；或先推配穴，后推主穴。临证时还可根据患儿的病情轻重及体位确定手法或穴位的操作顺序。

4. 时间适宜　《保赤推拿法》曰：“儿之大者，病之重得，用几千次，少则几百次。”说明手法操作时间应根据患儿年龄大小、病情轻重及体质强弱而定。一般婴幼儿每次治疗 5 ～ 10 分钟，若年龄较大、病情复杂者，时间可适当延长，但一般不宜超过 20 分钟。

5. 手法多样　小儿推拿常用手法主要有单式手法、复合手法及复式手法，临证时可灵活选用。如治疗某个疾病时若用单式手法效果不佳时可辨证选用复式手法，以提高疗效。如小儿患有高热时，用清天河水效果不佳时，可选用打马过天河、取天河水及大清天河水等复式手法进行施术。

（二）取穴特点

1. 擅用特定穴 推拿治疗儿科病证最显著的取穴特点是擅用特定穴。小儿特定穴具有点、线、面等特点，多分布在四肢肘、膝关节以下，尤以双手居多。《幼科推拿秘书·穴象手法》曰："大拇指属脾土。脾气通于口，络联于大指，通背右筋天枢穴、手列缺穴、足三里穴。"特定穴虽与十二经脉无直接的络属关系，但都通过经络系统与脏腑相应。因此，通过手法作用于特定穴具有平衡阴阳、调整脏腑、疏通气血等作用，进而达到防治疾病的目的。小儿特定穴尤其适合6岁以下的儿童，且年龄越小效果越好。

2. 灵活选用经穴 由于小儿患病具有发病容易、传变迅速、易虚易实等病理特点，因此，某些疾病的病情相对较为复杂。因此，临证取穴时可根据疾病虚实寒热之不同灵活选用十四经穴或经外奇穴，以提高疗效。

3. 穴位组方严谨 小儿推拿穴位组方须针对病机，切合病情，严格按照君、臣、佐、使的组方形式进行辨证选穴、组方施术，方能提高临床疗效。因此，临证时只有辨识病机，明确治法，熟悉穴性，明晰组方结构，才能确立一个好的推拿处方。小儿推拿穴位组方首先是抓主证或主要病机，确定治疗该病证的主穴，然后再随次证或随症配穴。正如骆如龙在《幼科推拿秘书·穴象手法》所曰："审定主穴，某病症以某穴为主，则众手法该用者在前，而此主穴在后，多用功夫，从其重也。盖穴有君臣，推有缓急，用数穴中有一穴为主者，而一穴君也，众穴臣也，相为表里而相济者也。"

（三）治疗特点

1. 辨证施术 《理瀹骈文》曰："外治之理即内治之理……外治必如内治者，先求其本，本者何也，明阴阳识脏腑也。"因此，小儿推拿应以中医理论为指导，遵循辨证论治的原则进行辨证施术。只有明确疾病的阴阳、表里、虚实、寒热等属性，才能从复杂多变的疾病现象中抓住疾病的本质，把握病证的标本、轻重、缓急，采取相应的穴位和手法以扶正祛邪、调整阴阳，使气血复归于平衡，达到治疗疾病的目的。正如骆如龙在《幼科推拿秘书·赋歌论诀秘旨》中所曰："先辨形色，次观虚实，认定标本，手法祛之。"若脱离了辨证论治，仅仅某病取某穴，可能起不到较好的治疗作用，甚至加重或贻误病情。正如夏云集在《保赤推拿法》中所曰："认症宜确，若不明医理，不辨虚实寒热，错用手法，不仅无益，反而有害。"

2. 治法单纯 由于小儿发病以外感、饮食内伤、热性病居多，而且在病因病机方面较成人相对单纯，故在治法上相对单一，临床治疗多采用解表、消导、清热等治法。

3. 施术及时 由于小儿脏腑娇嫩，形气未充，且具有"发病容易、传变迅速、易虚易实、易寒易热、易生变证"的病理特点。因此，临证时必须谨慎果断，要求小儿临床辨证施术比成人更及时、更精准，方能截断病情发展，促进疾病康复。

4. 强调补泻 补虚泻实是推拿治疗的基本原则，尤其是治疗小儿疾病时更强调推拿补泻的运用。其中，推拿手法的刺激强度、操作频率、操作方向及施术时间与手法补泻有密切的关系。《推按精义》谓："治实证，手法宜重；治虚证，手法宜实而轻。"《按摩经》曰："大肠有病泄泻多，脾土大肠久搓摩。""肚痛多因寒气攻，多推三关运横纹。"周于蕃《小儿推拿秘诀·卷二》曰："急摩为泻，缓摩为补。"但在临床治疗时，并不是单凭以上某一个因素就可以达到补虚泻实的目的，而是上述因素综合应用才能实现。一般情况下，凡用力轻浅、操作柔和、频率舒缓、顺经操作或逆时针摩腹，并持续时间较长的操作手法，多为补法，对人体具有兴奋、激发与强壮的

作用；反之，凡用力深重、操作刚韧、频率稍快、逆经操作或顺时针摩腹，并持续时间较短的操作手法，多为泻法，对人体具有抑制、镇静与祛邪的作用。若手法的刺激强度、操作频率与施术时间适中，在经络走向上来回往返操作，或在腹部顺逆方向等量施术的手法，多为平补平泻。同时，手法补泻的效果还受到个体差异、病变部位、穴位及病情轻重缓急等因素的影响。因此，手法补泻的施术，必须遵循辨证施治的原则，灵活应用方能取得较好的临床疗效，防止出现虚虚实实之误。正如夏禹铸《幼科铁镜・推拿代药赋》曰："推拿掐揉，性与药同，用推即是用药，不明何可乱推……病知表里虚实，推合重症能生，不谙推拿揉掐，乱用便添一死。"

5. 膏摩为助 在推拿治疗过程中，根据病证性质选用相应介质涂搽在治疗局部，并配合手法操作的方法，称为膏摩法。推拿治疗时应辨证选用介质，不仅可发挥药物的治疗作用，而且可增强润滑作用，保护受术者皮肤，有利于手法操作，进而提高临床疗效。正如《圣济总录・治法》所曰："若疗伤寒以白膏摩体，手当千遍，药力乃行，则摩之用药，又不可不知也。"如用炒苍术、丁香、吴茱萸制成乳膏可治疗婴幼儿慢性腹泻；用芒硝、大黄、栀子、桃仁等制成的乳膏可治疗小儿积滞；用柴胡、葛根、双花、薄荷、栀子等制成的乳膏可治疗小儿外感发热；用白芥子、炙麻黄、干姜、细辛、胆南星、黄芩、鱼腥草等制成的乳膏可治疗小儿咳喘。

二、小儿推拿的作用

小儿推拿是在整体观念和辨证论治的理论指导下，通过手法作用于体表特定穴位或部位从而发挥平衡阴阳、调整脏腑、疏通经络、调和气血、舒筋通络、理筋整复等作用，达到防治疾病的目的。

（一）平衡阴阳

人体阴阳双方处于相对动态平衡状态时，生命活动便处于"阴平阳秘"的健康状态。若因六淫、七情、跌仆损伤等因素的作用使阴阳的相对平衡状态遭到破坏时，就会导致一系列"阴阳失调"的病理变化，如阳盛则热，阴盛则寒等。临床可表现为阴、阳、表、里、寒、热、虚、实等多种不同层次、不同性质的病证。

推拿治疗疾病遵循"谨察阴阳所在而调之，以平为期"的原则，根据辨证分型，术者采用或轻、或重、或缓、或急、或刚、或柔等不同刺激量的手法，使虚者补之，实者泻之，热者寒之，寒者热之，壅滞者通之，结聚者散之，邪在皮毛者汗而发之，病在半表半里者和而解之，以改变人体内部阴阳失调的病理状态，从而达到平衡阴阳、邪去正复之目的。

（二）扶正祛邪

《素问・刺法论》曰："正气存内，邪不可干。"一般情况下，人体正气旺盛时，机体抵抗疾病的能力较强，邪气难以侵犯人体，或即使受到邪气的侵犯，也能及时祛除，使疾病较快痊愈。当人体正气不足，机体抵抗疾病的能力以及康复能力减弱时，邪气就会乘虚而入，导致人体脏腑功能失常而发生疾病。推拿治疗儿科疾病时，应根据患者体质的强弱和脏腑的寒热虚实，具体分析，区别对待，酌情施法，采取或补，或泻，或兴奋，或抑制等不同的手法操作，作用于患儿体表特定部位或穴位，虚者补之，实者泻之，从而起到扶助正气、祛除邪气之目的。

推拿的扶正作用主要是通过补益肾气和调理脾胃来实现的。推拿手法通过刺激相应的穴位可以补益肾气、固精护肾，从而促进人体生长发育，增强抗病能力。推拿手法通过刺激相应的穴位可以调节脾胃的运化功能，从而达到荣脏腑、营阴阳而祛百病的目的。正如万全《幼科发挥・原

病论》中所曰："胃者主纳受，脾者主运化，脾胃壮实，四肢安宁，脾胃虚弱，百病蜂起。故调理脾胃者，医中之王道也。"

（三）调整脏腑经络气血

人体的五脏六腑、四肢百骸、五官九窍、筋骨皮肉等，通过经络"内属脏腑，外络肢节，沟通表里内外，联络全身，行气血，营阴阳，濡筋骨，利关节"的作用，才能保证脏腑肢节的生理功能正常，并相互协调，形成一个健康的有机整体。若经络不通，则经气不畅，经血滞行，可出现皮、肉、筋、脉及关节失养而萎弱不用；若脏腑功能失调可导致脏腑气血阴阳的虚实变化和脏腑之间关系的异常，导致百病丛生。

气具有化生、推动、固摄、温煦等作用，其主要病证有气虚、气滞和气逆三类。血主要由脾胃化生的水谷精微通过心肺的作用变化而成，其随血脉循行全身，为各脏腑、组织、器官提供营养，以维持它们的正常生理功能。如因某种原因导致血液运行障碍，脏腑、组织、器官等得不到血液的濡养，其生理功能便会失调、障碍，甚至丧失，从而产生血瘀、血虚或出血等多种血分病证。

推拿调整经络、气血、脏腑的功能是通过手法作用于经络系统来完成的。因推拿施治时，一是运用各种手法在人体体表"推穴道，走经络"；二是在脏腑投影的相应体表部位施以手法能起到对其"直接"按摩的作用。这样，一方面通过手法可对受术部位的经络、气血、脏腑等病证起到直接的治疗作用。如外伤所致的局部瘀血肿痛、麻木不仁，以及受寒所致的胃肠痉挛，饮食不节引起的胃脘闷胀等，均可通过手法的局部施术而得到调治。另一方面，手法刺激可激发经穴乃至整个经络系统的特异作用，从而改善、恢复这些脏腑、组织、器官的生理功能。如推脾经可起到益气健脾的作用；拿按合谷穴，可治疗牙痛、面瘫；推按三阴交、中极穴，可调理小儿遗尿、尿频等病证。

（四）舒筋活血，理筋整复

中医学所说的筋骨包括筋膜、肌肉、肌腱、腱鞘、韧带、关节囊、滑膜等组织。这些组织可因损伤而产生一系列的病理变化，如关节错缝、关节半脱位及软组织损伤粘连等。通过手法作用于穴位经络或肌肉关节可起到舒筋通络、解痉止痛、理筋整复及松解粘连的作用，达到防治疾病之目的。如小儿肌性斜颈通过揉、捏、拿、拨及牵扳手法作用于局部可起到松解粘连、舒筋解痉的作用，从而恢复患儿颈部功能活动及纠正颈部姿势异常。

第二节 小儿推拿常用治法

小儿推拿治法是根据小儿的病证性质确立的具体治法，是临床选穴组方施术的基础。现把小儿推拿临床常用的治法简述如下：

一、解表法

1. 辛温解表法 适用于风寒表证。临床具有疏风散寒的穴位操作有推三关、拿列缺、揉膊阳池、拿风池、揉一窝风、开天门、推坎宫、运太阳、揉耳后高骨、揉外劳宫、推天柱骨、揉风门、掐揉二扇门、分阴阳（分阳重）等。

2. 辛凉解表法 适用于风热表证。临床具有疏风清热的穴位操作有开天门、推坎宫、运太

阳、揉耳后高骨、清天河水、清肺平肝、揉大椎、揉曲池、揉合谷、推脊、掐少商、分阴阳（分阴重）等。

二、泻下法

1. 清热泻下法　适用于邪热内结，腑气不通证。此证多由外感化热，或积滞化热所致。临床具有清热泻下的穴位操作有清大肠、清板门、退六腑、推下七节骨、顺时针摩腹、掐揉四横纹、逆运内八卦、推下七节骨等。

2. 温中泻下法　适用于肠中寒凝内结，闭阻不通证。临床具有温中泻下的穴位操作有揉一窝风、擦大肠俞等。

3. 润燥通下法　适用于津枯肠燥证。临床具有润燥通下的穴位操作有补肾经、揉二马、揉复溜、分阴阳（分阴重）、揉大肠俞等。

三、和解法

1. 和解少阳法　适用于邪郁少阳，半表半里证。临床常用的穴位操作有清肝经、揉肝俞、揉胆俞、揉小天心配揉一窝风、揉外关、按弦走搓摩、搓抹胁肋等。

2. 调和肝脾法　适用于肝气郁结，累及脾胃之证。临床常用的穴位操作有清肝经配补脾经、分腹阴阳配按弦走搓摩、摩腹配揉太冲、揉肝俞配揉脾俞等。

四、清法

1. 清泄气分法　适用于外感热病气分热阶段。临床常用的穴位操作有推脊、清天河水、大清天河水等。

2. 清营凉血法　适用于外感热病热入营血阶段。临床常用的穴位操作有打马过天河、取天河水、退六腑、重推脊、掐十宣等。

3. 清热解毒法　适用于温热、湿热或疫邪壅盛蕴结成毒之证。临床常用的穴位操作有退六腑、打马过天河、掐少商、掐商阳等。

4. 清脏腑热法　分为清心、清肝、清肺、清脾胃、清膀胱热等诸法。临床常用的穴位操作有清肝经、清心经、清肺经、清脾经、清小肠、清大肠、退六腑、揉总筋、捣小天心、揉内劳宫、掐揉内庭、掐揉太冲、掐揉行间、清板门、清胃经、揉中极等。

5. 滋阴清热法　适用于阴虚内热证，常见于热病后期。临床常用的穴位操作有分阴阳、补肾经、揉二马、揉三阴交、揉复溜、水底捞明月、运内劳宫、揉涌泉等。

五、温法

1. 温经散寒法　适用于寒邪阻于经络，血脉不畅证。临床常用的穴位操作有揉一窝风、推三关、擦八髎、擦督脉、擦膀胱经等。

2. 温里散寒法　适用于寒邪直中脏腑，或久病阳虚，脏腑虚寒证。临床常用的穴位操作有揉一窝风、推三关、揉外劳宫、揉神阙、擦八髎、揉丹田、揉关元、揉气海、擦脾俞、擦肾俞等。

六、消法

1. 消食导滞法　适用于伤食或脾运失健导致的饮食积滞证，如积滞、厌食及呕吐等。临床常用的穴位操作有推四横纹、揉中脘、运内八卦、揉板门、推小横纹、揉天枢、揉大横、揉腹结、

揉新设、揉大肠俞、捏脊、揉足三里、揉上巨虚、分腹阴阳、推下七节骨、摩腹、揉膊阳池等。

2. 消疳化癖法 适用于疳积癖瘕。临床常用的穴位操作有推四横纹、掐揉四横纹、揉板门、清板门、揉中脘、逆运内八卦、捏脊、揉足三里等。

七、祛痰法

1. 温化痰饮法 适用于寒痰内停证。临床具有温化痰饮的穴位操作有补肺经、补脾经、揉一窝风、推三关、揉外劳宫、擦肺俞、擦脾俞、推胸法、推背法等。

2. 清化痰饮法 适用于热痰内停证。临床常用的穴位操作有清肺经、揉丰隆、揉肺俞、掐揉四横纹、掐揉小横纹、揉掌小横纹、逆运内八卦、清板门、揉尺泽、揉曲泽等。

八、祛湿法

1. 化湿法 是宣化湿邪、燥湿化浊的方法，适用于表湿与上、中二焦湿证。临床常用的穴位操作有清补脾经、揉脾俞、揉丰隆、揉阴陵泉、揉中脘、揉足三里、清大肠、清胃经、顺时针摩腹、揉天枢、揉一窝风、推三关等。

2. 利湿法 是消除停聚有形湿邪，并使之从小便排出的方法。临床常用的穴位操作有清小肠、推箕门、揉中极、揉水道、掐揉小天心、推后溪、掐揉四横纹等。

九、祛风法

1. 疏风解表法 适用于外感表证，常分为风寒、风热表证。临床常用的穴位操作参见解表法。

2. 平肝息风法 适用于热陷厥阴肝经，导致热盛动风之急惊风证，或热病伤阴导致的肝肾阴虚，水不涵木，虚风内动之慢惊风证。临床常用的穴位操作有清肝经、清心经、掐人中、掐十宣、掐老龙、掐揉合谷、掐揉太冲、掐揉百会、揉二马、补肾经、掐揉五指节、捣小天心等。

十、理气法

1. 行气法 适用于气机郁滞证。临床常用的穴位操作有推揉膻中、揉中脘、揉天枢、揉膊阳池、运内八卦、拿肚角、分腹阴阳、按弦走搓摩、清肝经、揉一窝风、分推肩胛骨、推胸法、推背法、摩腹、开璇玑、摇抖肘等。

2. 下气降逆法 适用于气机上逆证，如呕吐、呃逆、咳嗽、哮喘等。临床常用的穴位操作有横纹推向板门、逆运内八卦、推天柱骨、揉中脘、点气海、揉内关、揉足三里、顺时针摩腹、分腹阴阳、点天突、揉涌泉、掐右端正等。

3. 升提气机法 适用于气机下陷证，如泄泻、脱肛等。临床常用的穴位操作有揉百会、揉外劳宫、补脾经、揉脾俞、揉关元、揉气海、揉神阙、摩丹田、顺运内八卦、推三关、补大肠、掐左端正等。

十一、补法

1. 补气法 适用于气虚证。临床常用的穴位操作有补脾经、揉脾俞、补肺经、揉肺俞、揉足三里、揉关元、揉气海、推三关、揉丹田、捏脊等。

2. 补血法 适用于血虚证。临床常用的穴位操作有补脾经、揉足三里、揉中脘、揉关元、揉气海、推三关、分阴阳、揉膈俞、揉心俞、揉三阴交等。

3. 补阳法　适用于阳虚证。临床常用的穴位操作有补肾经、擦八髎、揉关元、揉气海、揉命门、推三关、揉丹田、揉一窝风、揉外劳宫、擦脾俞、擦肾俞、分阴阳等。

4. 补阴法　适用于阴虚证。阴虚证以肝肾为主，宜滋肾养肝，若为肺胃阴虚，多见于热病伤津，宜养阴生津。临床常用的穴位操作有补肾经、揉肾俞、揉太溪、揉二马、揉三阴交、揉复溜、揉肺俞、补脾经、补胃经、运内劳宫、分阴阳等。

十二、涩法

1. 固表敛汗法　适用于表虚不固的多汗自汗之证。临床常用的穴位操作有补脾经、补肺经、揉肾顶、补肾经、揉足三里、揉神阙、揉关元、揉气海等。

2. 敛肺止咳法　适用于肺虚久咳。临床常用的穴位操作有补肺经、揉肺俞、揉二马、补肾经、点气海、点关元等。

3. 纳气平喘法　适用于肾虚哮喘，或暴喘欲脱之证。临床常用的穴位操作有补肾经、揉二马、揉关元、揉气海、揉肾俞、揉太溪、擦八髎等。

4. 涩肠止泻法　适用于脾肾虚弱，滑利脱肛之证。临床常用的穴位操作有补肾经、揉二马、揉关元、揉气海、补脾经、揉脾俞、揉肾俞、补大肠、推上七节骨等。

5. 缩泉止遗法　适用于下元虚冷，尿多、尿频、遗尿或小便失禁之证。临床常用的穴位操作有补肾经、揉二马、揉关元、揉气海、揉神阙、揉三阴交、揉遗尿点、擦八髎、揉肾俞、揉太溪、摩丹田、揉百会、揉外劳宫等。

十三、镇静安神法

镇静安神法治疗惊惕不安，心悸失眠，夜啼夜惊，甚则导致惊风的病证。临床常用的穴位操作有清肝经、清心经、捣小天心、揉总筋、掐揉五指节、摩囟门、开天门、推坎宫、运太阳、揉印堂、揉神门、揉内关、掐揉百会、掐揉四神聪、分阴阳、掐中冲、揉安眠等。

第三节　小儿推拿临证思路

小儿推拿疗法属于中医外治法之一，明清时期基本确立了小儿推拿理论体系，后经不断传承与创新发展，逐渐形成了小儿推拿独特的临证思路，现简述如下。

一、重视诊法，病证结合

1. 四诊合参，尤重望诊　《望诊遵经·叙》曰："非诊无以知其病，非诊无以知其所治也。"因此，推拿治疗儿科病证之前，首先要运用中医学的知识，辨病识证，然后才能立法施术。因此，临证时应首先通过望、闻、问、切四诊，收集临床资料，然后综合分析判断进而辨病识证。但因小儿不会言语，稍大儿言不足信，难以"问"诊，而切脉、按诊易因小儿啼哭吵闹而受到影响，导致所收集的临床资料不准确。因此，临证时既强调四诊合参，又重视望诊的应用。如《幼科铁镜·望形色审苗窍从外知内》所曰："望、闻、问、切，固医家之不可少一者也，在大方脉则然，而小儿科则惟以望为主。"

小儿推拿各个流派对诊法都进行了创新发挥，明显提高了儿科的诊疗水平。如李德修临证时尤擅望印堂与神色形态。张汉臣擅长望面色、审苗窍，其中，望面色与望鼻是其最大的诊法特色。孙重三临证时强调四诊合参，以"望""闻"为主，"问""切"为辅，尤擅长望"指纹"。

2. 辨证为先，圆机活法 辨证精准是确定治则治法的前提，也是选穴施术的依据，更是临床取效的关键。《理瀹骈文》曰："外治之理即内治之理……外治必如内治者，先求其本。本者何也，明阴阳识脏腑也。"《厘正按摩要术·凡例》曰："辨证宜先也。"因此，小儿推拿在施术之前须注重辨证为先，圆机活法。通过四诊合参，收集临床资料，运用八纲辨证、脏腑辨证、卫气营血辨证及六经辨证等方法，既识病，又明证，最后立法选穴、组方施术。正如《厘正按摩要术·叙五》所曰："然辨证虽难，而又不得不辨，辨而后又不得不设法以治也。"

小儿推拿各个流派在诊法辨证方面都积累了丰富的临床经验。如李德修三字经小儿推拿流派的辨治特点是以脏腑辨证为主，然后据虚实定"清补"法，辨阴阳定"清补"法，据五行生克定"清补"法。张汉臣小儿推拿流派的辨治特点为将大方脉科的"中医治疗八法"融入小儿推拿诊疗中，首次提出"小儿推拿治疗八法"，即汗、吐、下、和、清、温、补、消。临证时要求遵循治病求本的原则，注重"扶正"，严守"标本兼治"，非常重视小儿推拿"补泻"法的运用。孙重三小儿推拿流派更强调八纲辨证，治病以调阴阳为总纲。

3. 病证结合，辨病施术 临证时除了重视中医辨病识证之外，也应从西医学的角度对疾病进行诊断，以明确疾病的病位、病性，全面了解病情，既可排除推拿禁忌证，避免误诊误治，又可在必要的时候配合西医学治疗方法以提高疗效。近代著名医家何廉臣融中西之说，创立了小儿六诊法：望、闻、问、切、按、检。在临床诊疗中，强调了西医学检查对儿科疾病诊断的重要性，以保证小儿推拿疗法的安全有效。其云："除了中医四诊之外，囟额胸腹，按而知之；口腔温度，检而知之……临证断病，六诊兼施。"

二、定适应证，排禁忌证

1. 确定适应证 小儿推拿适应证非常广泛，不仅治疗脾胃病证、肺系病证具有较好的临床疗效，而且对某些传染病及疑难病症亦取得了较好的效果。如推拿治疗肺炎喘嗽、百日咳、尿频、惊吓、眼疮、脑瘫、面瘫、湿疹、荨麻疹、风疹、特发性脊柱侧弯、近视等病证亦取得了较好的临床疗效。如三字经小儿推拿流派治疗小儿病证多达70余种，不仅可治疗常见病，而且对部分疑难病、急重病、传染病等亦取得了良好的疗效。张汉臣小儿推拿流派治疗的疾病谱最为广泛，涉及各个系统的疾病，从新生儿到12周岁以内的小儿均可应用推拿治疗，而且主张单纯用推拿治疗。

2. 排除禁忌证 《厘正按摩要术·按法》曰："按法者多，其中有不可按者，按则增病。有不可不按者，按则疗病，故首先辨证。"因此，在明确诊断的基础上，首先应排除小儿推拿的禁忌证，以保证小儿推拿疗法的安全、有效。古代医家骆如龙亦提出了小儿推拿的禁忌证，即并非所有的儿科病证都可以应用推拿进行治疗，如小儿变蒸发热、小儿出痘等则禁用推拿。正如《幼科推拿秘书·变蒸论》所曰："大小蒸俱毕，或一日二日发热，此不可推，痘疹亦然。推则拂乱其气，反受其伤。故下手要观五色、辨音、细问、切脉。察病数件，庶不有误也。"

小儿推拿临证时，非常强调施术前辨病识证的重要性，以排除禁忌证。如患有严重肺炎、病毒性心肌炎、川崎病、EB病毒感染、肠梗阻、阑尾炎、泄泻伴有严重脱水、过敏性紫癜、急性尿路感染、骨髓炎等疾病者，禁止应用推拿治疗。

三、功法为基，手法为本

1. 功法锻炼是手法操作之基 早在《黄帝内经》中就非常强调功法锻炼对推拿手法的重要性。如《灵枢·官能》曰："爪苦手毒，为事善伤者，可使按积抑痹……手毒者，可使试按龟，

置龟于器下而按其上，五十日而死矣。手甘者，复生如故也。”《小儿推拿秘旨·自序》曰：“唯推拿一法……但此专用医者精神力量，不若煎剂丸散，三指拈撮，便易从事，故习学者少而真传罕觏矣。”说明小儿推拿手法操作看似简单，其实耗损医者气、力尤为明显。小儿推拿疗法历来都非常重视功法的锻炼（易筋经、少林内功及抱球式站桩等），通过静功和动功的锻炼，可使医者气力倍增，增强手法功力，提高临床疗效。

2. 手法功力为临床取效之本　《论语·卫灵公》曰：“工欲善其事，必先利其器。”手法是推拿治疗儿科病证的重要手段，而手法功力更是推拿取效的关键。小儿推拿手法必须达到“持久、有力、均匀、柔和、深透、轻快柔和、平稳着实”等基本技术要求，方能应用于临床取得较好的疗效。小儿推拿手法虽然较成人推拿手法简单易学，但也必须通过一定时间的手法实训和临床实践才能达到手法娴熟，应用自如。临床常用的手法主要有推、掐、揉、按、摩、运等，操作时尤其强调用心施术，才能做到“手随心转，法从手出”。

四、辨证取穴，宜精宜少

1. 辨证取穴　徐谦光在《推拿三字经》中曰：“穴性广多在医者变化用耳，今见时医不能望、闻、问、切四字，不辨阴阳虚实，不论何症，概曰之一路推法，误人性命多矣，审之慎之。”说明小儿推拿临证时应在识病明证的基础上，根据疾病的寒热虚实进行选穴组方施术。而认识穴性又是辨证取穴的基础。《幼科推拿秘书·穴象手法》曰：“推拿一书，其法最灵，或有不灵，认穴不真耳……穴不真则窍不通，窍不通则法不灵。”说明穴位亦是小儿推拿治病的中间关键环节。若对穴位的穴性认识不清，可能导致推拿治疗的疗效不佳或无效，甚至导致不良作用。因此，临证时必须掌握穴位的功效，才能辨证用穴，取得较好的临床疗效。正如《幼科铁镜·推拿代药赋》所曰：“寒热温平，药之四性，用推即是用药，不明何可乱推。”

2. 宜精宜少　中医儿科学的奠基人钱乙开启了处方精简，药味确当，由博返约的新局面。此处方思路亦给小儿推拿处方提供了借鉴。《景岳全书·小儿则》曰：“其脏气清灵，随拨随应，但能确得其本而撮取之，则一药可愈。”亦强调了在精准辨证的基础上，药简效确，是医者追求的最高境界。因此，小儿推拿临证时取穴宜精不宜滥，贵专不贵多，宜精宜少。正如《李德修小儿推拿技法》所曰：“取穴不宜多，多则杂而不专。”徐谦光在《推拿三字经》中指出，若病杂而穴必须多，应推何穴，为君臣佐使分明为要。即使病情复杂，也要辨证取穴、主次分明、配伍得当、用穴精简。

五、推之不及，针药所宜

明代四明陈氏编撰的《小儿按摩经》是我国现存最早的小儿推拿专著。书中并非独取按摩之法治疗儿科疾病，而是应用中药内服、针刺等内外治法综合施治。清代张振鋆在《厘正按摩要术·叙三》中曰：“人之所患患病多，医之所患患道少。”亦说明了临证时若病情复杂，寒热虚实互杂，仅靠推拿难以取效时，应推拿、针灸、中药等联合应用，杂合以治。正如《厘正按摩要术·痰迷》所曰：“痰能随气升降，周身无处不到，在肺则咳，在胃则呕……则各有治法在，不徒按摩已也。”清代骆如龙《幼科推拿秘书·幼科要方》曰：“推拿小儿……及八、九、十岁，童年渐长，难施手法之万遍，必以药饵济之。”说明骆氏对推拿的治疗作用有深刻的认识，推崇推拿，但不为推拿所制，治疗疾病应相机而行，配合其他疗法综合治疗。

第四节 小儿推拿适应证与禁忌证

小儿推拿具有疗效确切、安全、无毒副作用、操作舒适等特点，其适应证广泛，但是也存在一定的推拿禁忌证。现把小儿推拿的适应证及禁忌证简述如下：

一、适应证

1. 新生儿病证 胎黄、新生儿肺炎、脐凸、肌性斜颈等。

2. 肺系病证 感冒、发热、咳嗽、哮喘、肺炎喘嗽、反复呼吸道感染、喉痹、乳蛾、鼻窒、鼻鼽、鼻渊、鼻衄、奶癣、荨麻疹、腺样体肥大、顿咳、风痧、急性疱疹性咽峡炎等。

3. 脾胃病证 泄泻、呕吐、厌食、腹痛、腹胀、积滞、便秘、脱肛、疳证、鹅口疮、口疮、牙痛、滞颐、单纯性肥胖等。

4. 心系病证 夜啼、汗证、儿童多动综合征、吐舌、弄舌、缺铁性贫血等。

5. 肝系病证 儿童抽动障碍、麦粒肿、霰粒肿、近视等。

6. 肾系病证 遗尿、尿频、五迟、五软等。

7. 其他 小儿桡骨头半脱位、小儿髋关节损伤、脑性瘫痪、臂丛神经损伤、特发性脊柱侧弯、儿童自闭症以及小儿推拿保健等。

二、禁忌证

1. 各种皮肤病及皮肤有破损者，如疮疡、疖肿、疱疹、脓肿、不明肿块、烧伤、烫伤、擦伤、裂伤等局部禁止推拿，以免引起局部感染。

2. 急慢性传染性疾病，如丹毒、结核、蜂窝织炎、猩红热、骨髓炎、梅毒等禁用推拿治疗。部分传染性疾病，如麻疹、百日咳、痄腮、水痘等，若能保证消毒严格，并做好隔离的情况下可配合推拿治疗。

3. 有出血倾向的疾病，如血小板减少性紫癜、血友病、再生障碍性贫血、白血病、过敏性紫癜等禁用推拿治疗。

4. 部分骨关节疾病，如化脓性关节炎局部应避免应用推拿治疗；可能患有肿瘤、外伤骨折、脱位等不能明确诊断的疾病禁止应用推拿治疗。

5. 患有心、脑、肺、肝、肾等器质性疾病的危重患儿，禁止应用推拿治疗。

第五节 小儿推拿介质

一、推拿介质的概念与作用

“膏摩”一词首见于张仲景所撰的《金匮要略》中。在推拿治疗过程中，涂搽在治疗局部并配合手法施术的药物制剂，称为推拿介质。《备急千金要方·惊痫》曰：“小儿虽无病，早起常以膏摩囟上及手足心，甚辟风寒。”

推拿治疗时应辨证选用介质，不仅可发挥药物的治疗作用，而且可增强润滑作用，保护受术者皮肤，有助于手法施术，进而提高临床疗效。正如《圣济总录·治法》所曰：“若疗伤寒以白膏摩体，手当千遍，药力乃行，则摩之用药，又不可不知也。”

二、小儿推拿常用介质

1. 滑石粉 四季均可应用，夏季多用，有敛汗爽肤的作用。在治疗局部敷以滑石粉可保护受术者和术者的皮肤，便于手法操作。由于滑石粉具有粉尘颗粒，被人体吸收后容易引起黏膜增生，对术者及受术者有一定的危害，现在一般建议采用油性介质配合手法施术。

2. 冬青膏 将冬青油（水杨酸甲酯）与医用凡士林混合成为冬青膏，春秋冬季多用。配合此膏应用擦法或按揉法可提高手法的透热效果。

3. 按摩乳 四季均可应用。如擦法和摩法操作时配用此药，可增强活血化瘀、通经活络的功效。

4. 麻油 其性味甘、淡、微温，具有补虚健脾、润燥的作用。可用于小儿身体各部位。蘸麻油摩腹、揉脐、推脊，可用于治疗小儿疳证、便秘、发热等病证。

5. 姜汁 将新鲜的生姜洗净切片，捣烂取汁后，加少许清水即可应用。冬春季节常用，具有润滑皮肤、散寒解表、温中止痛、健脾暖胃、固肠止泻等作用。一般可用于治疗小儿外感发热、咳嗽、腹痛、腹泻等病证。

6. 薄荷水 取少量薄荷叶，用水浸泡后滤汁去渣，即可应用。夏季常用，具有润滑皮肤、清热解表、消暑退热等作用。一般用于小儿外感风热或暑热导致的发热、咳嗽等。

7. 鸡蛋清 取鸡蛋一个，去其蛋黄，所剩蛋清即可应用。具有润滑皮肤、清热润肺等作用，常用于治疗发热、咳嗽、哮喘等病证。

8. 水 即清水，具有清凉、退热等作用。如推法施术时常蘸水后操作，可用来辅助治疗小儿发热。

第六节 小儿推拿临证须知

一、术前须知

1. 室内应保持温度适宜、空气清新，不可过冷或过热，空气要流通，环境要安静。
2. 术者的指甲要修平，长短适宜，以不引起患儿疼痛为宜。
3. 天气寒冷时，医者应先将手搓热，待其手暖时方可施术，以防刺激患儿引起不适。
4. 小儿过饥过饱的情况下，皆不适宜应用推拿治疗。一般来说，宜在饭后 1 小时进行推拿治疗。
5. 急性传染病患儿应隔离推拿，严格杀菌消毒，以防交叉感染。

二、术中须知

1. 术者应态度和蔼，耐心细心，辨证精准，操作规范，意到气到，手随心转，法从手出。
2. 手法操作应轻快柔和，平稳着实，即手法用力宜轻，速度宜快，均匀着力，刚柔相济。
3. 手法施术时应先做轻手法，掐、拿、捏脊等重手法最后操作，避免引起患儿哭闹；穴位操作时一般采用由上而下的顺序进行施术，可先于头面、上肢、胸腹、背腰、下肢部施术，最后于足部施术。

4. 推拿时间应根据患儿的年龄大小、病情轻重、体质强弱而定。一般婴幼儿每次治疗，5 ～ 10 分钟，若年龄较大，病变部位多，时间可适当延长，但一般每次治疗不超过 20 分钟。通常每日或隔日治疗 1 次；某些急性病，如高热，每日可推拿两次。急性病一般 3 ～ 7 次为 1 个疗程；慢性病一般 14 次为 1 个疗程，休息 3 ～ 5 天后可进行下 1 个疗程，也可连续治疗。

5. 上肢部穴位（特定穴）不分男女，习惯只推左侧；其他部位一般用双侧穴位，如揉太阳、揉乳根、揉乳旁、揉迎香、揉肺俞等。

6. 手法施术时一般配用推拿介质，如滑石粉、橄榄油、麻油等。

三、术后须知

1. 每次推拿治疗结束后，应嘱家长让患儿避风寒，注意休息，多喝水，注意饮食宜忌。

2. 术者应根据患儿的病情，告知患儿家长相关的调护措施，以促进疾病康复，防止复发。

手法与穴位篇

第五章
小儿推拿手法

第一节 小儿推拿基本手法

以单一动作成分为基本结构单元的手法称为推拿基本手法。小儿推拿所使用的基本手法数量较少，主要以推、揉、按、摩、掐、运、拿等手法为主。此类手法操作貌似简单，但必须通过刻苦的手法实训和反复的临床实践才能达到推拿手法的基本技术要求。

推法

推法

术者以拇指或食、中二指指腹在治疗部位上做单向直线或环转推动的手法，称为推法。

【操作规范】

1. 直推法 受术者取坐位，术者以拇指桡侧缘，或拇指罗纹面，或食、中二指指腹在治疗部位上做单向直线推动（图 5–1）。

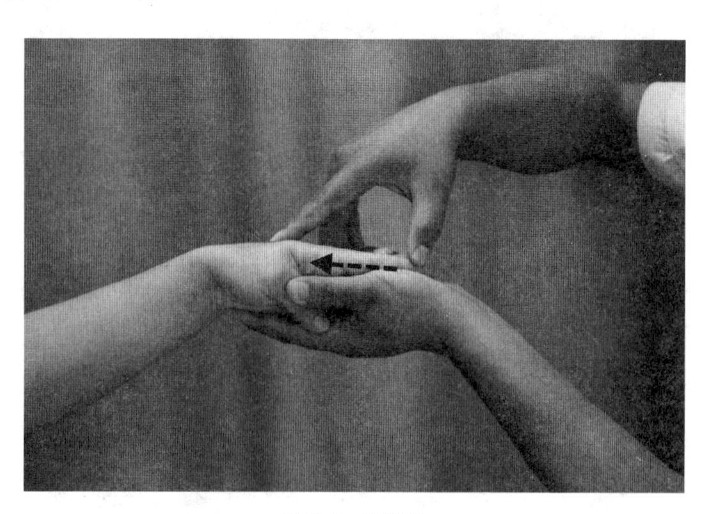

图 5–1 直推法

2. 旋推法 受术者取坐位，术者以拇指罗纹面在治疗部位上做顺时针方向环转摩擦移动（图 5–2）。

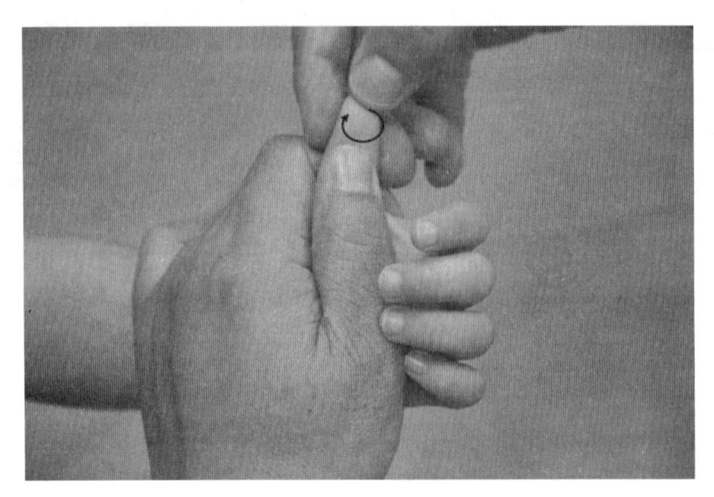

图 5-2 旋推法

3. 分推法 受术者取坐位或仰卧位，术者以双手拇指的桡侧缘或罗纹面，或双手食、中二指的指腹从穴位中央向两侧做相反方向的推动（图 5-3）。

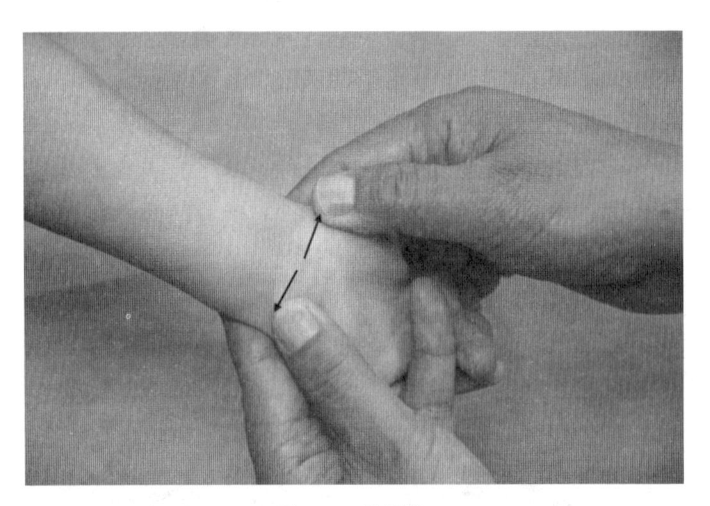

图 5-3 分推法

4. 合推法 受术者取坐位，术者以双手拇指罗纹面从穴位两侧向中心做相向推动的手法（图 5-4）。

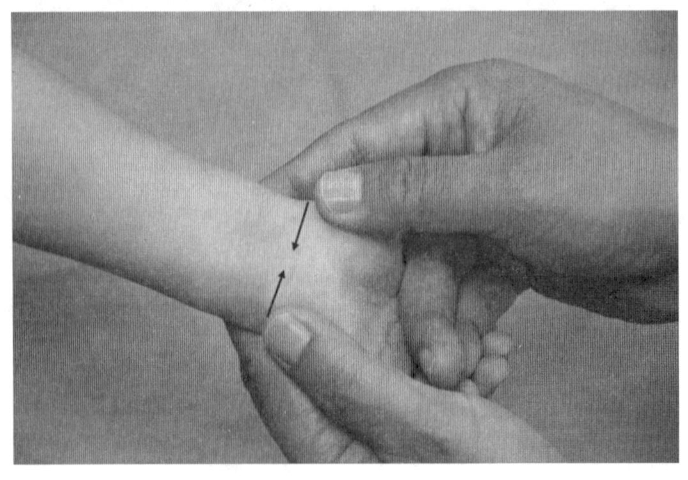

图 5-4 合推法

【动作要领】

1. 施术时肩、肘、腕关节自然放松，指间关节伸直。

2. 直推法为单向直线推动；旋推法为环形或弧形推动；分推法为以穴位为中心，向两侧做直线或弧形推动；合推法为从两侧向穴位中心做直线或弧形推动。

3. 施术时手法动作应均匀柔和，频率为 240 ～ 300 次 / 分。

4. 临证时一般离心推为泻，向心推为补，来回推为平补平泻。

【临床应用】

1. 力学特点　轻快柔和。

2. 适用部位　全身各部位和穴位，尤其适合线状穴和面状穴。

3. 作用　具有补虚泻实、健脾和胃、调整脏腑、消积导滞、行痰散结等作用。

4. 适应证　治疗小儿外感发热、咳嗽、腹泻、厌食等病证。

揉法

揉法

术者以指，或掌，或鱼际在治疗部位上做旋转揉动的手法，称为揉法。

【操作规范】

受术者取坐位或卧位，术者以拇指指端，或中指指端，或掌根，或大鱼际，或小鱼际着力于治疗部位，带动皮肤做顺时针或逆时针方向的旋转揉动（图 5–5）。

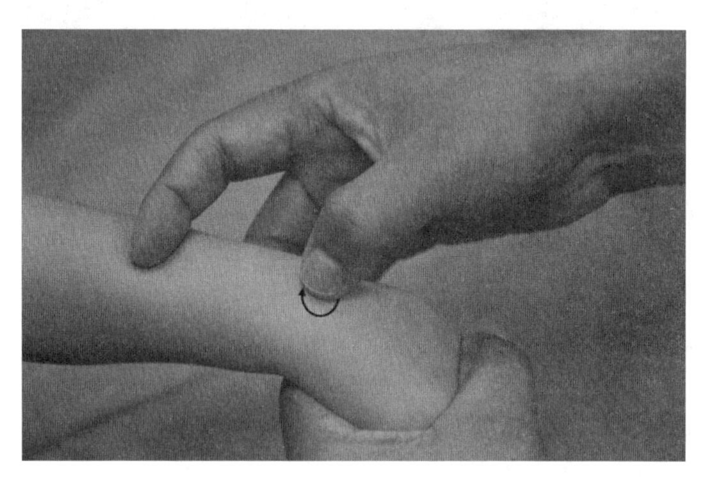

图 5–5　揉法

【动作要领】

1. 施术时揉转幅度应由小渐大，用力应由轻渐重，贵在柔和。

2. 施术部位不能在皮肤表面产生摩擦或滑动。

3. 手法操作频率一般为 100 ～ 160 次 / 分。

【临床应用】

1. 力学特点　轻柔和缓而深透。

2. 适用部位 全身各部位和穴位。

3. 作用 具有宽胸理气、健脾和胃、活血散瘀、消肿止痛、祛风散寒、温经通络等作用。

4. 适应证 治疗头痛、眩晕、失眠、面瘫、脘腹胀痛、胸闷胁痛、便秘、泄泻以及腰背、四肢软组织损伤等病证。

按法

按法

术者以指或掌垂直按压治疗部位的手法，称为按法。

【操作规范】

受术者取坐位或卧位，术者以拇指，或中指端，或掌根由轻渐重垂直按压治疗部位（图 5–6）。

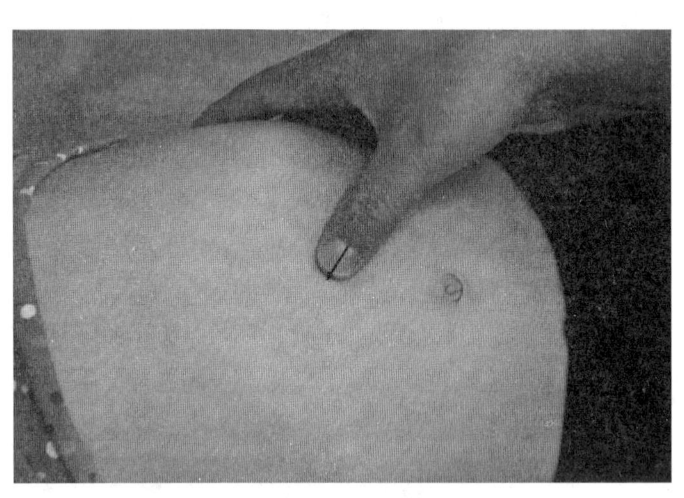

图 5–6 按法

【动作要领】

1. 施术时按压方向应与受力面垂直，常与揉法配合应用。
2. 操作时施术部位要紧贴体表，发力应由轻渐重，再由重渐轻，不可骤然按压或松开。

【临床应用】

1. 力学特点 着力较稳，深透有力。

2. 适用部位 全身各部位，尤其适合点状穴位。

3. 作用 具有开通闭塞、镇静安神、理气和胃、止咳化痰、温中止痛等作用。

4. 适应证 治疗腹痛、腹胀、厌食、泄泻、便秘、遗尿、哮喘及腰背疼痛等病证。

掐法

掐法

术者以拇指指甲垂直掐压治疗部位的手法，称为掐法。

【操作规范】

受术者取坐位或卧位，术者以拇指指甲由轻渐重垂直掐压治疗部位（图 5–7）。

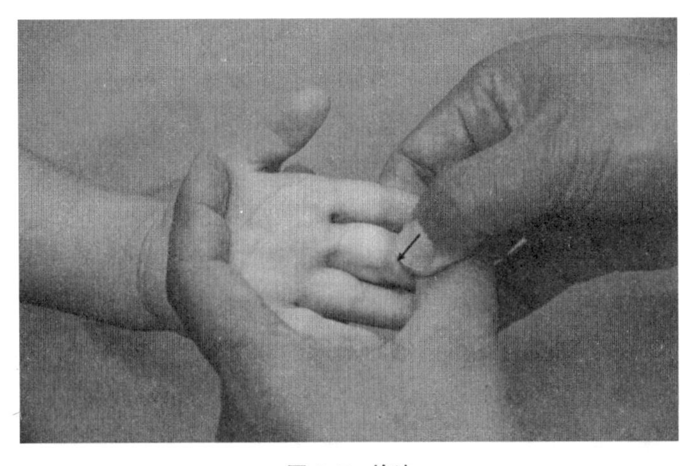

图 5-7　掐法

【动作要领】

1. 操作时宜垂直用力，以产生微痛感为度。
2. 临床应用本法应中病即止，不要掐破皮肤，每次操作 3 ～ 5 次。
3. 掐后兼揉以减轻疼痛或不适感。

【临床应用】

1. 力学特点　着力较稳，刺激强度大。
2. 适用部位　头面、手足等部位的点状穴位。
3. 作用　具有醒神开窍、镇静息风、清热散结等作用。
4. 适应证　治疗惊风抽搐、口疮、夜啼、昏厥、中暑、脑性瘫痪等病证。

摩法

摩法

术者以指面，或手掌面，或大鱼际在治疗部位上做环形摩擦移动的手法，称为摩法。

【操作规范】

受术者取仰卧位，术者以肘关节主动屈伸带动食、中、无名三指指面，或手掌面，或大鱼际在治疗部位上做均匀的环形摩擦移动（图 5-8）。

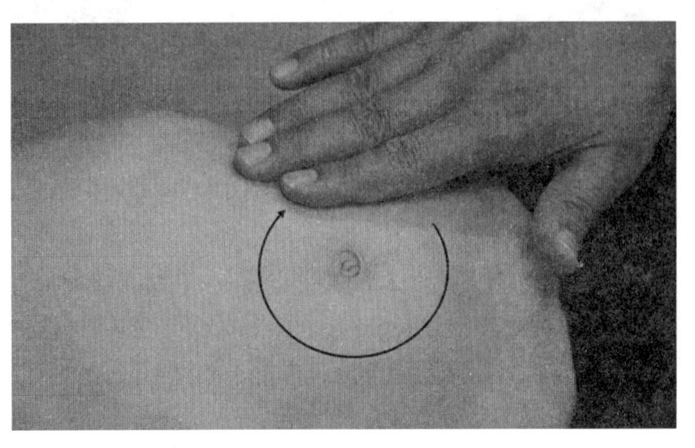

图 5-8　摩法

【动作要领】

1. 施术时肘关节自然屈曲，手掌、手指或大鱼际自然着力。

2. 指摩法、大鱼际摩法操作时腕关节略屈并保持一定的紧张度，适宜在面积较小的部位施术；掌摩法操作时腕关节应放松，适宜在面积较大的部位施术。

3. 施术时着力部位仅与皮肤表面发生摩擦，不宜带动皮下组织。

4. 手法操作频率一般为 100 ～ 120 次 / 分；指摩法动作宜轻快，而掌摩法动作宜重缓。

5. 临床应用时手法频率和运动方向决定手法的补泻效应。如急摩为泻，缓摩为补；顺摩为泻，逆摩为补。

【临床应用】

1. 力学特点 轻柔和缓，轻而不浮。

2. 适用部位 头面、胸胁、脘腹等部位。

3. 作用 具有温中散寒、宽胸理气、健脾和胃、消积导滞等作用。

4. 适应证 治疗胸胁脘腹胀满、咳嗽、厌食、泄泻、便秘等病证。

运法

运法

术者以拇指或中指罗纹面在治疗部位上做环形或弧形摩擦移动的手法，称为运法。

【操作规范】

受术者取坐位，术者以拇指或中指罗纹面着力，在经穴局部或经穴之间由此及彼做轻巧的环形或弧形推摩运动（图 5-9）。

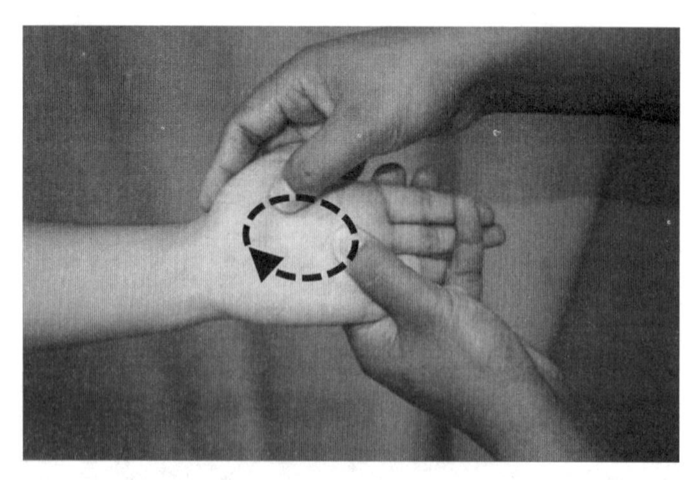

图 5-9 运法

【动作要领】

1. 施术部位应紧贴体表，用力均匀柔和，宜轻不宜重，作用力仅在表皮，不宜带动皮下组织，力度较摩法为轻。

2. 手法动作宜缓不宜急，频率一般为 80 ～ 100 次 / 分。

3. 施术时宜配合水、姜汁、滑石粉等介质。

【临床应用】

1. 力学特点　轻柔和缓。

2. 适用部位　点状、弧形及圆形部位。

3. 作用　具有清热解表、健脾和胃、宽胸理气、清热除烦等作用。

4. 适应证　治疗外感头痛、发热、厌食、呕吐、泄泻、便秘、咳喘等病证。

拿法

拿法

术者以拇指和食指，或食、中二指，或其余四指相对用力，在治疗部位上做捏、提、揉、搓的手法，称为拿法。

【操作规范】

受术者取坐位或卧位，术者以拇指和食指，或食、中二指，或其余四指相对用力，将治疗部位捏而提起，并同时做揉搓运动（图 5–10）。

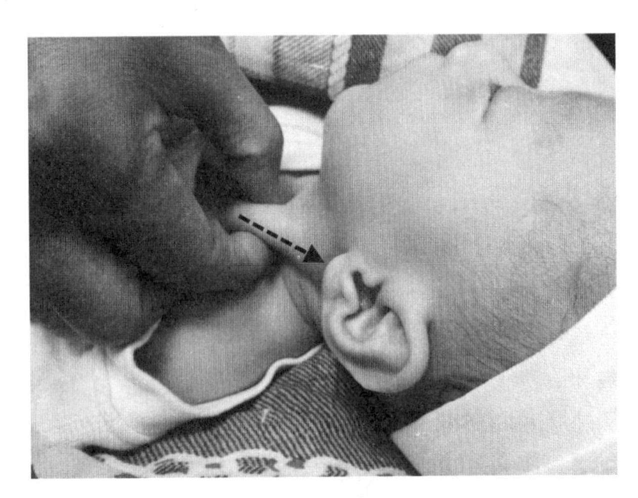

图 5–10　拿法

【动作要领】

1. 操作时腕部放松，动作灵活而富有节律性，用力应由轻渐重，再由重渐轻。
2. 施术时着力部位应紧贴体表，提拿人体深层的肌腱、韧带、肌束等条索状组织，不要夹持表皮。
3. 操作时避免指甲抠掐治疗部位，以免引起疼痛不适感。

【临床应用】

1. 力学特点　用力较重，刚中有柔。

2. 适用部位　颈项、肩、腹及四肢等部位。

3. 作用　具有行气止痛、祛风散寒、舒筋通络、活血化瘀、通调气血等作用。

4. 适应证　治疗腹痛、食积、夜啼、感冒、惊风等病证。

搓法

搓法

术者以两手掌夹住肢体的一定部位，相对用力做快搓慢移的手法，称为搓法。

【操作规范】

受术者取坐位，术者以两掌夹住肢体的一定部位，并相对用力做快速、方向相反、上下往返缓慢移动的小幅度搓动（图 5-11）。

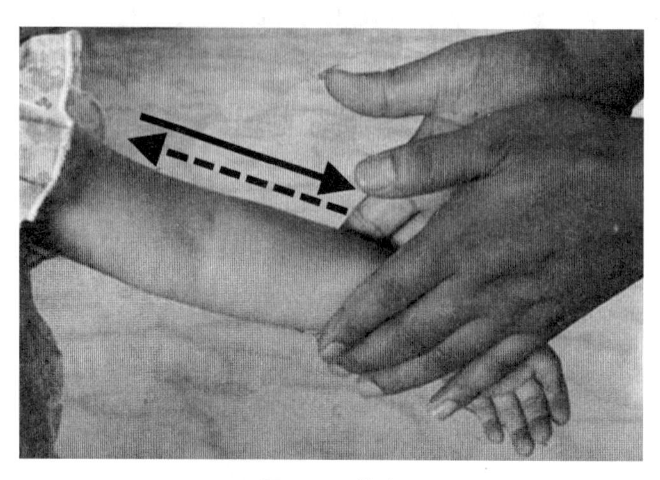

图 5-11 搓法

【动作要领】

1. 两掌夹持用力适中，避免手法操作呆滞。
2. 施术时搓动频率宜快，移动速度宜慢；搓动幅度宜小，夹持力度要均匀。

【临床应用】

1. 力学特点 轻快柔和。
2. 适用部位 腰背、胁肋及四肢部。
3. 作用 具有活血化瘀、调和气血、消痞散结等作用。
4. 适应证 治疗胸闷、腹胀、胁痛、痰喘、痞积等病证。

挤法

挤法

术者以双手拇、食四指相对用力向中心挤按治疗部位皮肤的手法，称为挤法。

【操作规范】

受术者取坐位或卧位，术者以双手拇、食四指相对用力将治疗部位的皮肤夹起，向中心对按、挤压、提起，反复操作数次，以局部皮肤产生痧点或痧斑为度（图 5-12）。

【动作要领】

1. 施术时双手要均匀对称用力，不可用力过猛，也不可用指甲抠掐治疗部位。
2. 手法操作次数不宜太多，以受术皮肤发红或产生痧斑为度。

【临床应用】

1. 力学特点 作用部位浅，刺激性强。

2. 适用部位　全身各部位，常用于前额、颈项、脊背及四肢部。

3. 作用　具有祛风散寒、止咳化痰、活血止痛、消散筋结等作用。

4. 适应证　治疗头痛、感冒、咳嗽、关节酸痛、肢体麻木等病证。

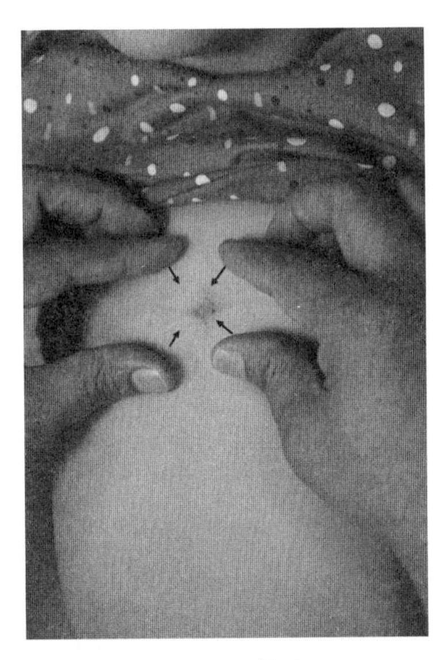

图 5-12　挤法

捣法

捣法

术者以中指指端，或食指、中指屈曲的指间关节背侧突起部着力，在治疗部位上做有节奏的轻巧弹性击打的手法，称为捣法。

【操作规范】

术者一手握持住患儿食、中、无名、小指四指，使掌心向上，另一手以中指指端，或食指、中指近侧指间关节背侧突起部着力，其余手指屈曲相握，以腕关节屈伸运动带动着力部位在治疗部位上做有节奏的轻巧弹性击打（图 5-13）。

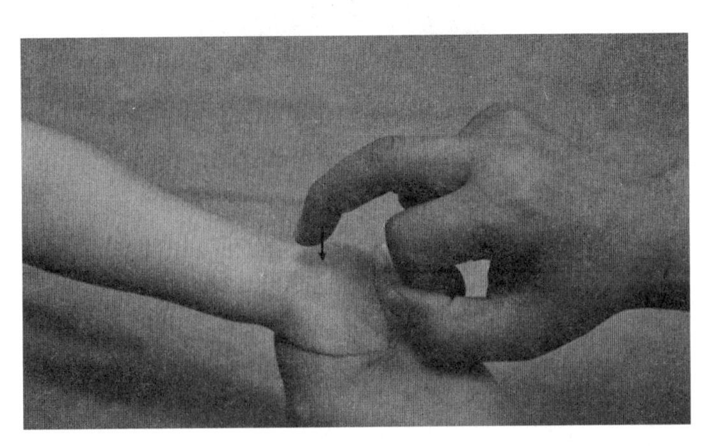

图 5-13　捣法

【动作要领】

1. 施术上腕关节、指间关节自然放松，以腕关节为支点弹性击打穴位，不要用力太重。

2. 手法操作时宜快起快落，用力富有弹性。
3. 施术前应将指甲修剪圆钝、平整，以免损伤小儿皮肤。

【临床应用】

1. 力学特点 轻快柔和，富有弹性。
2. 适用部位 头面部、四肢部。
3. 作用 具有通关活络、醒脑开窍、安神定志等作用。
4. 适应证 治疗夜啼、惊风、遗尿、鼻炎、耳鸣、耳聋等病证。

扪法

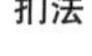

术者以两掌搓热之后，迅速将手掌捂在治疗部位上的手法，称为扪法。

【操作规范】

术者以两掌相对用力搓热后，迅速将手掌捂在治疗部位上，使热气透入皮下组织，反复操作，直至治疗部位感到有温热感为度（图 5–14）。

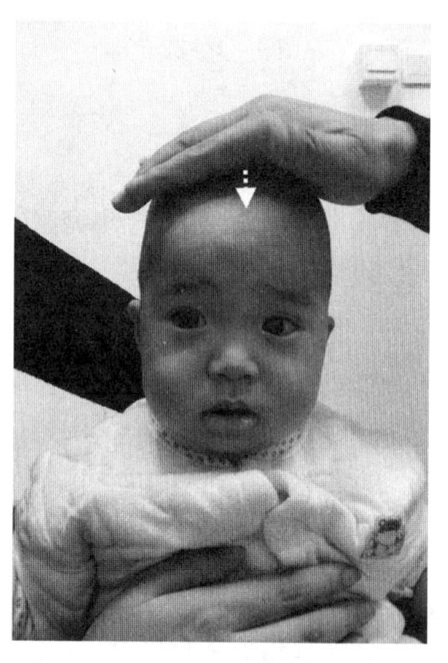

图 5–14 扪法

【动作要领】

1. 术者手掌在治疗部位上自然着力，不可用力下压。
2. 本法可反复操作，以治疗部位有温热感为度。

【临床应用】

1. 力学特点 用力轻柔，温力并行。
2. 适用部位 眼眶、脘腹、肚脐及囟门处。
3. 作用 具有祛风散寒、温中和胃、解痉止痛、通络明目等作用。
4. 适应证 治疗感冒、近视、脘腹胀痛、泄泻、脱肛等病证。

第二节　小儿推拿复式手法

一、概述

复式手法是一种按照“手法—经穴”推拿处方来进行施术的具有规范化动作结构与操作程序且具有特定医疗作用的一类手法。本类手法多见于明清时期的小儿推拿著作中，古代医家又称其为“大手法”或“大手术”等。

复式手法具有专用医疗功能、规范化操作程序及冠有专指名称等特点。施术时先后次序要分明，手法之间的配合与衔接要流畅，往往还有一些动作的配合，如边推边用口吹气等，以起到与治疗手法的协同作用。所选定的某段经络路线、穴位连线及部位区域的组合，先后排列要清晰。此类手法中有关运动关节类手法的操作应婉转顺畅，切忌暴力施术。

二、常用复式手法

古代文献记载的复式手法有30余种，临床常用的复式手法主要有凤凰展翅、苍龙摆尾、黄蜂入洞、打马过天河、水底捞月、猿猴摘果、飞经走气、按弦走搓摩、摇𣖐肘、二龙戏珠、赤凤点头、揉脐及龟尾并擦七节骨及按肩井。

凤凰展翅

凤凰展翅

【操作规范】

患儿取坐位，术者以双手食、中二指固定患儿之腕部，使掌背朝上，同时以两手拇指分别掐其精宁、威灵二穴，并上下摇动如凤凰展翅之状（图5–15）。

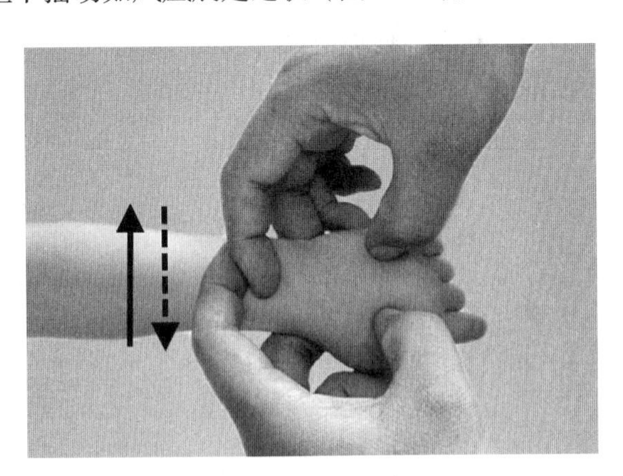

图5–15　凤凰展翅

【动作要领】

1. 操作时用力要适当，防止牵拉过度而损伤患儿腕关节。
2. 掐压穴位时，以患儿能耐受为度。
3. 一般摇20～50遍。

【临床应用】

本法具有救暴亡、舒喘胀、除噎、定惊等作用。常用于治疗外感发热、腹胀、食欲不振、呕逆等病证。

苍龙摆尾

苍龙摆尾

【操作规范】

患儿取坐位，术者以左手托握其斛肘，右手握其食、中、无名、小指左右摇动，如摆尾之状（图 5–16）。

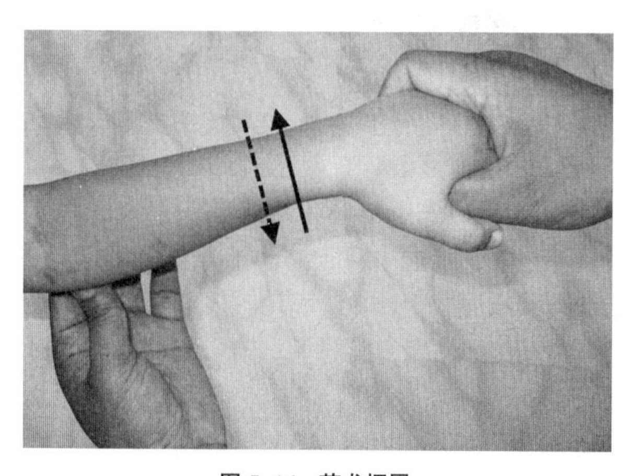
图 5–16　苍龙摆尾

【动作要领】

1. 施术时用力要适当，防止牵拉过度而损伤患儿腕关节。
2. 左手要托握斛肘，以防滑落。
3. 一般摇 20 ～ 30 遍。

【临床应用】

本法具有退热、开胸、通便等作用。常用于治疗胸闷、发热、躁动不安、大便秘结等病证。

黄蜂入洞

黄蜂入洞

【操作规范】

患儿取坐位，术者以左手扶其枕后部，右手食、中二指轻入患儿两鼻孔下方，上下轻揉之（图 5–17）。

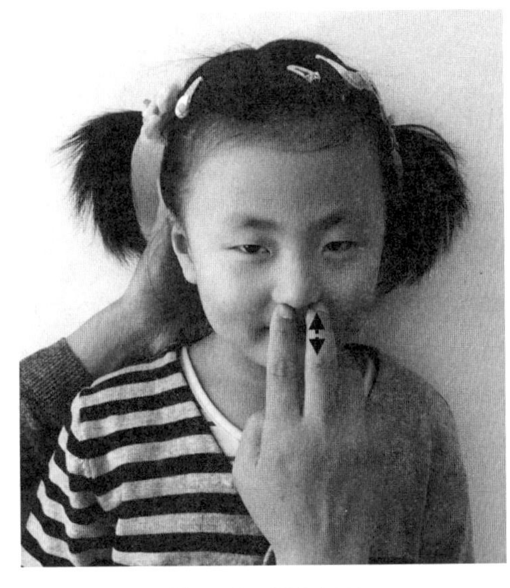

图 5-17 黄蜂入洞

【动作要领】

1. 操作时，用力要均匀、柔和、缓慢。
2. 一般揉动 50 ～ 100 遍。

【临床应用】

本法具有发汗解表、宣肺通窍等作用。常用于治疗感冒、鼻塞流涕及急慢性鼻炎等病证。

打马过天河

打马过天河

【操作规范】

患儿取坐位或仰卧位，或由家长抱坐怀中。术者面对患儿取坐位，用左手握住患儿四指，掌心向上，用右手的中指面先运内劳宫［图 5-18（1）］；再用食、中二指指腹蘸凉开水沿内关、间使、天河水向上一起一落弹打至洪池穴处，边弹打边用口吹气［图 5-18（2）］。

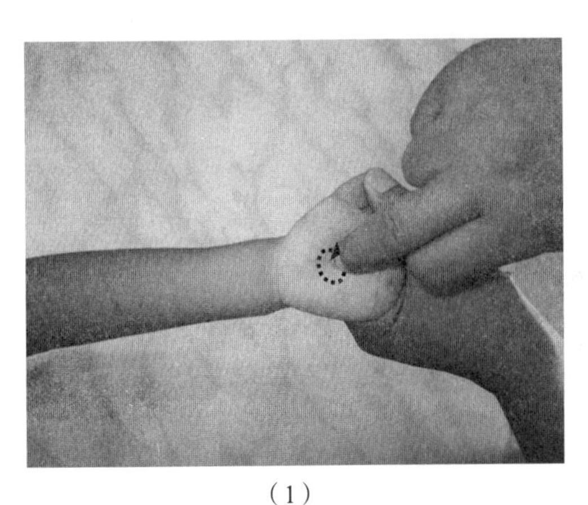

（1）

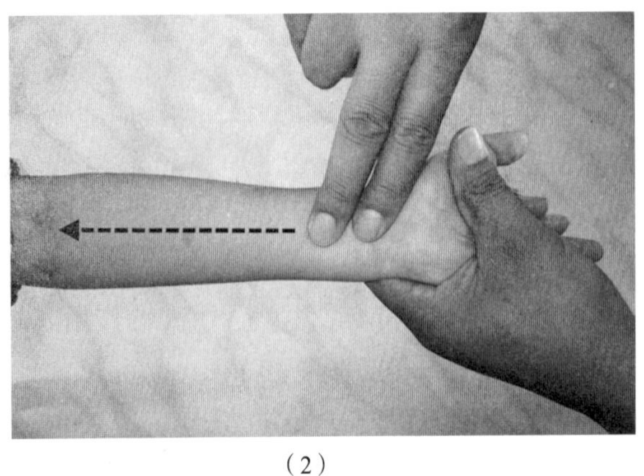

（2）

图 5-18 打马过天河

【动作要领】

1. 术者以指腹弹打天河水时，用力应轻巧柔和。
2. 一般操作 10 ～ 20 遍。

【临床应用】

本法具有清热解毒凉血、行气活血通络等作用。常用于治疗高热烦躁、神昏谵语、上肢麻木、惊风、抽搐等实热病证。

水底捞月

水底捞月

【操作规范】

患儿取坐位，术者先以左手握持患儿四指，再以右手食、中二指固定患儿拇指，然后以拇指自患儿小指尖沿小鱼际边缘，推至小天心处，再转入内劳宫穴处为一遍（图 5–19）。

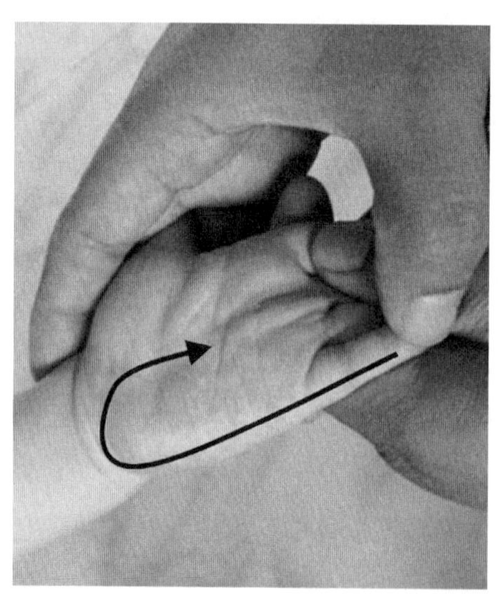

图 5–19　水底捞月

【动作要领】

1. 施术时用力应均匀柔和，推动路线应准确到位。
2. 一般操作 30 ～ 50 遍。

【临床应用】

本法大凉，具有清心、退热、泻火等作用。常用于治疗一切高热神昏、热入营血、烦躁不安、便秘等实热病证。

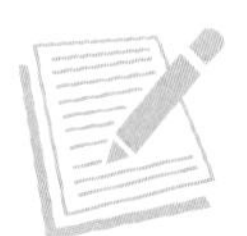

猿猴摘果

猿猴摘果

【操作规范】

患儿取坐位，术者以两手食、中二指夹住两耳尖向上提拉 10 ～ 20 次 [图 5–20（1）]；然后再用拇、食二指捏住两耳垂向下扯拉 10 ～ 20 次，如猿猴摘果之状 [图 5–20（2）]。

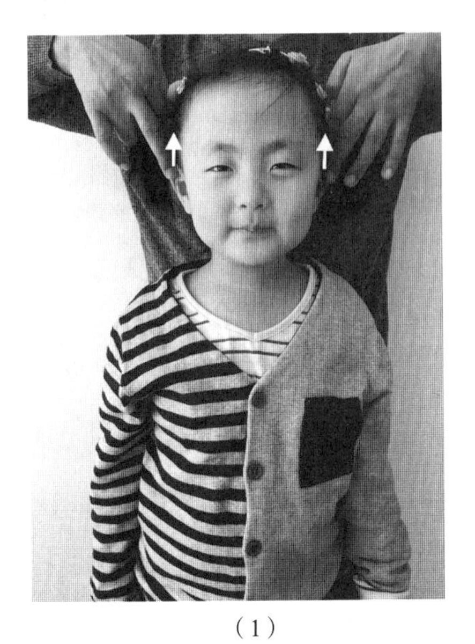

（1）

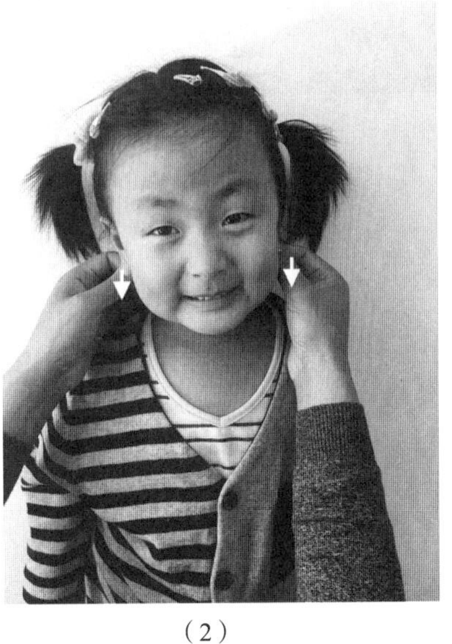

（2）

图 5–20　猿猴摘果

【动作要领】

1. 施术时提拉、扯拉动作应轻巧柔和。
2. 向上提拉、向下扯拉各 10 ～ 20 次。

【临床应用】

本法具有定惊悸、除寒积等作用。常用于治疗寒热往来、疟疾、痰痞、食积痞闷、惊悸、怔忡等病证。

飞经走气

飞经走气

【操作规范】

术者以右手握住患儿左手四指，用左手拇指与其余四指，从曲池穴起，按之、跳之，至总筋穴数次［图 5–21（1）]；然后以左手拇、食二指拿住患儿的阴池、阳池二穴不动，右手将患儿左手食、中、无名、小指向内向外一屈一伸，连续操作［图 5–21（2）]。

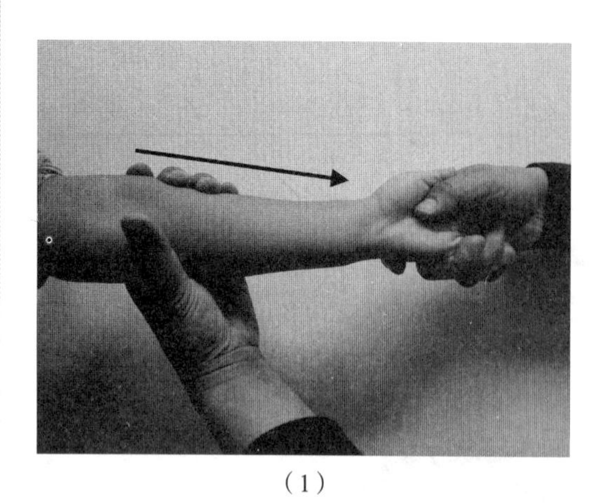
（1）

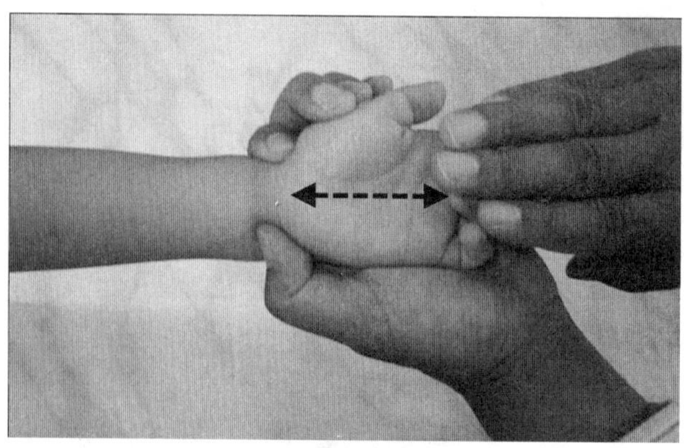
（2）

图 5-21 飞经走气

【动作要领】

1. 施术时用力轻巧，动作协调连贯。
2. 每次操作 20 ～ 50 遍。

【临床应用】

本法具有行一身之气、清肺、化痰等作用。常用于治疗喑哑、咽痛、咳喘等病证。

按弦走搓摩

按弦走搓摩

【操作规范】

家长抱患儿于怀中，或令较大患儿两手叉搭在两肩上，术者以两掌从患儿两胁搓摩至肚角处（图 5-22）。

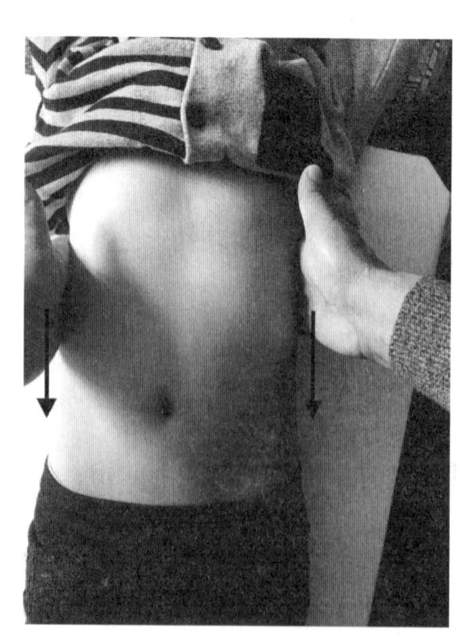

图 5-22 按弦走搓摩

【动作要领】

1. 操作时双手配合协调，快搓慢移。
2. 自上而下单向搓摩 50 ～ 100 遍。
3. 右侧用力较左侧为轻，以防挤压肝脏。

【临床应用】

此法具有顺气、化痰、除胸闷、开积聚等作用。常用于治疗咳嗽气喘、痰涎壅盛、食积等病证。

摇抖肘

摇抖肘

【操作规范】

术者以左手拇、食、中三指托住患儿左侧抖肘，再以右手拇、食二指叉入虎口，同时用中指按定天门穴（小鱼际处），使掌心向下，然后屈伸患儿腕关节上下摇之（图 5-23）。

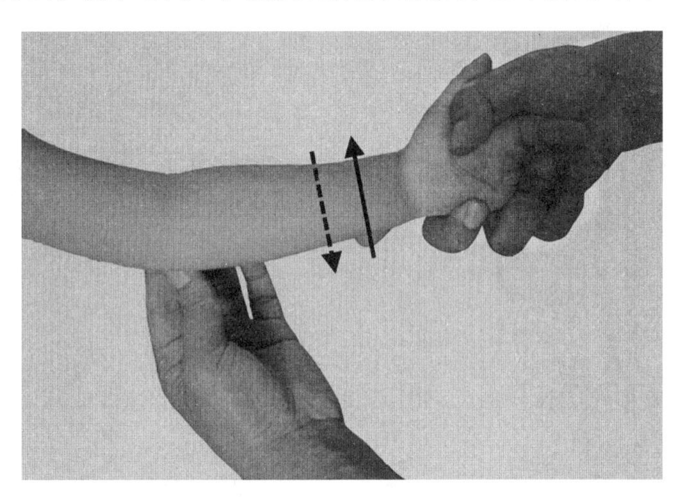

图 5-23　摇抖肘

【动作要领】

1. 操作时按摇配合协调，动作均匀和缓。
2. 每次操作 20 ～ 30 遍。

【临床应用】

本法具有顺气和血、通经活络等作用。常用于治疗痞块、疳积等病证。

二龙戏珠

二龙戏珠

【操作规范】

术者以左手持握患儿之左手，使掌心向上，前臂伸直，右手食、中二指自患儿总筋穴起，以两指指端交替向前按之，直至曲泽穴为止（图 5-24）。

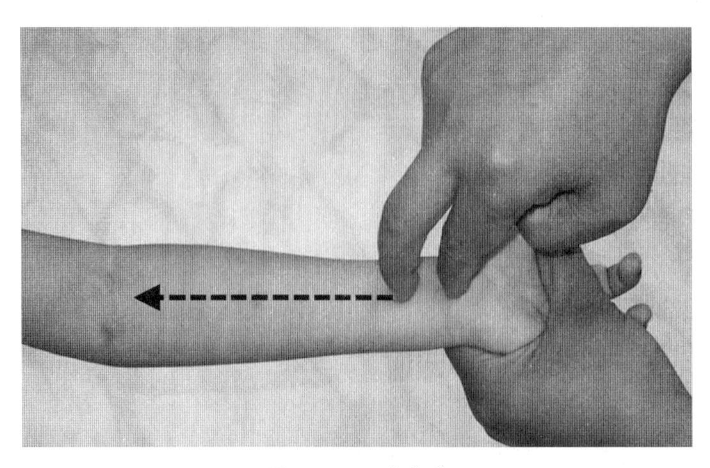

图 5-24 二龙戏珠

【动作要领】

1. 施术时双手配合协调，节律均匀，轻快柔和。
2. 手法作用的穴位应准确，走线不能歪斜。
3. 一般操作 20 ～ 30 遍。

【临床应用】

本法具有镇惊定痉、调和气血等作用。常用于治疗寒热不和、四肢抽搐、惊厥等病证。

赤凤点头

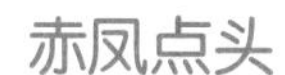

赤凤点头

【操作规范】

患儿取坐位，术者以左手托住其左侧斛肘处，右手拇、食二指捏住其中指上下摇动之，如赤凤点头之状（图 5-25）。

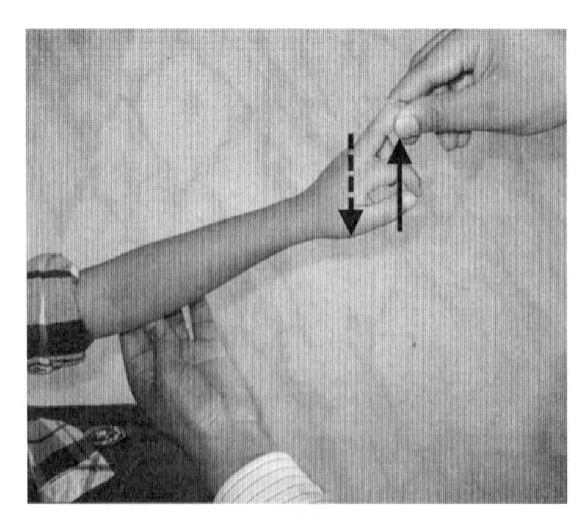

图 5-25 赤凤点头

【动作要领】

1. 施术时两手配合协调，摇中指宜和缓平稳，用力宜轻柔。
2. 每次操作 20 ～ 30 遍。

【临床应用】

本法具有消膨胀、定喘息、通关顺气、补血宁心等作用。常用于治疗胸胁胀满、寒热往来、喘息气短、腹胀、腹痛等病证。

揉脐及龟尾并擦七节骨

揉脐及龟尾并擦七节骨

【操作规范】

患儿取仰卧位，术者坐其身旁，以一手手掌或食、中、无名三指指面按揉肚脐，另一手以中指按揉龟尾穴［图 5–26（1）］；然后令患儿取俯卧位，以拇指罗纹面或食、中二指指面推擦七节骨；向上推为补，向下推为泻［图 5–26（2）］。

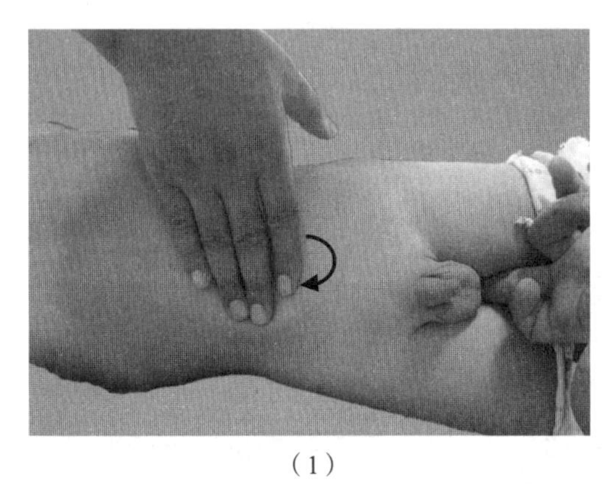

（1）

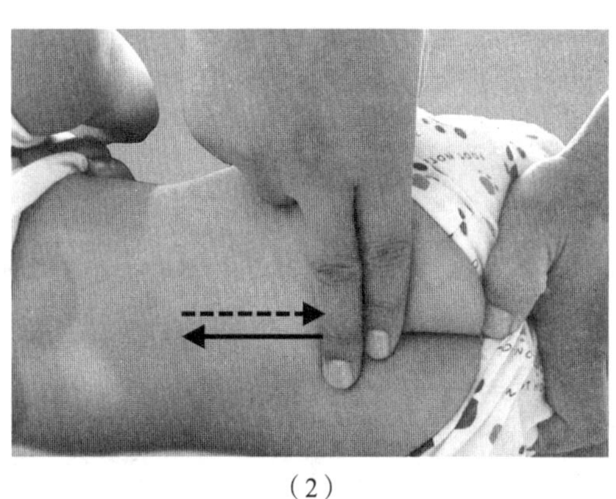

（2）

图 5–26　揉脐及龟尾并擦七节骨

【动作要领】

1. 施术时应注意操作顺序，沿七节骨做上下推擦时应配合介质，以免损伤患儿皮肤。
2. 每次操作 100 ～ 300 遍。

【临床应用】

本法能通调任督二脉之经气、调理肠腑、止泻导滞。推上七节骨为补，能温阳止泻；推下七节骨为泻，能泄热通便。常用于治疗泄泻、痢疾、便秘等病证。

按肩井法

按肩井法

【操作规范】

患儿取坐位，术者以左手中指掐按患儿左侧肩井穴，再以右手拇、食、中三指紧拿患儿食指和无名指，使患儿上肢伸直并摇动之（图 5–27）。

【动作要领】

1. 操作时宜轻柔和缓，以患儿能耐受为度。
2. 每次摇动 20 ～ 30 遍。

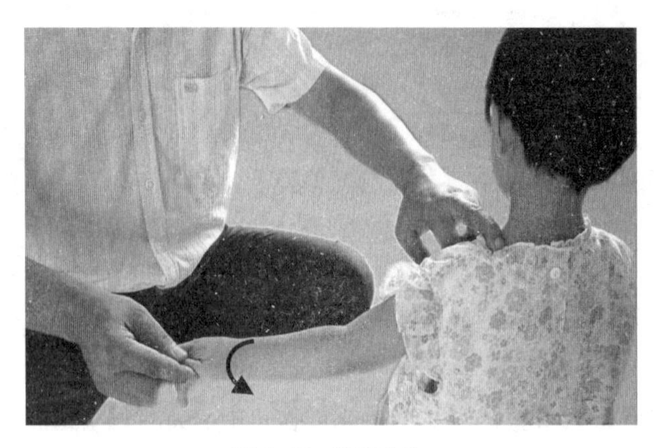

图 5-27 按肩井法

【临床应用】

本法具有通行一身之气血的作用。一般在其他手法操作结束之后用此手法，含关门之意，故本法又称总收法。

第三节 小儿推拿特色手法

一、捏脊法

术者以拇指与食指中节桡侧面或食、中二指指面相对用力，将脊柱部位的皮肤夹持、提起，并捻搓向前移动的手法，称为捏脊法。临床常用的捏脊法主要有二指捏脊法和三指捏脊法。

【操作规范】

捏脊法

1. 二指捏脊法 受术者取俯卧位，术者以拇指与屈曲成弓状的食指中节桡侧面相对用力，将脊柱部位的皮肤夹持、提起，并沿长强至大椎方向交替捻搓向前直线移动［图 5-28（1）］。

2. 三指捏脊法 受术者取俯卧位，术者以拇指与食、中二指指面着力，沿长强至大椎方向，将脊柱部位的皮肤夹持、提起，并交替捻搓向前直线移动［图 5-28（2）］。

【动作要领】

1. 操作时应以指面着力，避免用指甲抠掐。
2. 施术时夹持力量要适宜，提捏皮肤量要适中；提捏太紧则不易捻动向前，提捏太松则容易滑脱。
3. 手法动作要连贯而有节奏，用力要均匀而柔和。
4. 操作时应从长强至大椎方向直线移动，不可歪斜，否则易拧转皮肤产生疼痛。
5. 每次一般操作 3 ～ 5 遍。每捏 3 次，提拉 1 次，称“捏三提一”，以提高疗效。

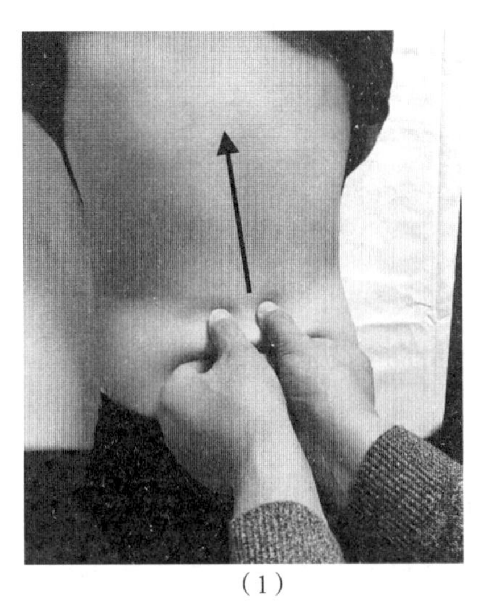
（1）

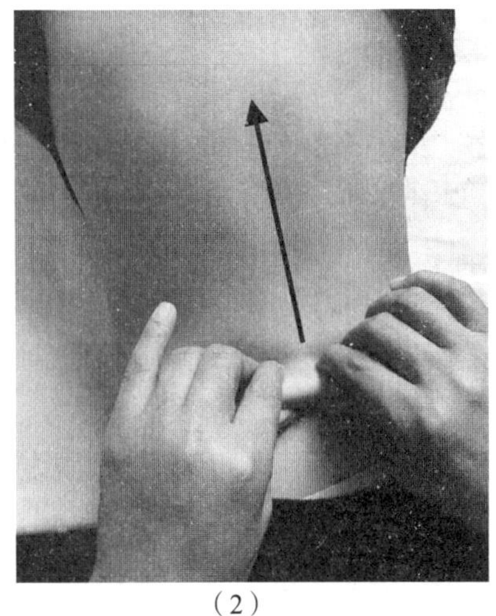
（2）

图 5-28　捏脊法

【临床应用】

1. 力学特点　柔中有刚，刺激强度较大。
2. 适用部位　脊柱。
3. 作用　具有健脾和胃、平衡阴阳、调整脏腑等作用。
4. 适应证　治疗感冒、咳嗽、厌食、呕吐、泄泻、脱肛、遗尿等病证。

二、小儿桡骨头半脱位整复手法

术者以两手置于小儿肱桡关节两端，然后按照拔伸、外旋、屈曲等操作步骤进行施术，以整复肱桡关节错缝的手法，称为小儿桡骨头半脱位整复手法。

【操作规范】

术者面向患儿，一手握其肘部，其拇指按于桡骨小头处，另一手握住腕部。术者两手用力拔伸牵引前臂［图 5-29（1）］，然后在拔伸状态下使前臂旋后［图 5-29（2）］，同时屈曲肘关节结束治疗［图 5-29（3）］。若拇指触及有错动感，提示手法整复成功。

小儿桡骨头半脱位整复手法

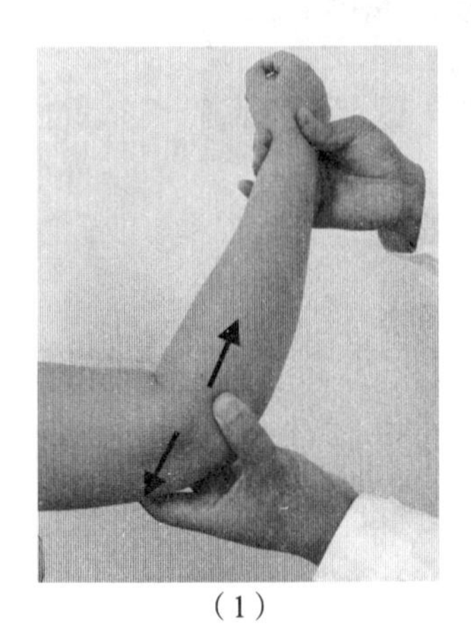
（1）

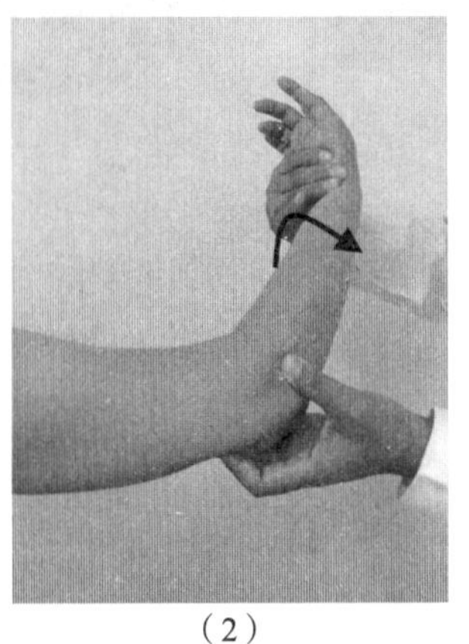
（2）

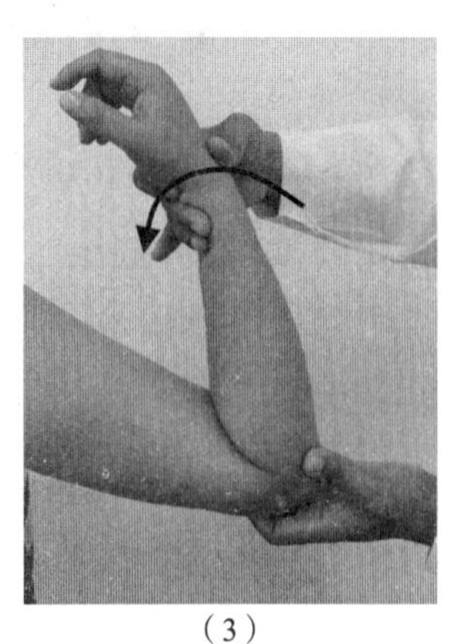
（3）

图 5-29　小儿桡骨头半脱位整复手法

【动作要领】

1. 施术时两手握点要准确，用力轻柔，配合协调。
2. 整复过程中细心体会桡骨的位置及复位时的错动感。

【临床应用】

本法具有整复肱桡关节错缝的作用，主要用于治疗小儿桡骨头半脱位。

三、小儿髋关节错缝整复手法

术者按照放松髋周肌肉、屈膝屈髋、内收内旋或外展外旋、伸直髋关节等操作步骤进行施术，以整复髋关节错缝的手法，称为小儿髋关节错缝整复手法

【操作规范】

小儿髋关节错缝整复手法

患儿取仰卧位，术者立于患侧，先以手掌按揉患侧内收肌、屈肌及髋关节周围的肌肉 2 ～ 3 分钟，使髋周紧张的肌肉放松；然后术者一手握住患侧小腿下端，另一手握持患者膝部，先被动屈膝屈髋 2 ～ 3 次后，再顺势稍向上缓缓牵引抖动，屈髋屈膝至最大限度，使膝部靠近胸腹部，足跟接触臀部［图 5–30（1）］。在此基础上，外展型（患肢增长）者屈髋向内做内收、内旋髋关节［图 5–30（2）］；内收型（患肢缩短）者屈髋向外做外展、外旋髋关节，最后伸直患肢。

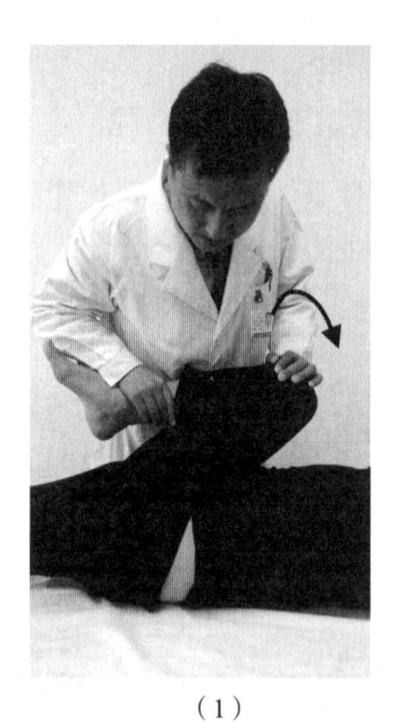
（1）

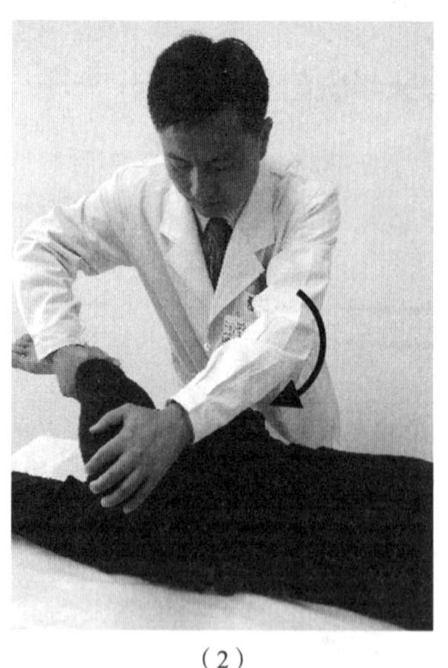
（2）

图 5–30　髋关节错缝整复手法

【动作要领】

1. 两手配合协调，握点准确，用力轻柔，忌暴力整复。
2. 整复前，先放松髋周痉挛的肌肉。

【临床应用】

本法整复髋关节错缝的功效，主要用于治疗小儿髋关节错缝。

四、调五经法

调五经法

术者以一手拇指与食指分别置于患儿一侧的一窝风和小天心穴，另一手以拇指和食指相对用力，依次捻揉五经、拔伸五指、掐揉十宣的手法，称为“调五经法”。

【操作规范】

术者以一手拇指与食指置于患儿一侧的小天心和一窝风穴，另一手以拇指和食指相对，依次捻揉拇、食、中、无名、小指罗纹面，操作 3 ～ 5 遍；然后再依次拔伸五指 1 次，操作 1 遍，最后再从拇指依次至小指掐揉十宣，操作 3 ～ 5 遍。

【动作要领】

1. 施术时两手配合协调，动作轻快柔和。
2. 掐揉穴位以患儿能耐受为度。

【临床应用】

本法具有协调心智、调和脏腑的作用。常用于治疗外感、夜啼、汗证等病证。

五、肃肺法

肃肺法

术者以双掌分别置于患儿前胸与后背，然后由上而下依次做推抹、搓揉、振拍的手法，称为“肃肺法”。

【操作规范】

受术者取坐位，术者以双掌分别置于患儿前胸与后背，然后由上而下依次做推抹、搓揉前胸与后背，操作 5 ～ 8 遍；然后振拍前胸与后背，操作 3 ～ 5 遍。

【动作要领】

1. 施术时用力轻柔，手法操作有序。
2. 振拍时应轻柔地进行弹性叩击。

【临床应用】

本法具有肃肺、降逆、化痰等作用。常用于治疗咳嗽、咳喘、痰鸣、咽喉不利等病证。

六、推胸法

推胸法

术者在受术者胸部依次做按揉膻中、分推膻中、直推膻中、按压肋间的手法，称为“推胸法”。

【操作规范】

受术者取坐位或仰卧位。术者以拇指或中指指腹按揉膻中穴，操作 50 ～ 100 遍；然后以两手拇指或中指从膻中穴向左右分推至两乳头，操作 30 ～ 50 遍；再以食、中、无名三指指腹从胸骨上窝向下直推至剑突，操作 30 ～ 50 遍；最后以食、中二指分别按压第 1 ～ 5 肋间的前正中线

与锁骨中线之间的部位，操作 3 ～ 5 遍。

【动作要领】

1. 手法操作有序，用力轻柔。
2. 按压时动作宜轻柔。

【临床应用】

本法具有宽胸理气、止咳化痰、降逆止呕等作用。常用于治疗胸闷、吐逆、咳喘、痰鸣等病证。

七、推背法

推背法

术者在受术者背部先按揉肺俞穴，然后过肺俞做推“介”字、盐擦“八”字的手法，称为“推背法”。

【操作规范】

受术者取坐位。术者用双手拇指分别按揉两侧肺俞穴 50 ～ 100 遍；然后用两拇指分别从两侧风门、肺俞穴沿肩胛骨内缘呈“八”字形分推至肩胛骨下角 50 ～ 100 遍，继而从肺俞穴呈“||”形直推至膈俞穴 50 ～ 100 遍；最后以中指蘸盐沿肩胛骨内缘由上而下过肺俞呈“八”字形斜擦，以皮肤微微发红为度。

【动作要领】

1. 手法操作有序，用力轻柔。
2. 擦法施术以透热或皮肤微微发红为度，防止擦伤皮肤。

【临床应用】

本法具有宣肺止咳、化痰退热等作用。常用于治疗痰迷、痰涎壅盛、痰郁发热等病证。

八、推腹法

推腹法

术者在受术者上腹部按照安中调中法、补中法、消导法依次进行施术的手法，称为“推腹法”。

【操作规范】

受术者取仰卧位，术者以中指于其中脘穴做顺时针方向揉转 100 ～ 200 遍；然后以中指在中脘穴做逆时针方向揉转 100 ～ 200 遍；最后以食、中二指从小儿剑突至肚脐轻轻直推 50 ～ 100 遍。

【动作要领】

1. 手法操作有序，用力轻柔。
2. 揉法操作时应带动皮肤及皮下组织产生内摩擦，不能产生外摩擦。

【临床应用】

本法具有健脾和胃、消食导滞、补脾益气、降气通便等作用。常用于治疗胃痛、胀满、积滞、消化不良等病证。

第六章

小儿推拿常用穴位

小儿推拿常用穴位主要包括小儿推拿特定穴、十四经穴、经外奇穴、经验穴、阿是穴等。其中，特定穴是小儿推拿的特色取穴，其大多数分布在小儿头面和四肢部，尤以双手居多，具有点、线、面的穴位分布特点。一般线状穴位多用推、捏等等手法进行施术；点状穴位多用点、按、揉、掐、捣等手法进行施术；面状穴位多用摩、运等手法进行施术。临证时必须熟练掌握小儿推拿常用穴位的位置、操作、功效、主治病证及临床应用规律等知识，方能提高小儿推拿的临床疗效。

第一节　头颈部

一、天门（攒竹）

1. 位置　两眉中间至前发际呈一直线（图 6–1）。

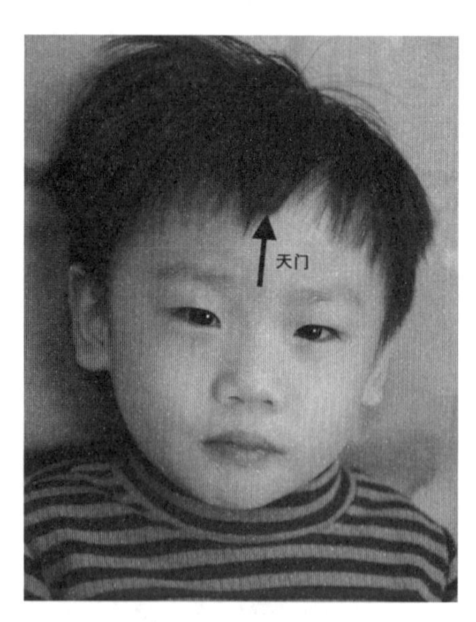

图 6–1　天门

2. 操作

（1）开天门　术者以两拇指桡侧或指腹自眉心向前发际交替直推之。

（2）按揉天门　术者以拇指按揉之。

3. 次数　推 30 ～ 50 次，按揉 3 ～ 10 次。

4. 功效　发汗解表，镇静安神，醒脑明目，止头痛。

5. 主治　风寒感冒、头晕、头痛、目眩、惊惕不安、精神萎靡、夜盲、目上视、惊风、风痫等病证。

6. 临床应用

（1）开天门可疏风解表、开窍醒脑、镇静安神。临床治疗外感发热、头痛、无汗等病证，多配合揉太阳、推坎宫、揉耳后高骨等；治疗惊惕不安，烦躁不宁，多与清肝经、清天河水、捣小天心等合用。

（2）本穴为发汗解表要穴。若感冒高热无汗，或身上有汗而头部无汗，以拇指按揉本穴 3～5 次，可见汗出。对体弱汗出较多及佝偻病者应慎用本穴。

二、坎宫（眉宫）

1. 位置　自眉头起沿眉弓至眉梢呈一横线（图 6–2）。

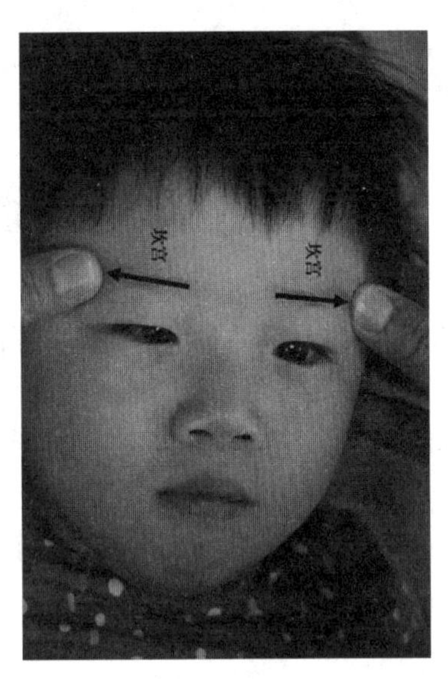

图 6–2　坎宫

2. 操作　推坎宫：术者以两拇指指端分别轻按鱼腰穴，然后以两拇指自眉头分推至眉梢。

3. 次数　推 30～50 次。

4. 功效　发汗解表，醒脑明目，止头痛，除昏迷。

5. 主治　外感发热、头痛无汗、目赤痛、惊风、目上视、目眵增多等病证。

6. 临床应用

（1）推坎宫能发汗解表、醒脑明目、止头痛。治疗外感发热、头痛等病证，多与推攒竹、揉太阳等合用。

（2）治疗目赤痛、惊风，常配合清肝经、掐揉五指节、掐揉小天心、清天河水等。

（3）推坎宫结束后，可用捏挤法、掐按法于本穴施术，以增强疗效。掐按法一般只掐按眉头与眉中间。

三、太阳

1. 位置　眉后凹陷处（图 6–3）。

2. 操作

（1）运太阳　术者以中指或拇指端按揉之；向眼方向揉为补，向耳后方向揉为泻。

（2）推太阳　术者以拇指桡侧自前向后直推之。

3. 次数　运 30 ～ 50 次，推 10 ～ 30 次。

4. 功效　疏风清热，明目止痛，通鼻窍，镇惊开窍。

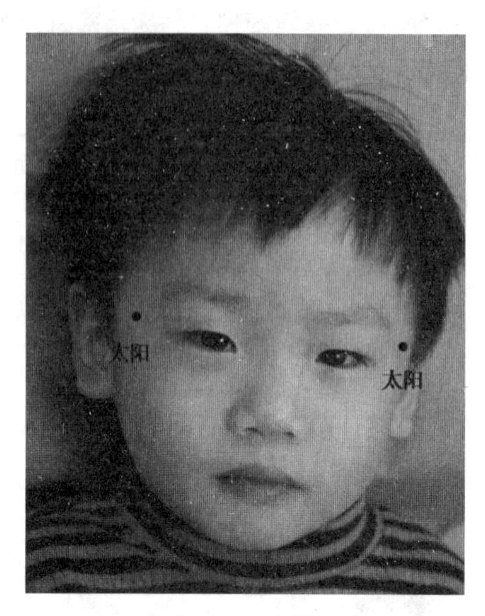

图 6–3　太阳

5. 主治　感冒发热、头痛、目赤痛、近视、鼻塞及惊风等病证。

6. 临床应用

（1）运太阳可疏风清热、明目、止头痛。外感表实证用泻法；外感表虚证、内伤头痛用补法。

（2）推太阳主要用于外感发热。

四、耳后高骨

1. 位置　耳后高骨下陷中（图 6–4）。

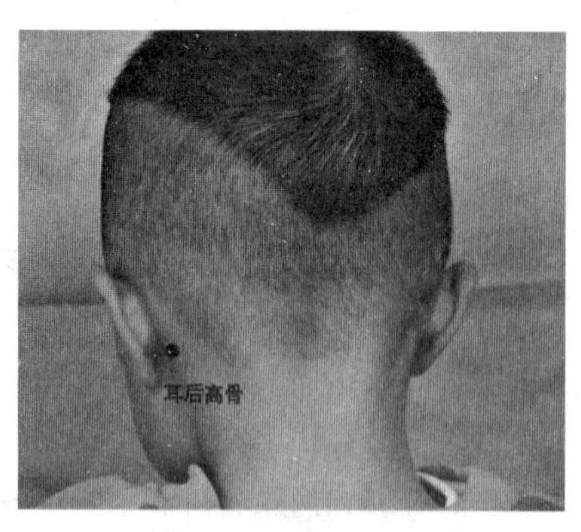

图 6–4　耳后高骨

2. 操作

（1）揉耳后高骨　术者以两手拇指或中指揉之。

（2）运耳后高骨　患儿取仰卧位，术者坐其头侧，两手托住患儿头部，以中指运之；向前为补，向后为泻。

3. 次数　揉、运 30 ～ 50 次。

4. 功效　发汗解表，镇静安神，清热息风。

5. 主治　感冒头痛、烦躁不安、惊风、痰涎壅滞等病证。

【临床应用】

1. 揉耳后高骨可疏风解表，治疗感冒头痛，多与推攒竹、推坎宫、揉太阳等合用。
2. 揉耳后高骨可安神息风，治疗烦躁不安、惊风等病证。

五、人中（水沟）

1. 位置　人中沟正中线上 1/3 与下 2/3 交界处（图 6–5）。

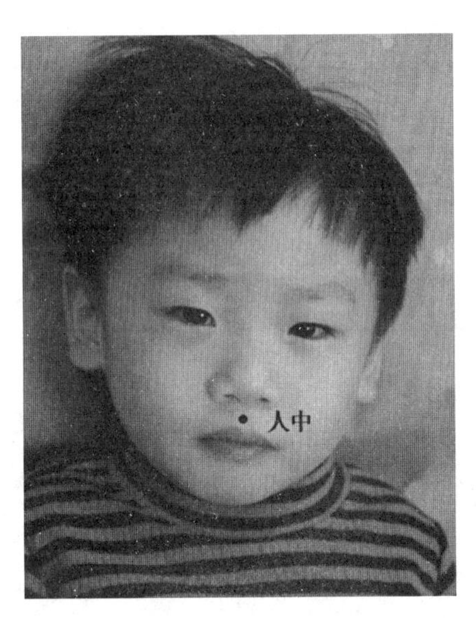

图 6–5　人中

2. 操作　掐人中：用拇指指甲掐之。
3. 次数　掐 3 ～ 5 次，或醒后即止。
4. 功效　开窍醒神。
5. 主治　惊风、抽搐、癫痫、唇动、口噤、撮口、昏厥、窒息等病证。
6. 临床应用　主要用于急救，治疗惊风、抽搐、昏厥、不省人事及窒息等病证。

六、百会

1. 位置　在头部，当前发际正中直上 5 寸，或两耳尖连线的中点处（图 6–6）。

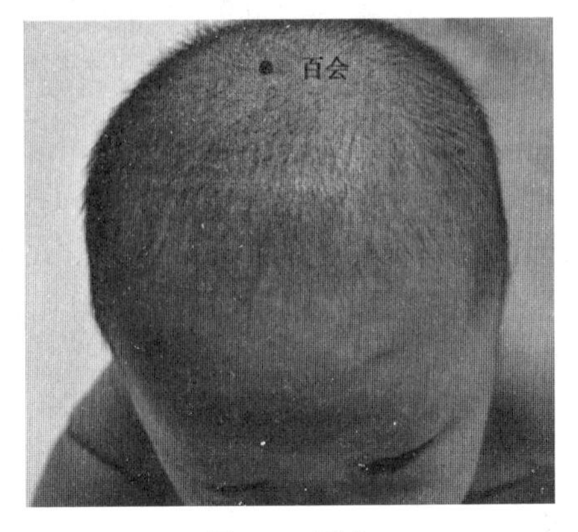

图 6–6　百会

2. 操作 按揉百会：术者一手扶持患儿头部，另一手以拇指按揉之。

3. 次数 按 30 ～ 50 次，揉 100 ～ 200 次。

4. 功效 镇惊安神，升阳举陷，止头痛，通窍明目。

5. 主治 惊风、癫痫、夜寐不安、遗尿、脱肛、脾虚泄泻、慢性消化不良、头痛、目眩、鼻炎、鼻塞、耳鸣等病证。

6. 临床应用

（1）百会为诸阳之会，按揉该穴可镇惊安神、升阳举陷。治疗惊风、惊痫、烦躁等病证，多与清肝经、清心经、掐揉小天心、掐揉五指节等合用；治疗遗尿、脱肛、泄泻等病证，常与补脾经、补肾经、揉二马、推三关、揉外劳宫等合用。

（2）小儿囟门未闭时，最好用掌摩法或掌揉法，手法操作宜轻柔，不宜使头部产生晃动。

七、天柱骨

1. 位置 项后发际正中至大椎呈一直线（图 6–7）。

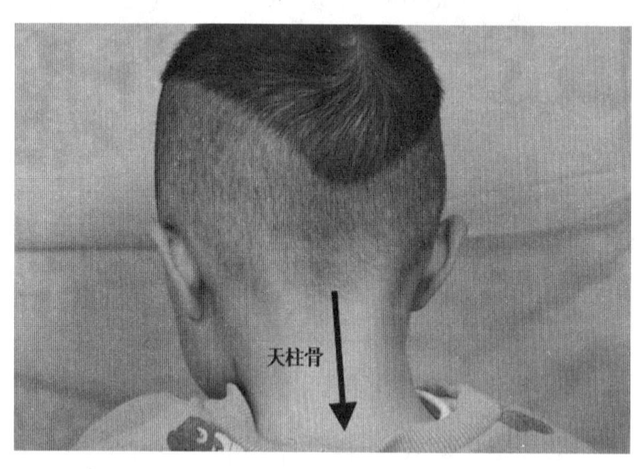

图 6–7 天柱骨

2. 操作

（1）推天柱骨：术者以一手食、中二指指腹自上而下直推之；或一手扶患儿前额，另一手用拇指或食、中二指指腹自后发际上一寸处向下直推至大椎穴。

（2）刮天柱骨：术者用刮痧板配合介质自上而下刮之，以出痧为度。

3. 次数 推 100 ～ 500 次；刮 10 ～ 30 次，以出痧为度。

4. 功效 祛风散寒，降逆止呕，清热息风，利咽止痛。

5. 主治 外感发热、头项强痛、后头痛、喘促吐泻、惊风、角弓反张、颈项急、舞蹈病、癫痫、咽痛、鼻塞等病证。

6. 临床应用

（1）推、刮天柱骨能降逆止呕、祛风散寒。主要用于治疗恶心、呕吐、外感发热、项强等病证。治疗呕恶可单用本法或与横纹推向板门、揉中脘、内关、足三里等合用；治疗外感风寒发热、头项强痛等病证，多与拿风池、拿列缺、掐揉二扇门等合用。

（2）刮天柱骨可治疗暑热发痧等病证。

八、风池

1. 位置 在项后部，枕骨之下，胸锁乳突肌上端与斜方肌上端之间的凹陷中（图 6–8）。

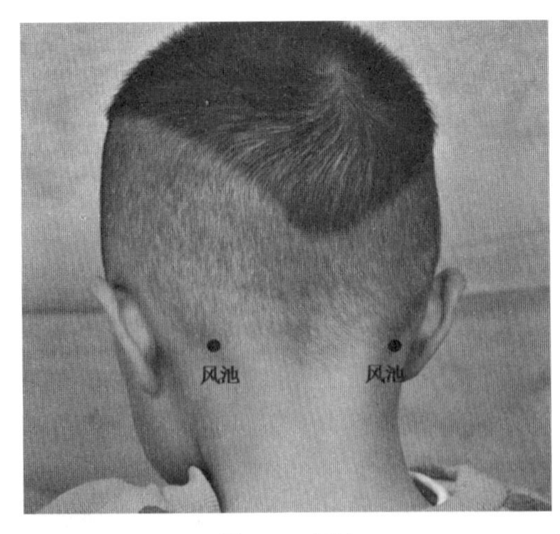

图 6–8 风池

2. 操作

（1）揉风池：术者以拇、食二指按揉之。

（2）拿风池：术者以拇、食二指拿之。

（3）掐风池：术者立于患儿身后，双手四指扶持患儿头部，用两拇指同时掐之。

3. 次数 揉 30 ～ 50 次，拿 5 ～ 10 次，掐 3 ～ 5 次。

4. 功效 发汗解表，平肝明目。

5. 主治 感冒头痛、发热无汗、颈项强痛、目眩、神经衰弱、小儿惊厥、鼻衄等病证。

6. 临床应用

（1）拿风池可发汗解表、祛风散寒。其发汗效果显著，可治疗感冒头痛、发热无汗等表实证；配合开天门、掐揉二扇门等，发汗解表之力更强。表虚者不宜用拿风池。

（2）按揉风池可治疗头痛、头晕、近视、项背强痛等病证。

九、印堂

1. 位置 两眉头连线的中点（图 6–9）。

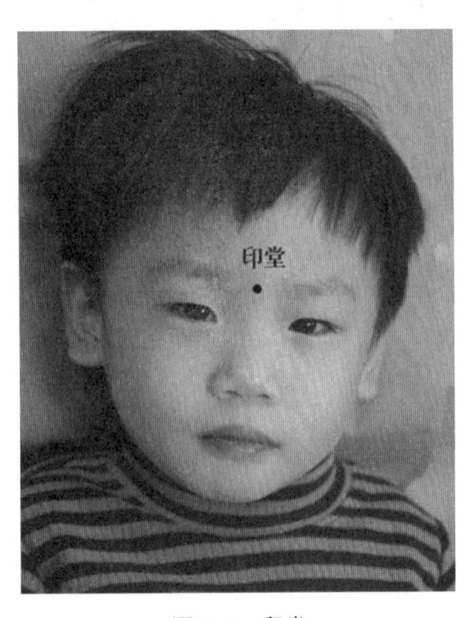

图 6–9 印堂

2. 操作

（1）推印堂：术者左手扶患儿头部，右手用拇指罗纹面自眉心向上推至天庭。

（2）掐揉印堂：术者以拇指指甲掐之，继用拇指端揉之。

3. 次数 推 30 ～ 50 次，掐 3 ～ 5 次，揉 30 ～ 50 次。

4. 功效 清脑明目，镇静安神，祛风通窍，止抽搐。

5. 主治 感冒头痛、目斜、眼翻、失眠、鼻炎、鼻塞流涕、抽搐、慢惊风、惊痫等病证。

6. 临床应用

（1）推印堂可治疗感冒头痛，常配伍推攒竹、推坎宫、揉太阳、揉风池等。

（2）掐印堂可治疗惊厥，多与掐人中、掐十宣、掐老龙等合用。

十、囟门

1. 位置 前发际正中直上 2 寸，百会前骨陷中（图 6–10）。

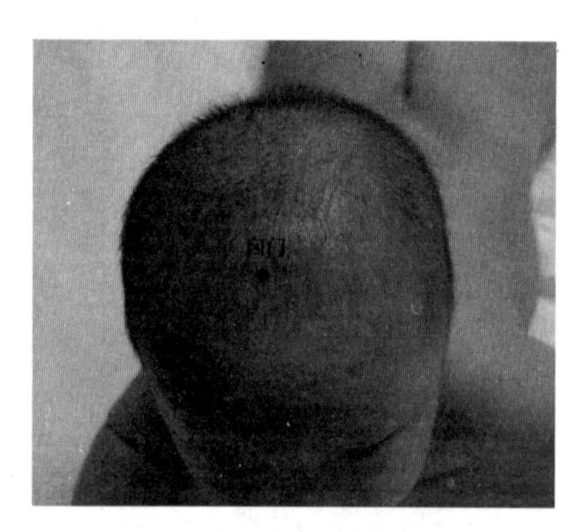

图 6–10 囟门

2. 操作

（1）推囟门：术者两手扶患儿头部，以两拇指自前发际向上交替直推至囟门，再自囟门向两旁分推。若囟门未闭合时，仅推囟门边缘。

（2）揉囟门：若囟门已闭，用拇指轻揉之。

（3）摩囟门：术者以食、中、无名三指指腹或手掌轻轻摩之。

3. 次数 推、揉、摩各 30 ～ 50 次。

4. 功效 祛风通窍，镇惊安神。

5. 主治 鼻塞、头痛、头晕、目眩、惊风、烦躁、神昏等病证。

6. 临床应用

（1）推、揉囟门可镇惊安神、祛风通窍，用于治疗惊风、头痛、头晕、目眩、烦躁、鼻塞等病证。施术时手法宜轻，不可用力按压。

（2）摩囟门能防止感冒、五迟，促进智力发育。

十一、山根

1. 位置 两目内眦之间正中，鼻梁上低洼处（图 6–11）。

2. 操作 掐山根：术者以一手扶患儿头部，另一手用拇指指甲掐之。

3. 次数 掐 3 ～ 5 次。

4. 功效　开窍安神，醒脑明目。

5. 主治　惊风、抽搐等病证。

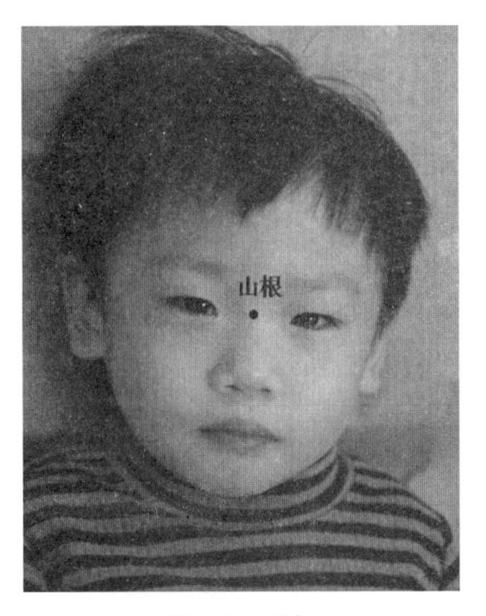

图 6–11　山根

6. 临床应用

（1）掐山根能开窍安神、醒脑明目。治疗惊风、抽搐等病证，常与掐人中、掐合谷、掐太冲、掐老龙等合用。

（2）本穴是小儿望诊常用部位。若山根脉络青色，主惊、痛及脾胃虚寒；蓝色之纹主喘咳；赤灰一团主赤白痢疾；青黑之纹为病久，或缠绵难愈之疾。

十二、迎香（井灶、宝瓶）

1. 位置　鼻唇沟中，鼻翼旁开 0.5 寸处（图 6–12）。

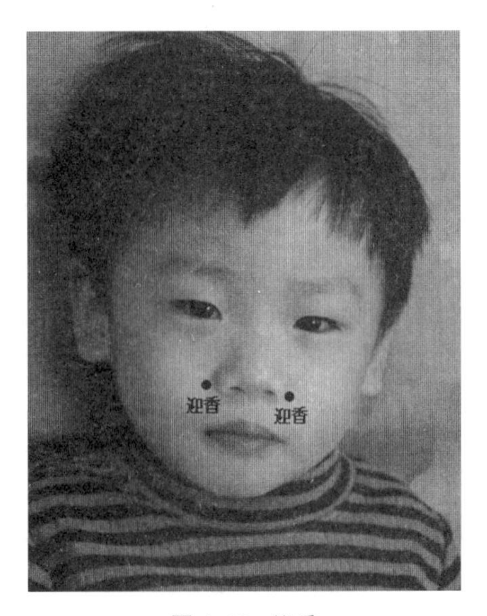

图 6–12　迎香

2. 操作

（1）按揉迎香：术者以食、中二指或两拇指指端按揉之。

（2）掐揉迎香：术者以两拇指指甲掐之，继以拇指指端揉之。

3. 次数 按揉 20 ～ 30 次，掐揉 10 ～ 20 次。

4. 功效 宣肺气，通鼻窍。

5. 主治 鼻塞不通、鼻流清涕、急慢性鼻炎、嗅觉减退、喘息、衄血、口眼歪斜等病证。

6. 临床应用 治疗感冒或急、慢性鼻炎引起的鼻塞流涕、呼吸不畅，常与清肺经、拿风池、揉膊阳池、推天柱骨、揉太阳、揉印堂等合用。

十三、新建

1. 位置 哑门穴下，在第二、三颈椎棘突之间，以指按压本穴，咽部立觉闷塞不畅（图 6–13）。

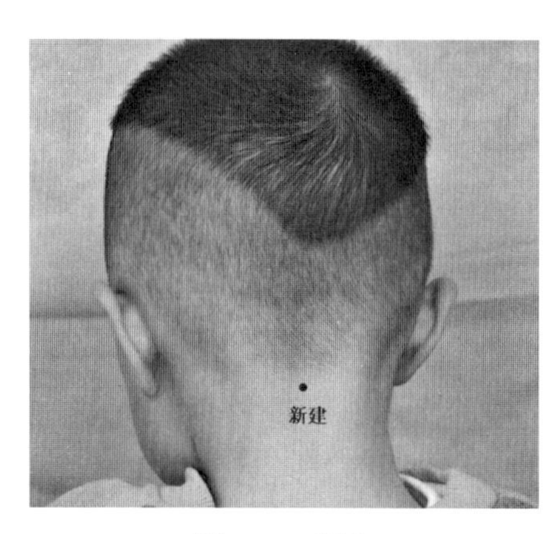

图 6–13 新建

2. 操作 捏挤新建：术者以双手拇、食二指相对用力向心捏挤之；或用三棱针点刺后，继用捏挤法，以微出血为度。

3. 次数 捏挤以出痧为度。

4. 功效 清热散结，利咽止痛。

5. 主治 咽痛、急性喉痹、乳蛾、声带水肿、声音嘶哑等病证。

6. 临床应用 治疗咽痛，常配合掐少商、商阳、合谷。

十四、桥弓

1. 位置 在颈部两侧，沿胸锁乳突肌呈一条直线（图 6–14）。

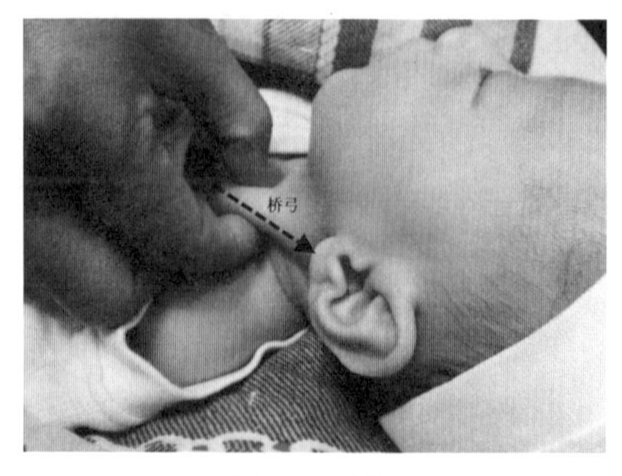

图 6–14 桥弓

2. 操作

（1）揉桥弓　术者以拇指或食、中二指揉之。

（2）抹桥弓　术者以拇指或食、中二指抹之。

（3）拿桥弓　术者以拇、食二指拿揉之。

3. 次数　揉 80 次，抹 50 次，拿 3 ～ 5 次。

4. 功效　舒筋解痉，平肝息风。

5. 主治　肌性斜颈、项强、高血压、惊风等病证。

6. 临床应用

（1）临床上常用揉、捏、拨、拿等法于此穴施术治疗小儿肌性斜颈。

（2）此穴名源于成人推拿中的抹桥弓，可降低颅内压和血压，在儿科常用于治疗小儿惊风、癫痫等病证。

附：小儿推拿头颈部常用穴位操作视频，见二维码。

扫一扫，看视频

第二节　胸腹部

一、天突

1. 位置　在胸骨上窝正中（图 6–15）。

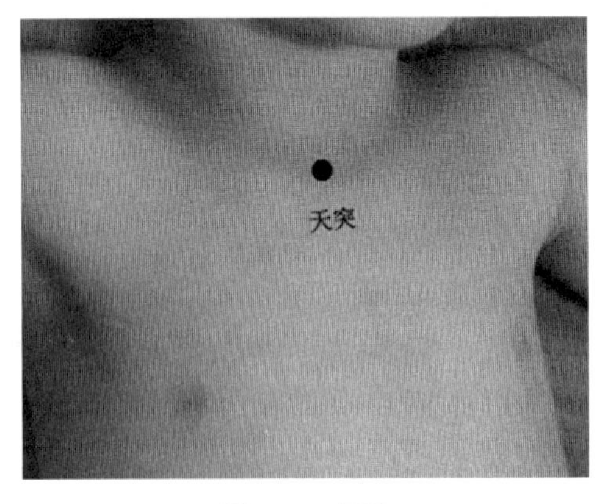

图 6–15　天突

2. 操作

（1）按揉天突：术者以中指指端按揉之。

（2）掐揉天突：术者以食指随呼吸一呼一吸掐揉之。

（3）点天突：术者以食指随呼吸一呼一吸点之。

（4）捏挤天突：术者以两手拇、食指相对用力捏挤之，以出痧为度。

3. 次数 按揉30次，掐揉或点3～5次，捏挤以出痧为度。

4. 功效 理气化痰，止咳平喘，利咽开音，降逆止呕。

5. 主治 痰涎气急、咳喘胸闷、肺炎呼吸不畅、急性喉痹、百日咳、痉挛性咳嗽、咽痛、暴喑、梅核气、恶心、呕吐、噎膈、瘿气等病证。

6. 临床应用

（1）按揉或捏挤本穴治疗痰涎壅盛所致痰喘，可配合推揉膻中、分推肩胛骨等；治疗胃气上逆所致呕吐，可配合揉中脘、运八卦、清胃经等。

（2）捏挤本穴或配合捏挤大椎、膻中、曲池等穴可治疗中暑引起的恶心、呕吐、头晕等证状。

（3）点天突可催吐，治疗痰涎壅盛以及食入有毒不洁之物。

（4）捏挤天突可降气平喘，对肺炎呼吸不畅、急性喉痹、百日咳、痉挛性咳嗽等病证有较好的疗效。

二、膻中（心演、演心）

1. 位置 在胸部，前正中线平第四肋间，两乳头连线的中点（图6–16）。

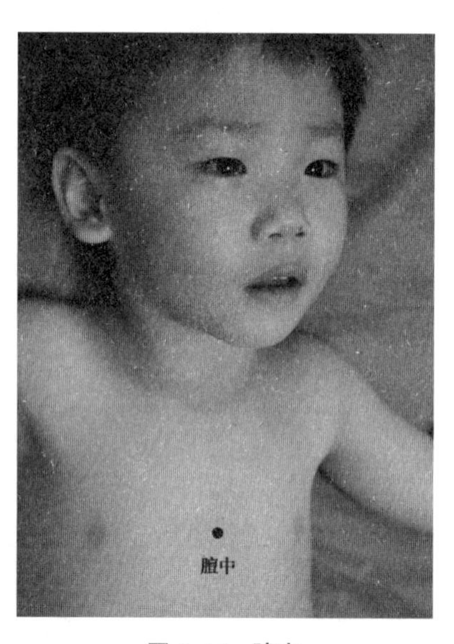

图6–16 膻中

2. 操作

（1）分推膻中：术者以两拇指自膻穴中向两侧分推至两乳头。

（2）揉膻中：术者以中指揉之。

（3）推膻中：术者以食、中二指指腹自胸骨切迹向下直推至剑突。

（4）点膻中：术者以中指指端点之。

（5）摩膻中：术者以食、中、无名三指掌面或大鱼际摩之。

3. 次数 推、揉各50～100次，点6～8次，摩50～100次。

4. 功效 宽胸理气，止咳化痰。

5. 主治 胸闷、痰喘咳嗽、支气管炎、百日咳、喉鸣、腹胀、恶心呕吐、呃逆、嗳气等病证。

6. 临床应用

（1）推揉膻中可宽胸理气、止咳化痰，治疗各种原因引起的胸闷、痰喘咳嗽、吐逆等病证。

（2）治疗呕吐、呃逆、嗳气等病证，多与运内八卦、横纹推向板门、分腹阴阳等合用；治疗痰吐不利，多与揉天突、按弦走搓摩、按揉丰隆等合用。

三、乳旁（奶旁）

1. 位置　乳头外侧旁开 0.2 寸处（图 6–17）。

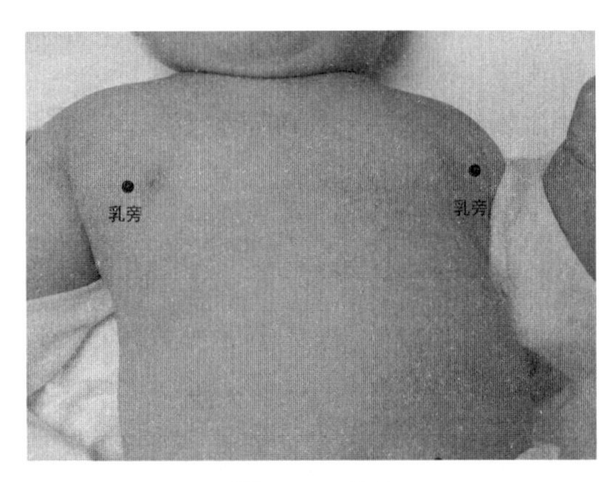

图 6–17　乳旁

2. 操作

（1）揉乳旁：术者以两手四指扶患儿两胁，再以两拇指按揉之。

（2）拿乳旁：术者以一手拇、食二指指端置于穴位上拿之。

3. 次数　揉 30 ～ 50 次，拿 3 ～ 5 次。

4. 功效　宽胸理气，止咳化痰。

5. 主治　胸闷、噎膈、呕吐、胸痛、咳嗽、痰鸣等病证。

6. 临床应用

（1）揉乳旁配合揉乳根，可增强理气化痰止嗽的作用，操作时可以食指和中指同时按于两穴上揉之。

（2）治疗呕吐，可配合横纹推向板门、清胃经等；治疗痰涎壅塞而致的肺不张，可配合推揉膻中，揉肺俞、中府、云门等。

四、乳根

1. 位置　乳头直下 0.2 寸，平第五肋间隙（图 6–18）。

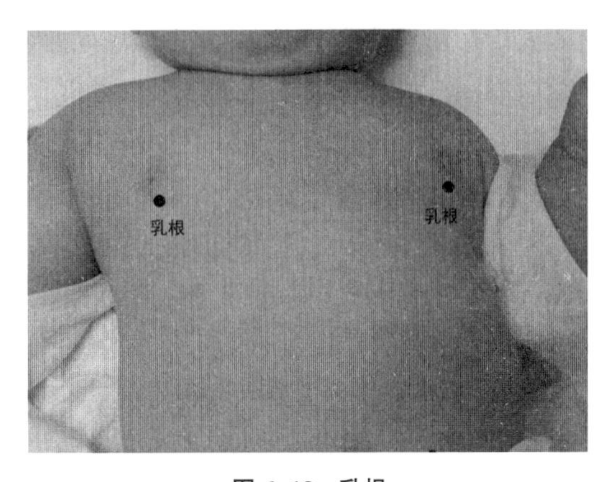

图 6–18　乳根

2. 操作 揉乳根：术者以两手食指或中指按揉之。

3. 次数 揉 50 ～ 100 次。

4. 功效 宽胸理气，止咳化痰。

5. 主治 胸闷、胸痛、咳喘、痰鸣等病证。

6. 临床应用 治疗咳喘、胸闷、痰鸣，多与揉乳旁、推揉膻中等合用。

五、中脘

1. 位置 位于前正中线上，脐上 4 寸处（图 6–19）。

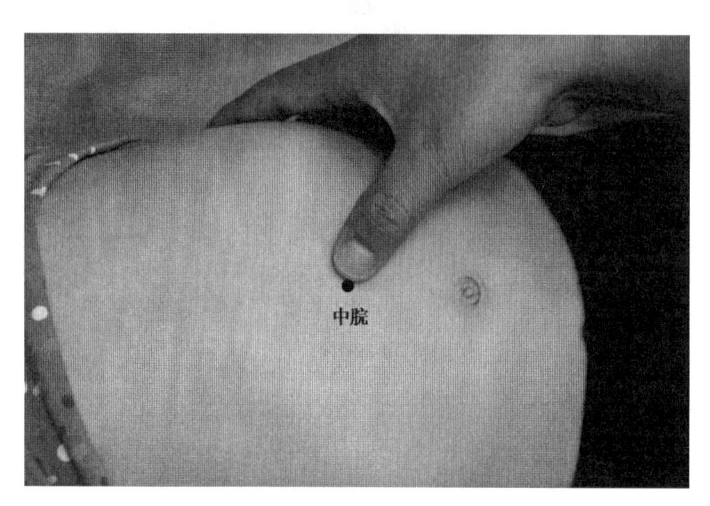

图 6–19 中脘

2. 操作

（1）揉中脘：术者以食、中二指或掌根按揉之。

（2）摩中脘：术者以掌心或四指摩之。

（3）推中脘：术者以食、中二指自中脘向上直推至天突，或自天突向下推至中脘。

3. 次数 推或揉 100 ～ 300 次，摩 5 分钟。

4. 功效 健脾和胃，消食和中，化痰止咳。

5. 主治 胃脘痛、腹痛、腹胀、食积、呕吐、泄泻、黄疸、食欲不振、嗳气、气喘、咳喘痰多、癫痫、失眠等病证。

6. 临床应用

（1）揉、摩中脘可健脾和胃、消食和中。治疗泄泻、呕吐、腹痛、腹胀、食欲不振等病证，常与按揉足三里、揉板门、推脾经等合用。

（2）推中脘自上而下操作，可降胃气。治疗胃气上逆、嗳气、呕恶，常配合横纹推向板门。

（3）左右平衡旋揉中脘，可健脾和胃、消食导滞。

六、腹

1. 位置 腹部（图 6–20）。

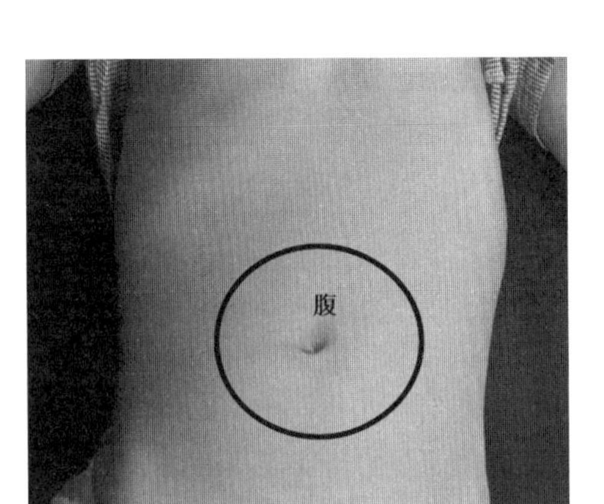

图 6-20　腹

2. 操作

（1）分推腹阴阳：患儿取仰卧位或端坐位。术者以两拇指沿肋弓边缘或自中脘至脐，向两旁分推。

（2）摩腹：术者以手掌或四指摩之。逆时针方向摩为补，顺时针方向摩为泻，顺时针、逆时针方向摩之为平补平泻。

3. 次数　分推 100 ～ 300 次，掌摩 100 ～ 200 次。

4. 功效　消食化滞，理气止痛，降逆止呕，健脾止泻，通便。

5. 主治　厌食、疳积、消化不良、恶心、呕吐、腹痛、腹胀、便秘等病证。

6. 临床应用

（1）分推腹阴阳具有降逆止呕、和胃消食的作用，主治伤食、恶心、呕吐、腹胀等病证。

（2）顺时针摩腹，可消食和胃、通大便，主治腹胀、腹痛、厌食、大便秘结等病证；治疗小儿厌食症，常配合清板门、运内八卦、摩腹、捏脊等，但对脾虚泄泻者慎用。逆时针摩腹，可健脾益气止泻，主治脾虚腹泻等病证；治疗脾虚泄泻常与补脾经、运内八卦、按揉足三里、捏脊等合用。久摩腹可消乳食、强壮身体，常用于小儿保健。

（3）分腹阴阳与按弦走搓摩均有理气降逆的作用，但分腹阴阳主调理脾胃，而按弦走搓摩主疏肝利胆。

七、胁肋

1. 位置　从腋下两胁向下平天枢穴处（图 6-21）。

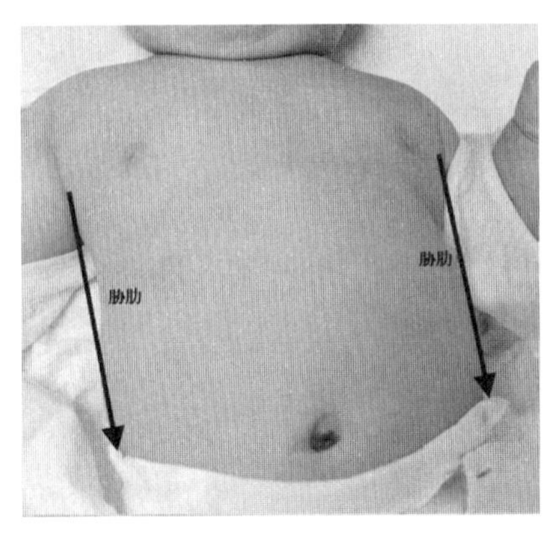

图 6-21　胁肋

2. 操作 搓摩胁肋：又称“按弦走搓摩”。患儿取坐位或仰卧位。术者以两手掌自患儿两腋下搓摩至天枢穴处。

3. 次数 搓摩 100 ～ 300 次。

4. 功效 顺气化痰，除胸闷，消积聚。

5. 主治 胸闷、痰滞、痰喘气急、腹胀、食积、胁痛、肝脾肿大等病证。

6. 临床应用

（1）搓摩胁肋，性开而降，可顺气化痰、除胸闷、开积聚，治疗小儿食积、痰涎壅盛、气逆所致的胸闷、腹胀、气喘等病证。

（2）治疗肝脾肿大则必须久摩之，但对脾胃虚弱、中气下陷、肾不纳气者应慎用。

八、天枢

1. 位置 脐旁 2 寸处（图 6–22）。

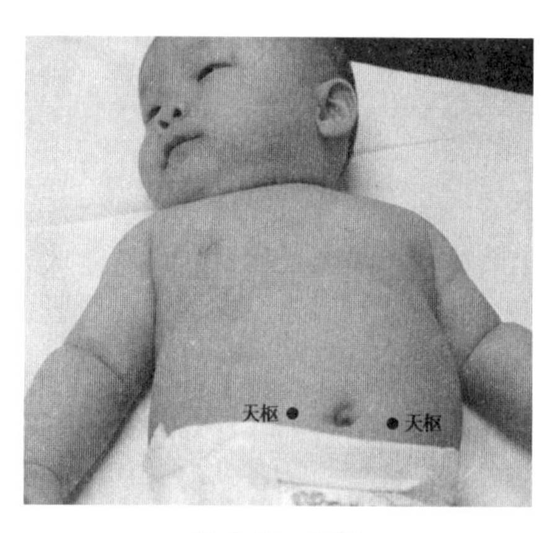

图 6–22 天枢

2. 操作

（1）揉天枢：术者以食、中二指按揉之。

（2）拿天枢：术者以拇、食二指拿揉之。

（3）捏挤天枢：术者用一次性采血针点刺后，继用捏挤法，以出痧为度。

3. 次数 揉 100 ～ 200 次，拿 3 ～ 5 次，捏挤以出痧为度。

4. 功效 疏调大肠，理气消滞，调中止泻，化痰止咳。

5. 主治 腹胀、腹痛、腹泻、便血、痢疾、便秘、食积不化、咳嗽、水肿等病证。

6. 临床应用

（1）天枢为大肠的“募穴”，能疏调大肠、理气消滞，常用于治疗急慢性胃肠炎、痢疾、消化功能紊乱引起的腹泻、呕吐、食积、腹胀、大便秘结等病证。

（2）天枢与脐常同时操作，可以中指按脐，食指与无名指同时揉动两侧天枢穴，两穴配伍治疗水泻和腹胀具有较好的疗效。

（3）治疗腹痛时，常配合拿肚角、捏脊、揉上巨虚。若遇急症时，可点刺本穴之后再用捏挤法。

（4）揉天枢与清肺经、掐揉五指节等相配，可治疗痰喘、咳嗽等病证。

九、脐（神阙）

1. 位置 肚脐处（图 6–23）。

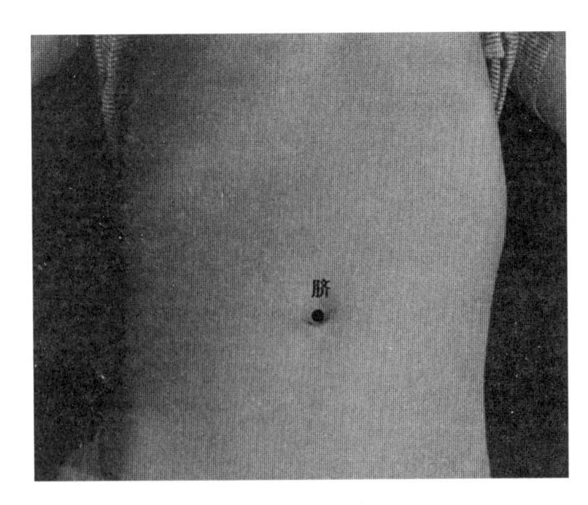

图 6-23　脐

2. 操作

（1）揉脐：术者以中指端或掌根揉之。

（2）摩脐：术者以掌，或食、中、无名三指指腹摩之。逆时针摩或揉，为补；顺时针摩或揉，为泻；往返揉或摩之，为平补平泻。

（3）抖脐：术者以右手拇、中二指分别置于肚脐上下边缘各 0.2 寸处，上下抖动之。

（4）捏挤脐周：腹痛、腹胀严重者，可于脐窝边缘处用一次性采血针点刺后，继用捏挤法，以出痧为度。

3. 次数　揉 100 ～ 300 次，抖、摩各 100 ～ 300 次，捏挤以出痧为度。

4. 功效　温阳散寒，健脾和胃，消食导滞。

5. 主治　腹泻、便秘、腹胀、腹痛、肠鸣、疝气、呕吐、消化不良、厌食、疳积、痢疾、脱肛、虚脱及一切泄泻等病证。

6. 临床应用

（1）此穴用补法可温阳散寒、健脾和胃，治疗寒湿、脾虚、五更泄泻以及消化不良、慢性痢疾、气虚脱肛等病证；此穴用泻法能消食导滞，治疗湿热型泄泻、痢疾、便秘等病证；本穴用平补平泻可健脾和胃，治疗先天不足、乳食积滞、厌食等病证，也可用于儿童保健。

（2）治疗腹痛，常配合揉天枢、拿肚角等。

（3）本穴配天枢穴治疗泄泻，疗效较佳。

十、丹田

1. 位置　脐下 2.5 寸处（图 6-24）。

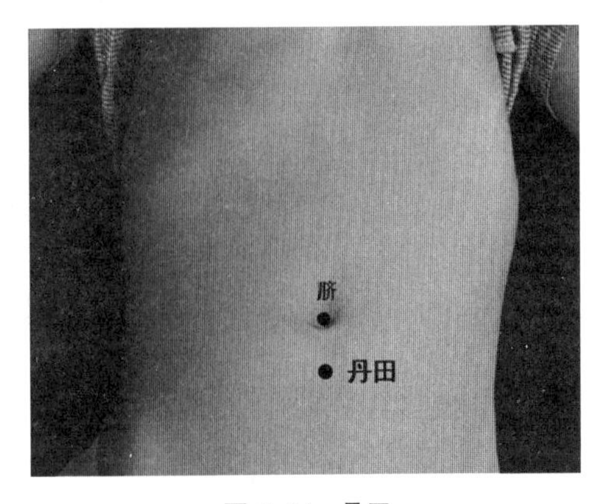

图 6-24　丹田

2. 操作

（1）摩丹田：术者以掌摩之。

（2）揉丹田：术者以拇指或中指指端揉之。

（3）按丹田：术者以拇指或中指指端按之。

3. 次数 摩 100 ～ 300 次，揉 100 ～ 300 次，按 10 ～ 20 次。

4. 功效 培肾固本，温补下元，泌别清浊。

5. 主治 小腹胀痛、癃闭、小便短赤、遗尿、脱肛、便秘、疝气、腹泻等病证。

6. 临床应用

（1）本穴常用于治疗泌尿、生殖系统疾病，主要治疗小儿先天不足、腹痛、泄泻、遗尿、脱肛、疝气等病证。

（2）本穴治疗虚证，常配合补肾经、推三关、揉外劳宫等；治疗癃闭、小便赤涩则取其分利之功，常配合清小肠、推箕门等；治疗遗尿，取其温补下元之功，常配合补肾经，揉二马等。

十一、肚角

1. 位置 脐下 2 寸，旁开 2 寸两大筋处（图 6–25）。

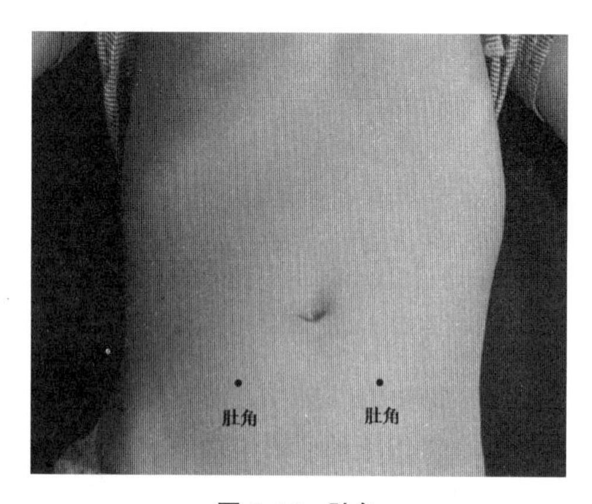

图 6–25 肚角

2. 操作

（1）拿肚角：患儿取仰卧位，术者以拇指与食、中二指相对用力向深处拿之，施术时宜偏向内上方做一推一拉、一紧一松的操作。

（2）按肚角：术者以中指指端或掌心按之。

3. 次数 按、拿各 3 ～ 5 次。

4. 功效 健脾和胃，理气消滞，止腹痛。

5. 主治 腹痛、腹胀、腹泻、痢疾、便秘等病证。

6. 临床应用

（1）按、拿肚角是治疗腹痛的效穴。治疗外感寒邪、伤食引起的腹痛、腹泻，以及其他各种原因引起的腹痛，配揉一窝风可加强止痛效果。

（2）本法刺激性较强，为防止患儿哭闹，应在最后操作。

十二、气海

1. 位置 在腹正中线上，脐下 1.5 寸（图 6–26）。

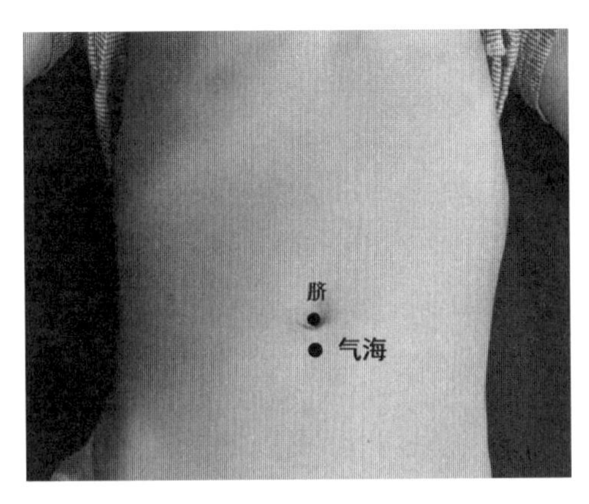

图 6–26　气海

2. 操作

（1）揉气海：术者以中指或拇指指端揉之。

（2）按气海：术者以中指或拇指指端按之。

（3）点气海：术者以拇指或食、中二指并拢，按在穴位上，点颤之。

3. 次数　揉 100 ～ 300 次，按、点各 3 ～ 5 次。

4. 功效　散寒止痛，温补下元，引痰下行。

5. 主治　腹痛、腹泻、便秘、遗尿、脱肛、疝气、胸膈不利、痰涎壅结不降等病证。

6. 临床应用

（1）本穴可散寒止痛，为治疗各种腹痛的要穴，尤以虚寒型腹痛效果更佳。对于肠痉挛、肠功能紊乱引起的腹痛，常配伍按揉大肠俞、足三里穴等。

（2）胸膈不利、痰涎壅结不降者，多与逆运内八卦、揉肺俞等合用。

（3）泄泻者，少用或不用本穴。此穴为生气之海，是治疗一切疾病的必须施治之穴。推按时，感觉气机已开即止，久推伤气。

十三、关元

1. 位置　在腹正中线上，脐下 3 寸处（图 6–27）。

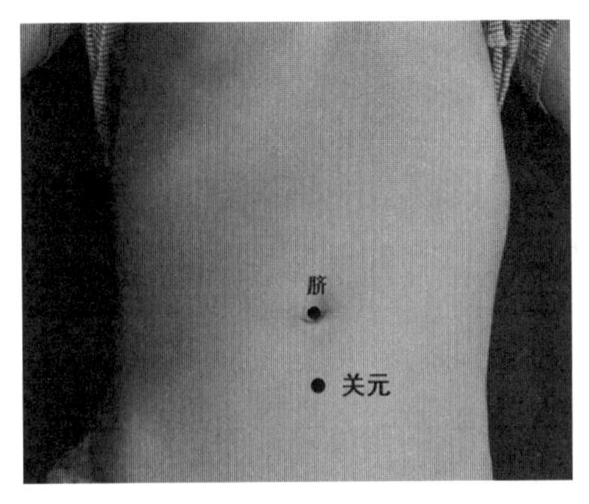

图 6–27　关元

2. 操作

（1）按揉关元：术者以中指或掌，按揉之。

（2）灸关元：术者用艾条灸之。

（3）点关元：术者以右手拇指或掌心在穴位上，点颤之。

3. 次数 按揉 100 ～ 300 次，艾灸 3 ～ 5 分钟，点颤 3 ～ 5 次。

4. 功效 温肾壮阳，培补元气。

5. 主治 虚寒腹痛、腹泻、痢疾、遗尿、尿闭、淋证、小便频数、虚劳、疝气、五迟、五软等病证。

6. 临床应用

（1）按揉本穴可治疗虚寒腹痛、腹泻、痢疾等，常配伍补肾经、按揉足三里等。

（2）治疗遗尿常与揉百会、肾俞等合用，若用灸关元效果更佳。本穴可用于小儿推拿保健。

十四、阑门

1. 位置 脐上 1.5 寸处（图 6–28）。

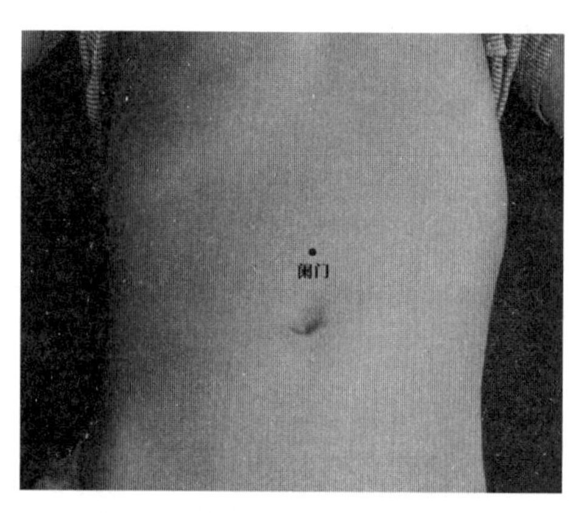

图 6–28 阑门

2. 操作 点阑门：术者以拇指或中指点之，以指下感觉气通为度。

3. 次数 点 10 ～ 20 次。

4. 功效 通上下之气。

5. 主治 恶心、呕吐、腹胀、厌食、便秘、咳嗽等病证。

6. 临床应用 此穴为开中气的要穴，按摩治疗诸证时必须首先施治的穴位，无论虚实各证，需先放通此穴。

十五、曲骨

1. 位置 脐正中直下 5 寸，耻骨联合上方正中处（图 6–29）。

2. 操作 掐揉曲骨：术者以拇指指甲掐揉之。

3. 次数 掐揉 3 ～ 5 次。

4. 功效 通调水道。

5. 主治 治疗遗尿、尿闭、尿频等病证。

6. 临床应用 本穴可通调水道、助膀胱气化。治疗小儿遗尿常配合三阴交、肾俞、关元、百会等穴；治疗尿频常配合三阴交、中极、阴陵泉等穴。

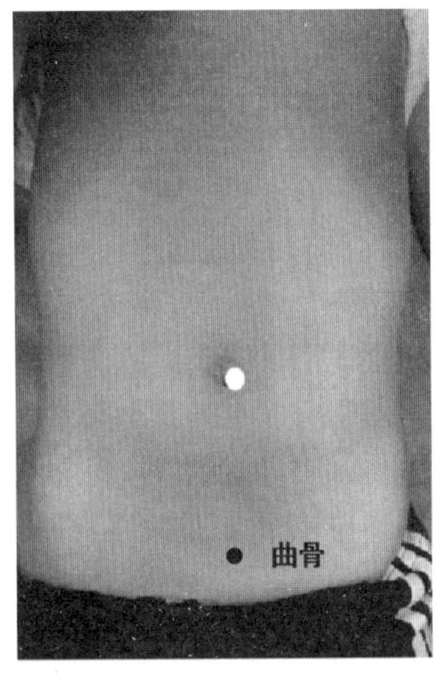

图 6–29　曲骨

附：小儿推拿胸腹部常用穴位操作视频，见二维码。

扫一扫，看视频

第三节　腰背部

一、肩井（膊井）

1. 位置　在大椎与肩峰连线的中点处（图 6–30）。

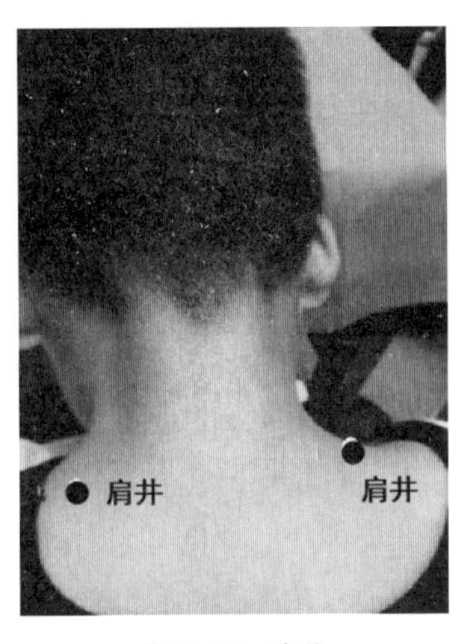

图 6–30　肩井

2. 操作

（1）拿肩井：术者以拇指与食、中二指相对用力捏而提起之。

（2）按肩井：术者以拇指或中指指端由轻渐重按之。

3. 次数 拿、按各 3 ～ 5 次。

4. 功效 发汗解表，宣通气血，升清降浊，通窍生气。

5. 主治 感冒、发热无汗、头项强痛、惊厥、肩痛、上肢痹痛、上肢抬举受限等病证。

6. 临床应用

（1）按、拿本穴可宣通气血、发汗解表。临床常与解表四大手法（开天门、推坎宫、运太阳、揉耳后高骨）相配合，治疗外感发热无汗、肩臂疼痛、颈项强痛等病证。

（2）本穴具有升清降浊之功，可使胃中浊气下降。与百劳穴合用，可治疗劳伤虚损等病证。风府可散风，哑门与心气相通，肩井、风府、哑门三穴合用，具有补虚散风、平心静气的作用，无论虚实各证皆可用之。

（3）本法为诸法推毕之后的结束手法，又称为“总收法”。

二、大椎（百劳）

1. 位置 在第七颈椎棘突下（图 6–31）。

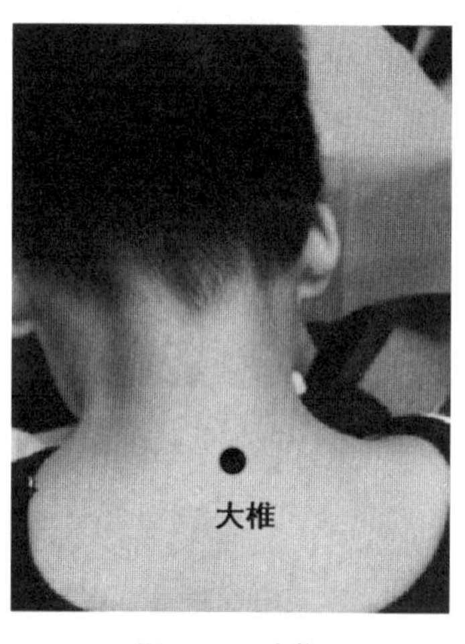

图 6–31 大椎

2. 操作

（1）按揉大椎：术者以中指或拇指端按揉之。

（2）捏挤大椎：术者以双手拇指、食指将大椎周围的皮肤相对用力捏挤之；或点刺之后，捏挤之，以出痧为度。

（3）扯大椎：术者以屈曲的食、中二指蘸水，在穴位上扯之，以出痧为度。

3. 次数 按揉 30 ～ 50 次；捏挤、扯大椎以局部出痧为度。

4. 功效 清热解表，通经活络，宣肺降气，息风止痉。

5. 主治 发热、感冒、头昏、项强、咳嗽、咳喘、百日咳、肺气肿、吐泻、急慢惊风、五劳七伤、牙龈肿痛等病证。

6. 临床应用

（1）揉大椎具有清热解表的作用，主治感冒、发热、项强等病证；提拿大椎治疗百日咳具有一定的疗效。

（2）本穴治疗伤风感冒、发热及头昏呕吐时，可先用一次性采血针点刺之，然后捏挤之；治疗肺气肿、牙龈肿痛，可用捏挤法于穴位处施术。

（3）大椎为督脉之要穴，无论何证都可于该穴施术，可与肩井穴合用。

三、风门

1. 位置　第二胸椎棘突下旁开 1.5 寸处（图 6–32）。

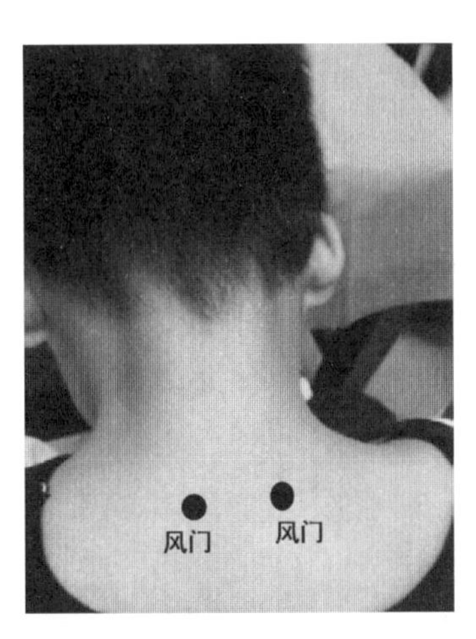

图 6–32　风门

2. 操作　揉风门：术者以食、中二指的指端揉之。

3. 次数　揉 20 ～ 50 次。

4. 功效　疏风解表，宣肺止咳，通经活络。

5. 主治　感冒、咳嗽、气喘、鼻塞、项痛、头痛、背部疼痛、骨蒸潮热、盗汗等病证。

6. 临床应用

（1）风门为散风之要穴。治疗外感风寒、咳嗽气喘，常配伍清肺经、揉肺俞、推揉膻中等；治疗骨蒸潮热、盗汗，多与揉二马、补肾经、分手阴阳等合用。

（2）治疗鼻塞，常配合揉迎香；治疗背腰部疼痛，常与拿委中、承山、昆仑等穴相配伍。

四、肺俞

1. 位置　第三胸椎棘突下旁开 1.5 寸处（图 6–33）。

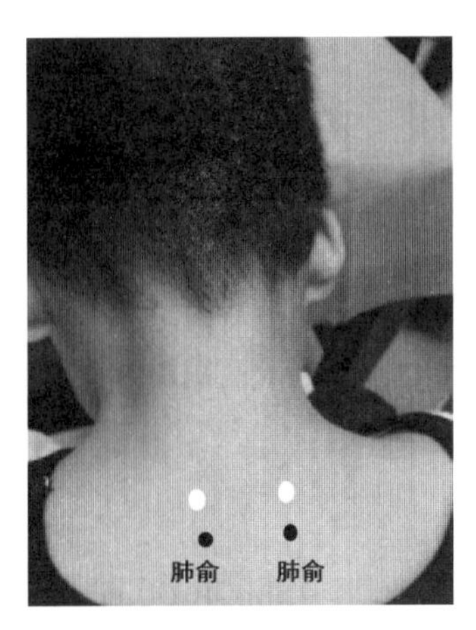

图 6–33　肺俞

2. 操作

（1）揉肺俞：术者以食、中二指或两拇指指端揉之；右旋为泻，左旋为补。

（2）分推肩胛骨：术者以两拇指分别沿肩胛骨内缘自上而下做“八字形”分推之。

3. 次数 揉 50 ～ 100 次，分推 100 ～ 200 次。

4. 功效 止咳化痰，降气平喘，补益肺气。

5. 主治 咳嗽气喘、痰鸣、久咳不愈、胸闷、胸痛、发热、鼻塞、郁火结胸、皮肤瘙痒、瘾疹等病证。

6. 临床应用

（1）揉肺俞可调肺气、补虚损、止咳嗽。治疗呼吸系统疾病，常与推肺经、揉膻中等配伍。治疗久咳不愈，常配伍补脾经，以培土生金；久咳证属气阴两伤，常配伍补肾经、揉二马等。

（2）治疗肺热、气短、喘促胸闷、郁火结胸、感冒、咳嗽等病证时，宜用泻法（向外揉为泻）；治疗久咳肺虚各证，宜用补法（向里揉为补）。

五、脾俞

1. 位置 在第十一胸椎棘突下旁开 1.5 寸处（图 6–34）。

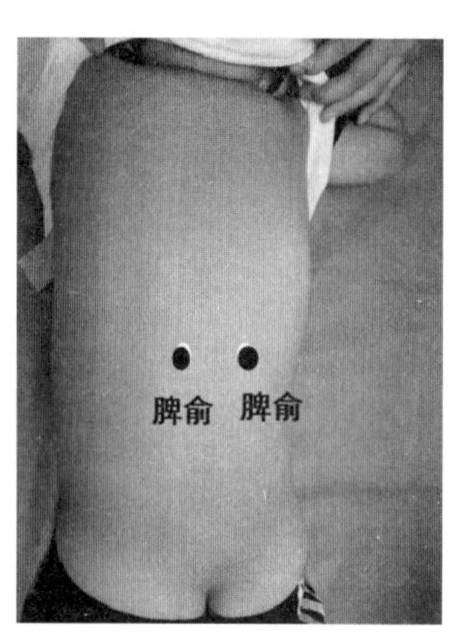

图 6–34 脾俞

2. 操作 揉脾俞：术者以食、中二指指端或两拇指指端揉之。

3. 次数 揉 50 ～ 100 次。

4. 功效 健脾和胃，化湿消滞。

5. 主治 呕吐、腹泻、腹胀、疳积、食欲不振、黄疸、水肿、痢疾、便血、慢惊风、四肢乏力、肌肉消瘦等病证。

6. 临床应用 本穴为升脾阳的要穴，揉脾俞可健脾和胃、助运化、消食积、化水湿。治疗脾胃虚弱、乳食内伤、消化不良、腹泻、腹胀等病证，常与推脾经、按揉足三里等合用。

六、胃俞

1. 位置 在第十二胸椎棘突下旁开 1.5 寸处（图 6–35）。

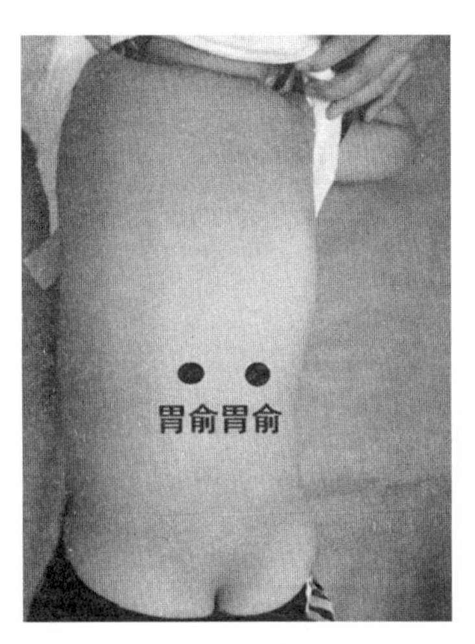

图 6-35 胃俞

2. 操作 按揉胃俞：术者以食、中二指或两拇指指端按揉之。

3. 次数 按揉 50 ～ 100 次。

4. 功效 健脾和胃，理中降逆，消食导滞。

5. 主治 胃痛、呕吐、腹胀、肠鸣、泄泻、消化不良等病证。

6. 临床应用

（1）此穴为理气和胃的要穴。治疗胃失和降引起的胃痛、呕吐、腹胀等病证，常与横纹推向板门、顺时针摩腹等合用。

（2）治疗泄泻、消化不良等病证，可与推脾经、按揉足三里、捏脊等合用。

七、肾俞

1. 位置 第二腰椎棘突下旁开 1.5 寸处（图 6-36）。

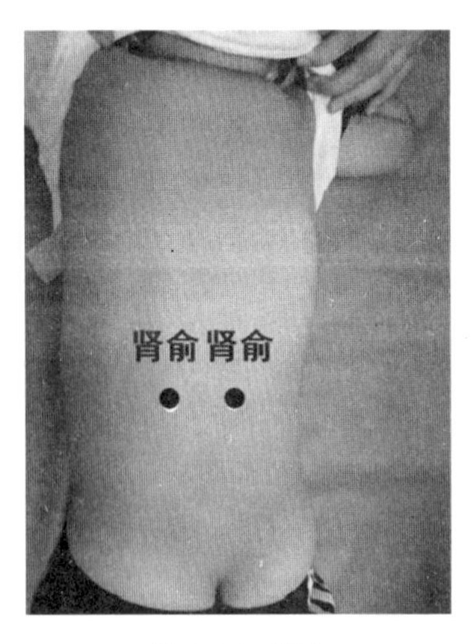

图 6-36 肾俞

2. 操作 按揉肾俞：术者以食、中二指或两拇指指端按揉之。

3. 次数 按揉 50 ～ 100 次。

4. 功效 滋阴壮阳，补益肾气，强腰脊。

5. 主治 腹泻、便秘、气喘、遗尿、小便不利、水肿、阳痿、遗精、少腹痛、下肢痿软乏力、慢性腰背痛等病证。

6. 临床应用

（1）此穴为补肾要穴，可与百劳合用。揉肾俞可滋阴壮阳、补益肾气，治疗肾虚泄泻、阴虚便秘、下肢痿软无力、潮热、盗汗等病证，多与揉二马、补脾经、推三关等合用。

（2）按揉肾俞治疗腰背痛，常与腰俞、委中、承山等穴合用；治疗肾不纳气之气喘，多与揉肺俞、推脾经等合用。

八、脊柱

1. 位置 长强至大椎呈一直线（图 6–37）。

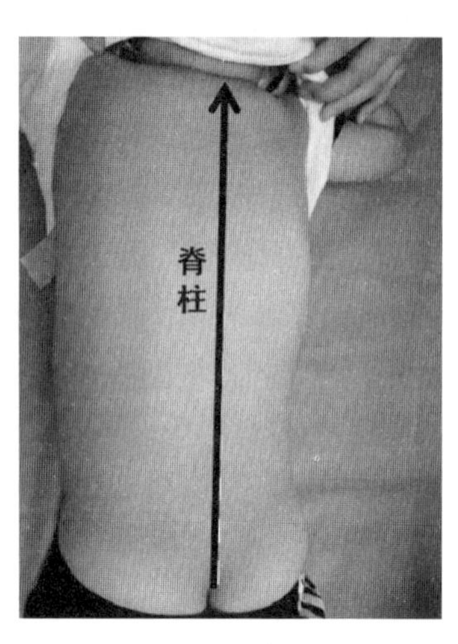

图 6–37 脊柱

2. 操作

（1）推脊：术者以食、中二指指腹自上而下做单向直线推之。

（2）捏脊：术者以拇指与食、中二指或食指中节桡侧缘相对用力，夹持提起，捻搓向前推动之。捏之前可先在背部轻轻按摩几遍，使肌肉放松。捏三下提一下，称“捏三提一法”。

3. 次数 推脊 100 ～ 300 次，捏脊 3 ～ 5 遍。

4. 功效 调阴阳，和脏腑，理气血，培元固本，退热消胀。

5. 主治 疳积、腹泻、呕吐、便秘、发热、夜啼、惊风等病证。

6. 临床应用

（1）捏脊可调阴阳、和脏腑、理气血、通经络、培元气、强体质。临床上一般可治疗先、后天不足的慢性病证，如疳积、泄泻、呕吐、便秘、惊风、夜啼等，常与补脾经、补肾经、推三关、摩腹、按揉足三里等配合应用。捏脊法不仅用于治疗小儿病证，还可用于治疗成人失眠、肠胃病、月经不调等病证。

（2）捏脊操作时，旁及膀胱经，应用时可根据不同病情，重提或按揉相应的背部俞穴，以加强疗效。

（3）推脊能清热，主治小儿发热，常与清天河水、退六腑等合用。还可用于治疗腰脊强痛、角弓反张、下焦阳气虚弱等。

九、七节骨

1. 位置 第四腰椎至尾椎骨端呈一直线（图 6–38）。

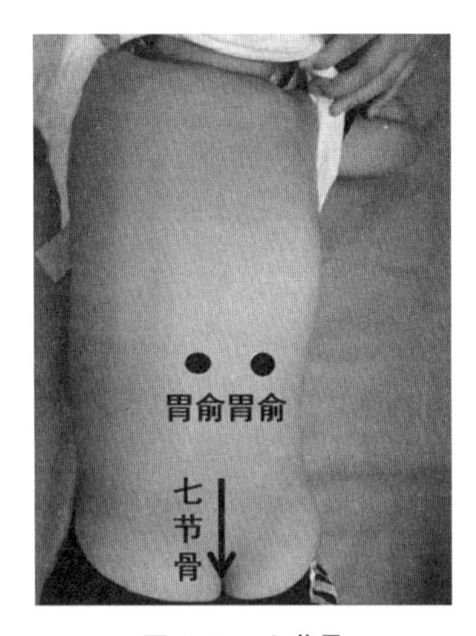

图 6-38　七节骨

2. 操作

（1）推上七节骨：术者以拇指或食、中二指指腹自下向上做单向直线推动之。

（2）推下七节骨：术者以拇指或食、中二指指腹自上而下做单向直线推动之。

（3）擦七节骨：术者以掌根或食、中、无名三指并拢在穴位上做直线来回擦动之。

3. 次数　推 100 ～ 300 次，擦之以透热为度。

4. 功效　调理肠胃，温阳止泻，泻热通便。

5. 主治　泄泻、便秘、痢疾、脱肛等病证。

6. 临床应用

（1）推上七节骨或擦七节骨可温阳止泻，治疗虚寒泄泻、久痢、气虚下陷之脱肛、遗尿等病证，常与补大肠、揉百会等合用。若属实热证，则不用本法，用后多令患儿腹胀或出现其他变证。

（2）推下七节骨能泻热通便，多治疗肠热便秘、痢疾等病证。治疗痢疾可先泻后补；虚寒泄泻，不可用本法，以防滑泻。

十、龟尾

1. 位置　在尾骨端下，当尾骨端与肛门连线的中点处（图 6-39）。

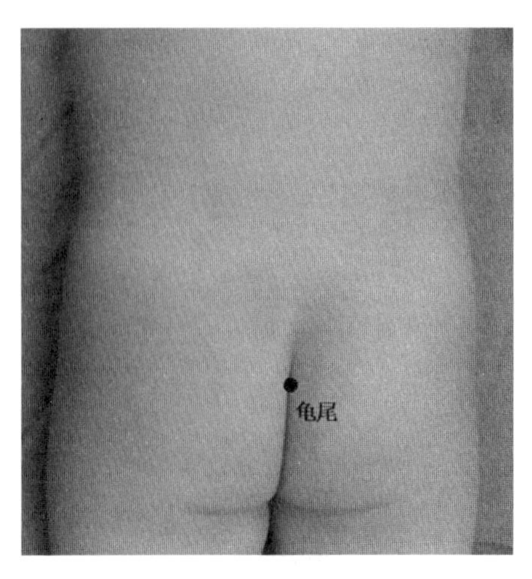

图 6-39　龟尾

2. 操作

（1）揉龟尾：术者以中指或拇指指端揉之；

（2）推或掐龟尾：术者以拇指推或掐之。

3. 次数 揉、推各 100 ～ 300 次，掐 3 ～ 5 次。

4. 功效 调肠通便，止泻镇惊。

5. 主治 泄泻、便秘、脱肛、遗尿、惊风等病证。

6. 临床应用

（1）揉龟尾可通调督脉之经气，调理大肠之功能，既能止泻，又能通便，多与揉脐、推七节骨合用。

（2）本穴向上推可升阳止泻，可治疗久泻、脱肛；向下推能降、能利，可治疗便秘；掐龟尾可镇惊息风，治疗惊风。

十一、大肠俞

1. 位置 第四腰椎棘突下，旁开 1.5 寸处（图 6–40）。

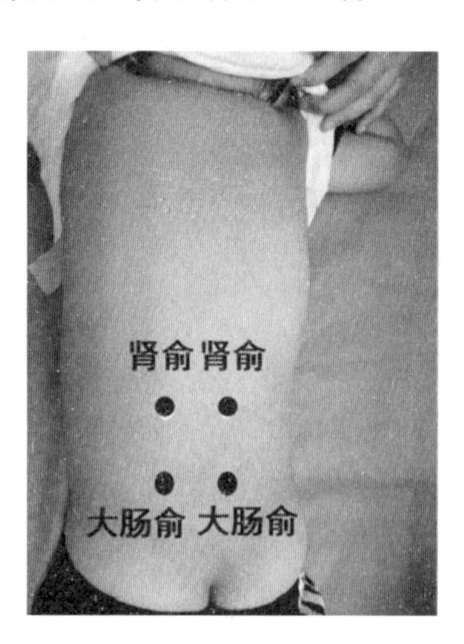

图 6–40 大肠俞

2. 操作 按揉大肠俞：术者以双手拇指指端按揉之。

3. 次数 按揉 100 ～ 300 次。

4. 功效 调理肠胃，理气导滞。

5. 主治 腹痛、便秘、腹泻、肠鸣、腹胀、痢疾、痔疾、腰痛等病证。

6. 临床应用

（1）本穴善降大肠之气，虚弱之人慎用。治疗便秘，可配合揉足三里、上巨虚、支沟等穴。

（2）大肠俞拔罐，治疗便秘效果较佳。

附：小儿推拿腰背部常用穴位操作视频，见二维码。

扫一扫，看视频

第四节　上肢部

脾经、肝经、心经、肺经、肾经

一、脾经

1. 位置　在拇指桡侧缘，从指尖至指根赤白肉际呈一线［图 6–41（1）］，或在拇指末节螺纹面［图 6–41（2）］。

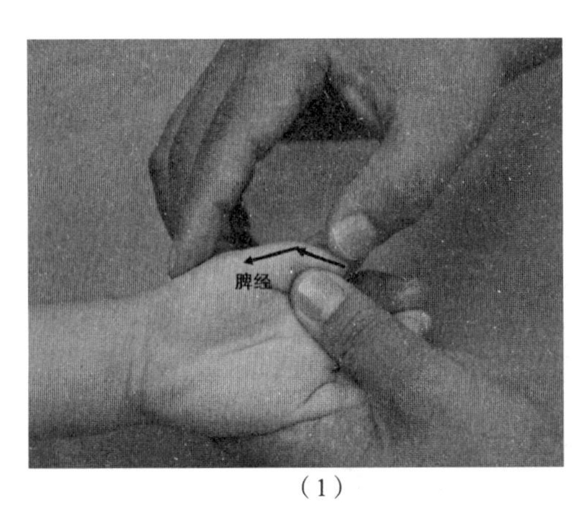

（1）

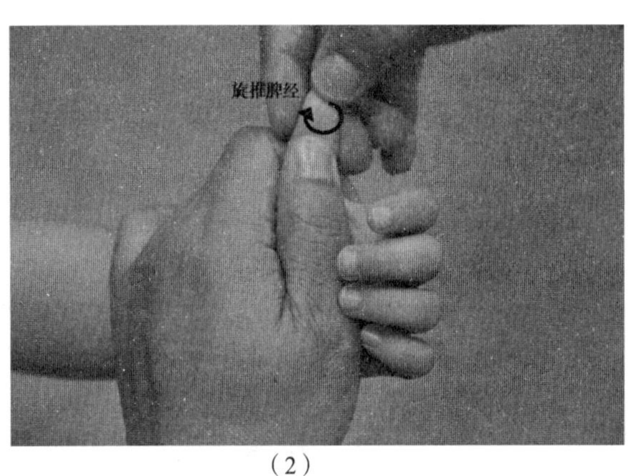

（2）

图 6–41

2. 操作

（1）补脾经：术者用左手握患儿左手，同时以拇、食二指捏住其拇指，使之微屈，再用右手拇指沿患儿拇指桡侧赤白肉际自指尖推向指根。

（2）清脾经：患儿拇指伸直，术者以拇指沿患儿拇指桡侧赤白肉际自指根推向指尖。

（3）清补脾经：术者用左手握患儿左手，同时以拇、食二指捏住其伸直的拇指，再用右手拇指沿患儿拇指桡侧赤白肉际在指尖与指根之间来回推之。

3. 次数　推 100 ～ 300 次。

4. 功效　健脾和胃，补益气血，消积开胃，清热化湿，化痰涎。

5. 主治　体质虚弱、食欲不振、肌肉消瘦、消化不良、呕吐、泄泻、疳积、慢惊风、痢疾、便秘、黄疸、痰湿、咳嗽、虚证喘嗽、自汗盗汗、便血及斑疹隐而不透等病证。

6. 临床应用

（1）补脾经可健脾和胃、补益气血。主治脾胃虚弱引起的泄泻、食欲不振、消化不良、肌肉消瘦等病证，常与推三关、捏脊、运八卦等合用。本穴是治疗体虚肌瘦、食欲不振及脾虚泄泻的效穴。

（2）清脾经可清热化湿、和胃止呕。治疗湿热熏蒸、皮肤发黄、恶心呕吐、泄泻、痢疾等病证，常与清天河水、清肺经、揉小天心、推小肠等合用。

（3）清补脾经用于虚中夹实，可调和脾胃、活血顺气、增进食欲。治疗饮食停滞、脾胃不和引起的胃脘痞滞、嗳腐吞酸、纳呆、泄泻、呕吐等病证，常与运八卦、揉板门、分腹阴阳等合用。若湿热留恋日久而不退或外感发热兼湿者，可单用本法治疗，清补脾经 20 ～ 30 分钟，至微汗出，效果较佳。小儿脾胃虚弱者，不宜攻伐太过。

（4）一般情况下，脾经多用补法，主治脾虚慢惊、不思饮食、腹胀、疳积、腹痛、飧泄、

水泻、元气虚弱、自汗盗汗、身瘦无力等。凡脾胃虚寒各证均宜用补法。体壮邪实者，方可用泻法。

（5）小儿体虚、疹出不透时推补本穴，或加推三关 3 ～ 5 分钟，揉小天心 5 分钟，可治疗瘾疹，但手法宜快而重，具有补中寓泻之意。

（6）补脾经 5 分钟，推三关 5 分钟，掐列缺 5 次，有助气活血、通经活络之功效，可引热下行，治疗手热脚凉或下肢瘫痪等病证；补脾经 5 分钟，揉一窝风 5 分钟（微用力），可温中健脾和胃、增进食欲、除湿痰，对呕吐物伴有黏液者用之有效。

二、肝经

1. 位置 食指末节螺纹面（图 6–42）。

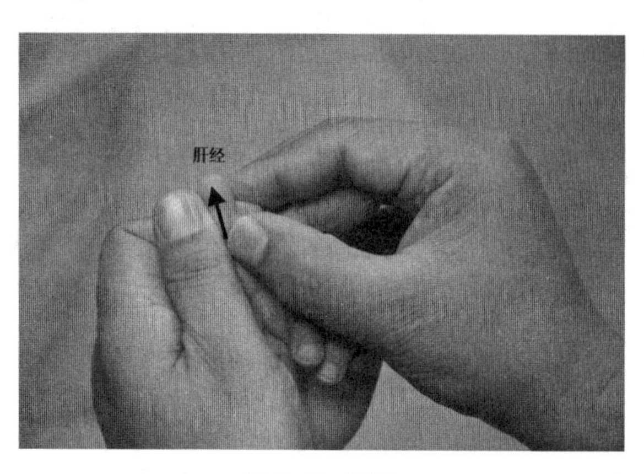

图 6–42 肝经

2. 操作

（1）清肝经：术者左手握住患儿左手，使其食指向上，然后用右手拇指螺纹面自食指末节指纹推向指尖，亦称“平肝”。

（2）补肝经：术者左手握住患儿左手，使其食指向上，然后用右手拇指螺纹面自指尖推向食指末节指纹。

3. 次数 推 100 ～ 300 次。

4. 功效 平肝泻火，镇惊息风，解郁除烦，和气生血。

5. 主治 惊风、目赤、烦躁不安、五心烦热、口苦咽干、头晕头痛、耳鸣、伤寒高热、口舌生疮、小便赤涩、脾虚腹胀、泄泻等病证。

6. 临床应用

（1）清肝经可平肝泻火、镇惊息风、解郁除烦。治疗惊风抽搐、烦躁不安、目赤肿痛、五心烦热等病证，常与清心经、掐揉小天心、补肾经、退六腑等合用。

（2）肝经宜清不宜补，若肝虚应补则以补肾经代之，称为“滋肾养肝法”。

三、心经

1. 位置 中指末节螺纹面（图 6–43）。

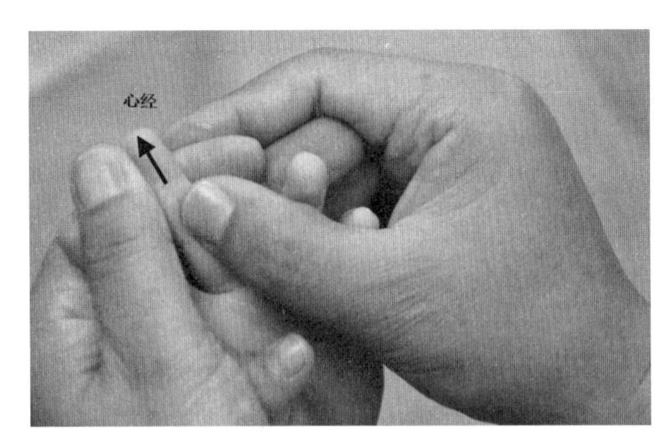

图 6–43　心经

2. 操作

（1）清心经：术者以拇指自中指掌面末节指纹推向指尖。

（2）补心经：术者以拇指自中指指尖推向掌面末节指纹。

3. 次数　推 100 ～ 300 次。

4. 功效　清热除烦，退心火，利小便，养心安神。

5. 主治　五心烦、胸闷心烦、目眦红赤、两腮颧部色赤、口舌生疮、吐舌弄舌、小便赤涩、惊惕不安、心血不足、贫血、失血等病证。

6. 临床应用

（1）清心经可清热退心火，治疗心火旺盛而引起的高热面赤、神昏烦躁、口舌生疮、小便短赤、惊风、惊吓等病证，多与退六腑、清天河水、打马过天河、掐揉小天心、清小肠等合用。

（2）患儿高烧时，见两颧腮部色赤尤甚，为火来烁金，定有剧咳发作，采用清心经治疗 1 ～ 2 次后，多见两颧腮部色赤消退，剧咳可明显缓解；但清心经对肺结核患者的两颧腮部色赤，用之无效。

（3）补心经可用于治疗气血虚弱、心烦不安、睡卧露睛、慢惊、胆怯等病证，常与补脾经、推三关、揉二马、补肾经及揉脾俞、胃俞等合用。

（4）临床可用清天河水代替清心经。本穴宜用清法，不宜用补法。需补时可补后加清，或以补脾经代之，以防扰动心火。

四、肺经

1. 位置　无名指末节螺纹面（图 6–44）。

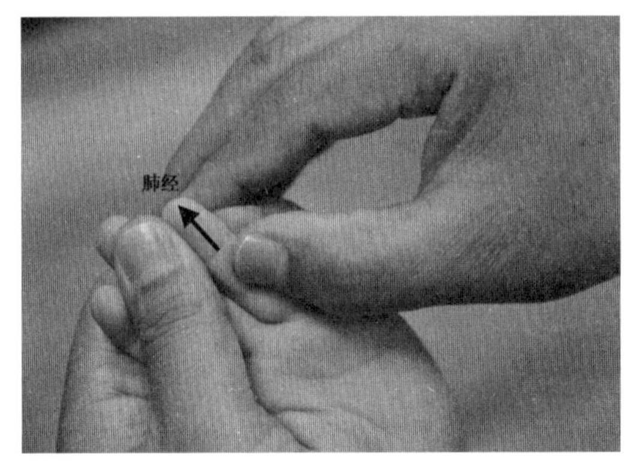

图 6–44　肺经

2. 操作

（1）清肺经：术者以拇指自无名指掌面末节指纹推至指尖。

（2）补肺经：术者以拇指自指尖推至无名指掌面末节指纹。

3. 次数 推 100 ～ 500 次。

4. 功效 宣肺清热，止咳化痰，补益肺气，利便通窍。

5. 主治 感冒、咳嗽、气喘痰鸣、肺炎、急慢性支气管炎、百日咳、鼻干、气闷、呕吐、自汗、盗汗、面白、脱肛、遗尿、大便秘结、麻疹不透等病证。

6. 临床应用

（1）清肺经可宣肺清热、疏风解表、止咳化痰。治疗感冒发热、咳嗽气喘、痰鸣、鼻干、鼻流浊涕、喉痛、便结等病证，常与清天河水、退六腑、运八卦等合用。

（2）清肺经不仅可清肺中蕴热，又可引热外散。因肺主皮毛，故此穴为治疗感冒发热与平肝必配之穴。如出疹前发热，清肝经、清肺经、清天河水三者配用，可起到透发的作用。

（3）补肺经可补益肺气，治疗肺气虚损、少气懒言、面白、自汗、盗汗、遗尿、脱肛、大便秘结等病证，常配伍补脾经、推三关、揉二马等。

（4）小儿久流浊涕不愈，推清本穴 7 ～ 10 分钟，有清肺窍、止浊涕之效。若见鼻塞、鼻腔色赤干燥者，推清本穴 5 分钟，配清板门 5 分钟，黄蜂入洞 2 分钟，三穴配用可清肺胃之热、通鼻息。对便秘、便结以及痢疾里急后重等病证，推清本穴 5 分钟，退六腑 5 分钟，揉阳池 1 分钟，三穴配用可行气通滞、润燥通便。

五、肾经

1. 位置 小指掌面稍偏尺侧，自小指尖至指根呈一直线（图 6–45）。

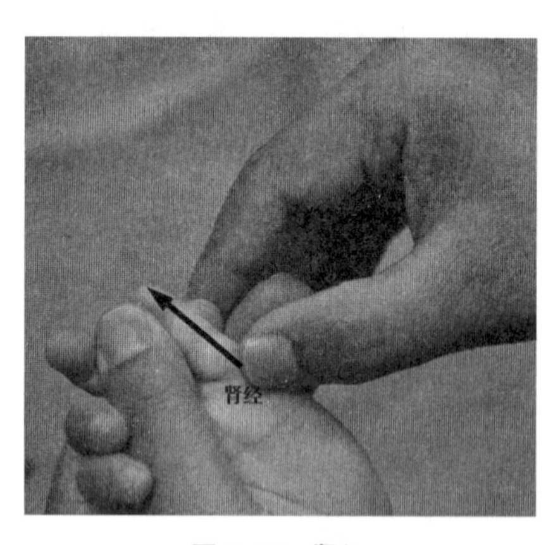

图 6–45 肾经

2. 操作

（1）补肾经：术者以拇指自小指根推向指尖。

（2）清肾经：术者以拇指自小指尖推向指根。

3. 次数 推 100 ～ 500 次。

4. 功效 滋肾壮阳，温补下元，强筋壮骨，止虚火，清热利尿。

5. 主治 先天不足、久病体虚、五更泻、遗尿、咳嗽、喘息、癫痫、五迟五软、目赤、膀胱湿热、虚火牙痛等病证。

6. 临床应用

（1）补肾经可滋肾壮阳、强壮筋骨。治疗先天不足、久病体虚、五更泄泻、久泻、遗尿、喘息、面黑青暗、肾亏骨软等病证，常与补脾经、揉二马、推三关等合用。

（2）清肾经可清利下焦湿热。治疗膀胱蕴热、小便赤涩、泄泻、小儿肾炎、小肠疝气等病证，常配伍掐揉小天心、清小肠、推箕门等。

（3）推补本穴时，时间要长，有补肾之功，对于先天不足引起的小儿病证，一般都有效。如推补本穴 5 分钟，配清板门 5 分钟，有滋阴清热的作用，可治疗小儿感冒发热以及手足心热等病证；推补本穴 15 分钟，配揉二马 5 分钟，两穴配用有滋阴潜阳之功，对高烧持续不退者，用之有效；推补本穴 5 分钟，配掐列缺 5 ～ 10 次，有滋阴降逆之功，可治疗头晕、头痛等病证；推补本穴 5 分钟，配清天河水 1 ～ 2 分钟，具有补肾阴、泻心火、除烦躁、镇惊等作用，对口舌生疮、舌尖色赤、痰黏难咳、夜间烦躁不宁及口干口渴等病证，用之有效。

六、大肠

大肠、小肠、肾纹、肾顶、小横纹

1. 位置　食指桡侧缘赤白肉际处，自指尖至指根呈一直线（图 6–46）。

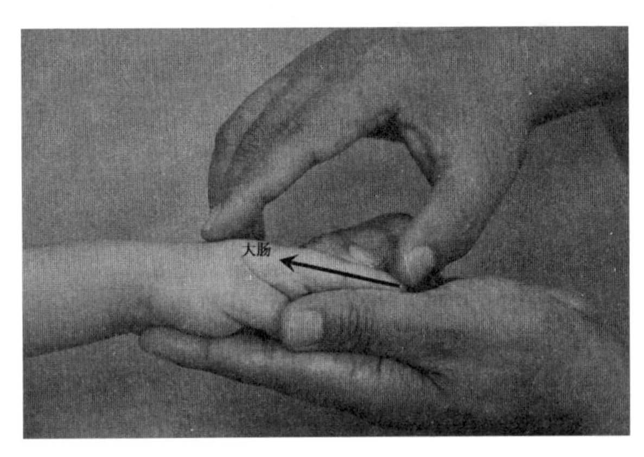

图 6–46　大肠

2. 操作

（1）补大肠：术者以右手拇指桡侧面，沿食指桡侧缘赤白肉际自指尖推至指根。

（2）清大肠：术者以右手拇指桡侧面，沿食指桡侧缘赤白肉际自指根推至指尖。

（3）清补大肠：术者以右手拇指桡侧面，沿食指桡侧缘赤白肉际自指根至指尖来回推之。

3. 次数　推 100 ～ 500 次。

4. 功效　调肠通便，涩肠止泻，止寒热痢，退肝胆火。

5. 主治　泄泻、痢疾、脱肛、肛门红肿、便秘、腹痛等病证。

6. 临床应用

（1）补大肠可温中止泻、涩肠固脱。治疗虚寒腹泻、痢疾、脱肛等病证，多配伍补脾经、推三关、补肾经等。若水泻严重者，宜利小便，不可推补本穴；若推补之，止泻过急，则易使患儿呕吐。

（2）清大肠可清热利湿导滞、退肝胆之火。治疗湿热滞留肠道、身热腹痛、痢下赤白、大便秘结等病证，常配合清天河水、分阴阳、清脾经、清肺经、退六腑等。

（3）清补大肠可调理肠道功能。治疗寒热错杂、虚实相兼、便秘、泄泻、腹胀、纳呆等病证，常与运八卦、清补脾经等合用。清补法还可治疗赤白痢疾、伤食泄泻、肛门红肿等病证。

（4）治疗痢疾、便秘，可用大肠独穴施术，但需推30分钟左右才能取效。对于急性痢疾有里急后重者，应先清肺经，待里急后重症状减轻或消失后，再用本穴。

（5）清大肠可使浊气下降，补法可使清气上升，清补兼施则脾胃得健，为治泄泻之要穴。

七、小肠

1. 位置 在小指尺侧缘，自指尖至指根呈一直线（图6–47）。

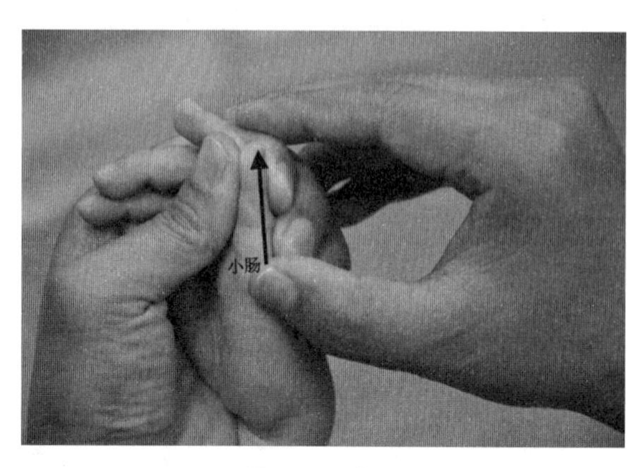

图6–47 小肠

2. 操作

（1）补小肠：术者以拇指沿小指尺侧缘自指尖推向指根。

（2）清小肠：术者以拇指沿小指尺侧缘自指根推向指尖。

3. 次数 推100～500次。

4. 功效 清热利尿，泌别清浊，清膀胱热，滋阴补虚。

5. 主治 小便赤涩、尿闭、膀胱炎、尿道痛、水泻、口舌生疮、口舌糜烂、午后潮热等病证。

6. 临床应用

（1）本穴多用清法，可清热利尿、泌别清浊，主治小便短赤不利、尿闭、泄泻、口舌生疮等病证。治疗小儿水泻或中毒性消化不良效果尤佳，不但具有通利小便之功，同时具有泌别清浊之效。

（2）若心经有热下移小肠，可配清天河水、揉小天心、揉二马以加强清热利尿的作用。

（3）补小肠可滋阴补虚，主治阴虚水亏、小便短赤、下焦虚寒多尿、遗尿等病证。

八、肾纹

1. 位置 手掌面，小指第二指间关节横纹处（图6–48）。

2. 操作 揉肾纹：术者以中指或拇指指端按揉之。

3. 次数 揉100～500次。

4. 功效 祛风明目，清散结热。

5. 主治 目赤肿痛、鹅口疮、热毒内陷、内热外寒、高热惊厥、郁热不散等病证。

6. 临床应用

（1）治疗目赤肿痛、鹅口疮，以及热毒内陷，郁热不散所致的高热、呼吸气凉、四肢逆冷等病证，常与清天河水、揉小天心、退六腑、分阴阳等合用。

（2）本穴还可用来治疗结膜充血、眼前房出血。

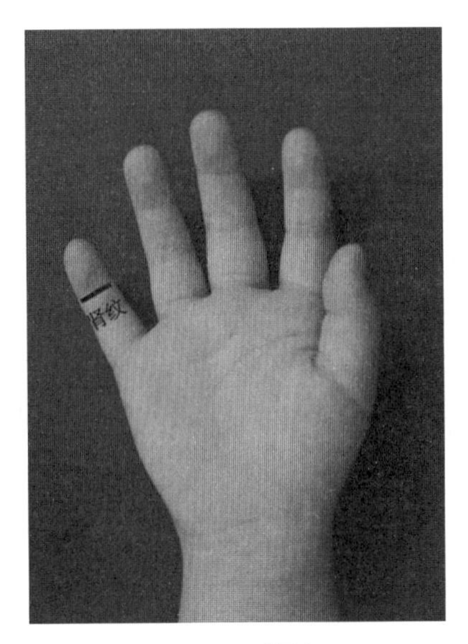

图 6-48　肾纹

九、夜尿点（遗尿点、尿频点）

1. 位置　小指掌面远端指节横纹中点处（图 6-49）。

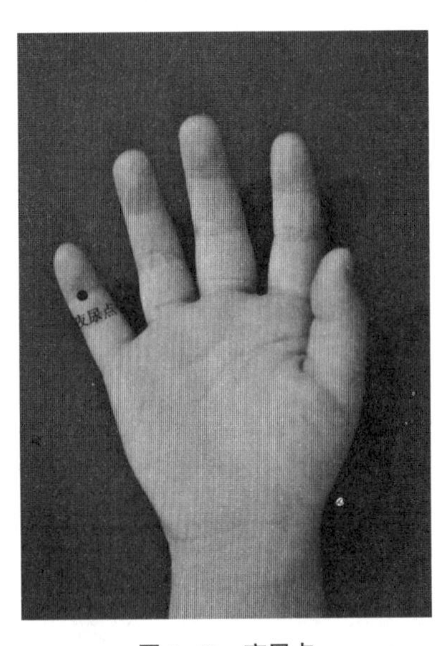

图 6-49　夜尿点

2. 操作　掐揉夜尿点：术者以中指或拇指指端揉之；以拇指指甲掐揉之。

3. 次数　揉 10 ～ 20 次，掐揉 5 ～ 10 次。

4. 功效　清热泻火，利尿通淋。

5. 主治　夜尿、尿频、牙痛、耳鸣、耳聋、血尿、尿闭等病证。

6. 临床应用　治疗遗尿，常配合补肾经、补脾经、揉三阴交、揉中极等。

十、肾顶

1. 位置　在小指顶端（图 6-50）。

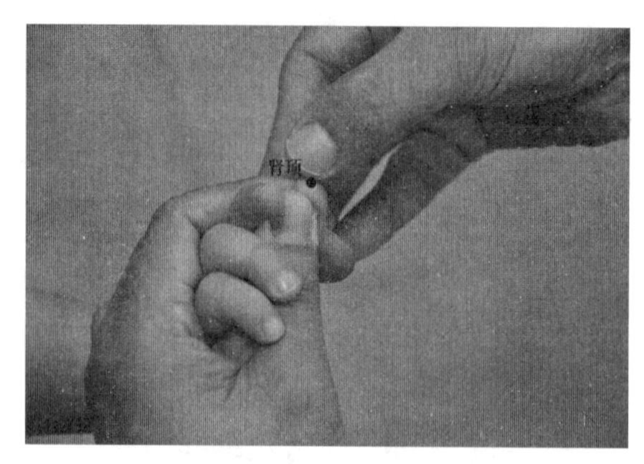

图 6-50　肾顶

2. 操作　揉肾顶：术者以拇指或中指指端按揉之；或以拇指指甲掐揉之。

3. 次数　揉 100 ～ 500 次，掐揉 5 ～ 10 次。

4. 功效　收敛元气，固表止汗。

5. 主治　自汗、盗汗、解颅、水疝等病证。

6. 临床应用　本穴为止汗要穴，对自汗、盗汗、大汗淋漓者有良效。阴虚盗汗者，配揉二马、复溜等；气虚自汗者，配补脾经、补肺经等。

十一、小横纹

1. 位置　手掌面，第二至第五指掌指关节横纹处（图 6-51）。

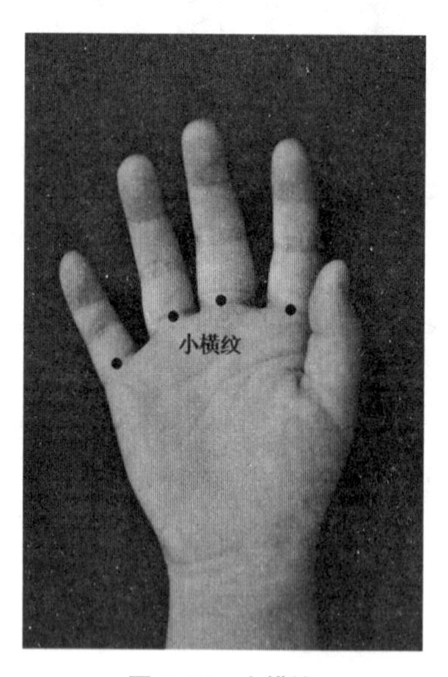

图 6-51　小横纹

2. 操作

（1）推小横纹：术者以拇指桡侧于第二至第五指掌指关节横纹处来回推之。

（2）掐揉小横纹：术者以拇指指甲依次掐揉之。

（3）揉小横纹：术者以右手拇指或中指指端依次揉之。

3. 次数　推、揉 100 ～ 300 次，掐 3 ～ 5 次。

4. 功效　清热散结，宣肃肺气，解郁消胀。

5. 主治　发热、烦躁、口唇破裂、口疮、流口水、百日咳、痰涎咳喘、腹胀、胁痛等病证。

6. 临床应用

（1）本穴主要用于治疗脾胃热结、口唇破裂、口疮、腹胀、发热、烦躁等病证。脾虚作胀者配补脾经、揉足三里等；伤食者配摩腹、清补脾经、运内八卦；口唇破裂、口舌生疮者配清脾经、清胃经、清天河水等。

（2）推小横纹治疗肺部干性啰音，具有一定疗效。本穴亦为治疗喘咳的效穴。

（3）若患儿因口疮疼痛影响吮乳和进食时，先揉小天心 5 分钟，次揉本穴 5 分钟，可散结热、止口疮疼痛。

十二、四横纹

1. 位置　手掌面，食、中、无名、小指近侧指间关节横纹处（图 6–52）。

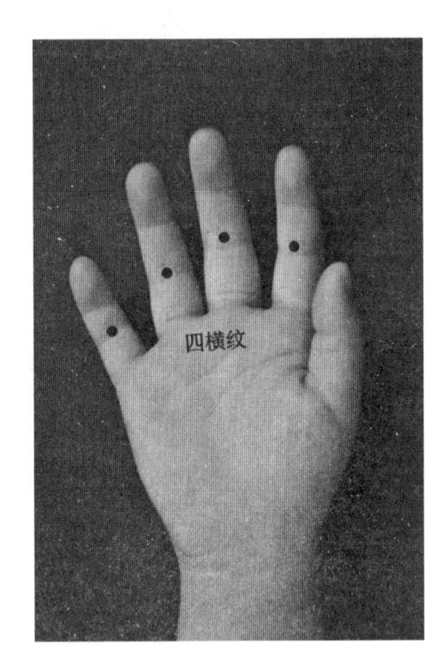

图 6–52　四横纹

2. 操作

（1）推四横纹：术者以拇指桡侧于四横纹穴左右推之。

（2）掐揉四横纹：术者以拇指指甲依次掐之，继以拇指指端揉之。

3. 次数　推 100 ～ 300 次，掐揉 3 ～ 5 次。

4. 功效　调中行气，清热散结，消食化痰，开胸利膈，清脏腑热。

5. 主治　腹胀、腹痛、口唇破裂、鹅口疮、厌食、疳积、消化不良、气促胸满、气喘、痰咳、惊风等病证。

6. 临床应用

（1）掐揉本穴可清热散结，推之可调中行气、和气血、消胀。治疗口疮、口唇破裂，多与揉总筋、揉掌小横纹、清天河水等合用；治疗胸闷痰喘，常与运八卦、推肺经、推膻中等合用；治疗内伤乳食、消化不良、腹胀等，常与捏脊、推脾经、揉板门等合用。

（2）临床上可用一次性采血针点刺本穴，配合捏脊治疗小儿营养不良、泄泻、疳积等病证，效果较佳。治疗脾虚腹胀（多在午后开始，至翌日凌晨逐渐缓解），应加补脾经 5 分钟。

十三、掌小横纹

1. 位置　手掌面小指根下，尺侧掌纹头处（图 6–53）。

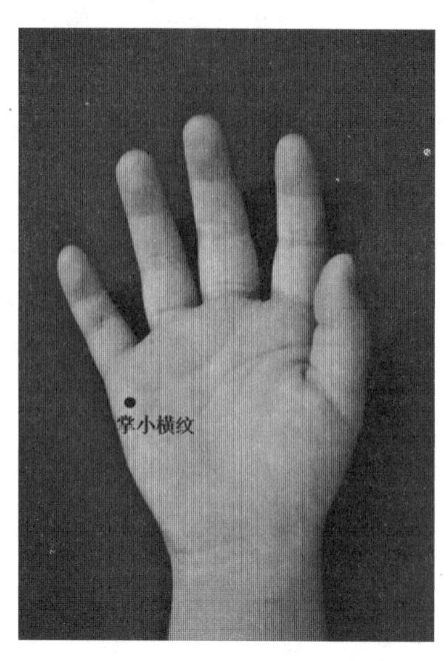

图 6-53　掌小横纹

2. 操作　揉掌小横纹：术者以中指或拇指指端按揉之。

3. 次数　揉 100 ～ 300 次。

4. 功效　清热散结，宽胸宣肺，化痰止咳。

5. 主治　发热、口舌生疮、流涎、肺炎、百日咳及一切痰壅喘咳等病证。

6. 临床应用

（1）本穴为治疗口疮、喘咳的效穴。揉掌小横纹治疗肺部湿性啰音，有较好的疗效。

（2）按揉本穴对小儿流涎证属心脾积热者有良效。

十四、板门

1. 位置　在手掌大鱼际平面处（图 6-54）。

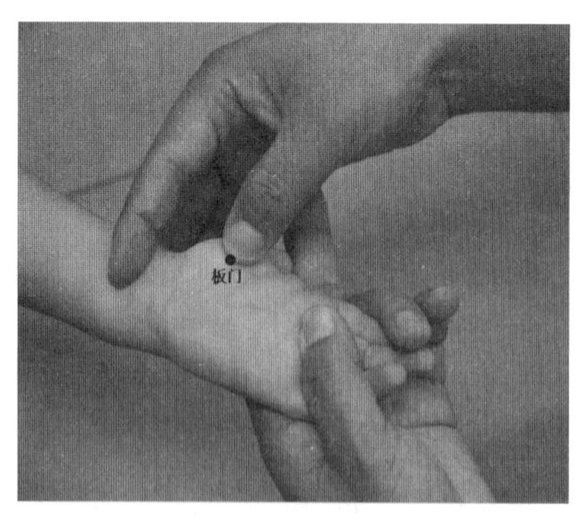

图 6-54　板门

2. 操作

（1）揉板门：术者用左手托住患儿左手，用右手拇指或中指在大鱼际平面的中点处环旋揉或来回揉之。

（2）拿揉板门：术者先以左手托住患儿左手，再以右手食、中二指夹住患儿拇指，同时以中指拿其合谷穴，然后再以拇指拿本穴，继以拇指指端揉之。

（3）板门推向横纹：术者以右手拇指桡侧自拇指根推向腕横纹。

（4）横纹推向板门：术者以右手拇指桡侧自腕横纹推向拇指根。

（5）清板门：术者以右手拇指桡侧在腕横纹与拇指根之间来回推之。

3. 次数 推、拿、揉各 100 ～ 300 次。

4. 功效 健脾和胃，消食导滞，通调三焦，清热凉膈。

5. 主治 食欲不振、乳食内伤、呕吐、泄泻、腹胀、急性胃痛、气喘、嗳气、口臭、鼻衄、鼻炎、痘疹潮热不退、阴虚内热、急慢惊风、角弓反张等病证。

6. 临床应用

（1）揉板门可健脾和胃、消食化滞、调理气机。治疗乳食停积、腹胀、泄泻、食欲不振、呕吐、嗳气等病证，常与推脾经、运内八卦、分腹阴阳等合用；治疗腹泻、呕吐等亦可单用本穴治疗，但推拿时间宜长。

（2）板门推向横纹，可止泻，用于脾阳不振、乳食停滞引起的泄泻，常与推大肠、推脾经等合用。

（3）横纹推向板门，可止吐，用于胃失和降之呕吐，常与推脾经、推天柱骨、分腹阴阳、运内八卦等合用。

（4）清板门具有清热凉膈之功效，配补肾经、揉二马治疗伤风感冒发烧和高烧持久不退，以及阴虚内热、疹痘低烧不退有良效。上牙龈属胃，若见小儿患口疮伴有上牙龈红肿，或单见上牙龈红肿，清板门 5 分钟，再配退六腑 5 分钟，有清胃热、消肿胀的作用。

十五、胃经

1. 位置 在大鱼际桡侧，赤白肉际处（图 6–55）。

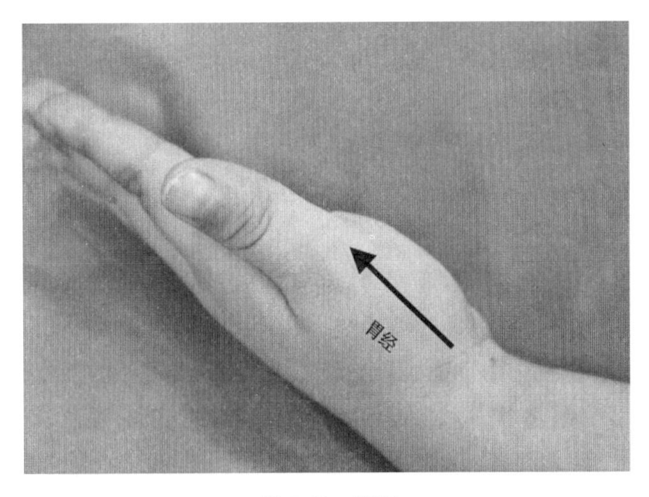

图 6–55 胃经

2. 操作

（1）清胃经：术者以拇指或食、中二指指腹自掌根推向拇指根。

（2）补胃经：术者以拇指或食、中二指指腹自拇指根推向掌根。

3. 次数 推 100 ～ 300 次。

4. 功效 消食和胃，降逆止呕，清利湿热，除烦止渴。

5. 主治 食欲不振、腹胀、纳呆、口臭、便秘、恶心、呕吐、呃逆、嗳气、泄泻、烦渴善饥、吐血、衄血、痘疹潮热不退等病证。

6. 临床应用

（1）清胃经可清脾胃湿热、和胃降逆、泻胃火、除烦止渴。治疗恶心呕吐、呃逆、嗳气、吐血、衄血、烦渴善饥、食欲不振等病证，多与清补脾经、清板门等合用。

（2）补胃经可健脾胃、助运化，常与补脾经、揉中脘、摩腹等合用。

十六、内劳宫

1. 位置　手掌心，握拳屈指中指尖下处（图 6–56）。

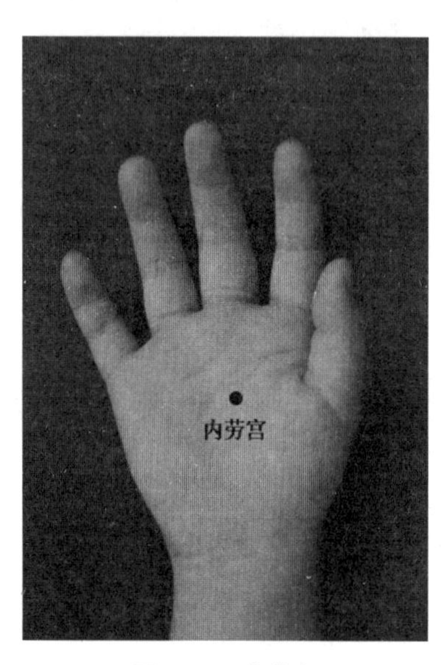

图 6–56　内劳宫

2. 操作

（1）掐揉内劳宫：术者以拇指指甲掐揉之。

（2）运内劳宫：术者以拇指或中指指腹运之。

（3）点内劳宫：术者以中指指端微用力点之后迅速抬起。

3. 次数　运 100 ～ 300 次，掐揉 3 ～ 5 次，点 10 ～ 20 次。

4. 功效　清热除烦，凉血解毒，清心开窍。

5. 主治　发热、烦渴、虚烦内热、齿龈糜烂、口疮、尿血、便血、口臭、惊风抽搐等病证。

6. 临床应用

（1）本穴属心包络，为清热解毒除烦的效穴。治疗发热、五心烦热、口舌生疮、烦渴、齿龈糜烂、便血等病证，多与清天河水、掐揉小天心等合用。推拿施术时可配合凉水，用口边吹边运，则清热之力更强。

（2）左揉内劳宫可发汗，右揉内劳宫可泻心火、除烦躁。

小天心、内八卦

十七、小天心

1. 位置　在掌根，大小鱼际交接之凹陷中（图 6–57）。

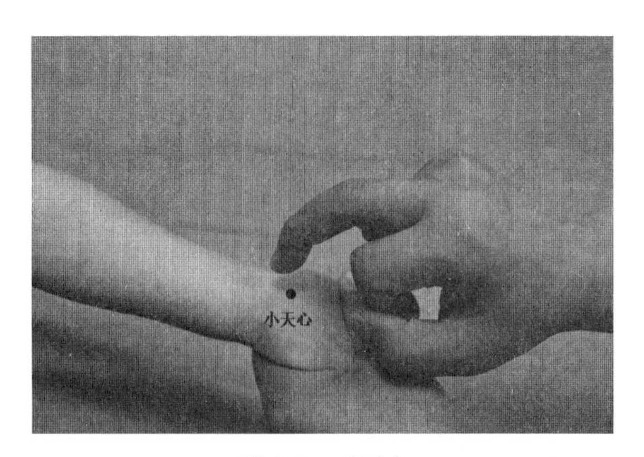

图 6–57　小天心

2. 操作

（1）掐揉小天心：术者以拇指指甲掐之，或以拇指或中指指端揉之。

（2）捣小天心：术者以中指指端或屈曲指间关节背侧捣之。

（3）颤小天心：术者以中指指端按在穴位上微微颤之。

3. 次数　揉、颤各 100 ～ 300 次，掐、捣各 5 ～ 20 次。

4. 功效　镇惊安神，清热利尿，通窍明目，散瘀通络。

5. 主治　惊风、抽搐、夜啼不安、口舌生疮、小便赤涩、目赤肿痛、干涩、泪多或无泪、斜视、疹痘欲出不透、解颅等病证。

6. 临床应用

（1）本穴性寒，为清心安神的要穴。治疗心经有热、惊风、夜啼等病证，常与清天河水、揉二马、清肝经等合用。

（2）心经热盛，移热于小肠，出现口舌生疮、小便赤涩等病证，以掐揉小天心为主。此穴揉之，可清膀胱之热、通利小便，常与清天河水、清小肠、揉二马等合用。

（3）眼上翻者，则向下掐、捣；右斜视者，向左掐、捣；左斜视者，向右掐、捣。

（4）本穴与内劳宫同属心包络，均能清心经之热、镇惊安神，但内劳宫清热之力强，小天心安神之力强，并能利尿、透疹。此外，本穴对新生儿硬皮症、黄疸、遗尿、水肿、痘疹欲出不透及恶疮毒疖者亦有效。

（5）揉小天心 3 分钟，配揉一窝风 3 ～ 5 分钟，两穴相伍有透表发汗之效。此外，两穴相配可通阳解肌、润肤，治疗初生儿硬皮症有一定疗效。

（6）本穴治疗解颅有特效。配合推补肾水、揉肾顶，可补肾阴、敛元阳，防止颅骨开裂，并可使颅骨缝早日愈合。颅骨缝开裂较轻者，经推拿治疗数次后，可获满意疗效。

（7）本穴配揉二马、清天河水，具有清热利尿的作用，可治疗小儿尿频、尿道炎、尿道疼痛等病证。本穴配合揉阳池穴，可潜阳降压。

（8）本穴各家手法操作不一，一般多用捣法，但临床上揉小天心疗效更佳。

十八、内八卦

1. 位置　以掌心至中指根横纹距离的 2/3 为半径画圆，八卦穴即分布在此圆上（对小天心者为坎，对中指根为离，在拇指侧半圆的中点为震，在小指侧半圆的中点为兑），即乾、坎、艮、震、巽、离、坤、兑（图 6–58）。

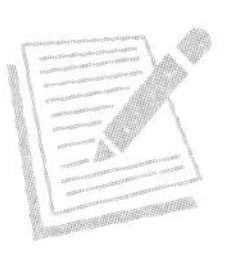

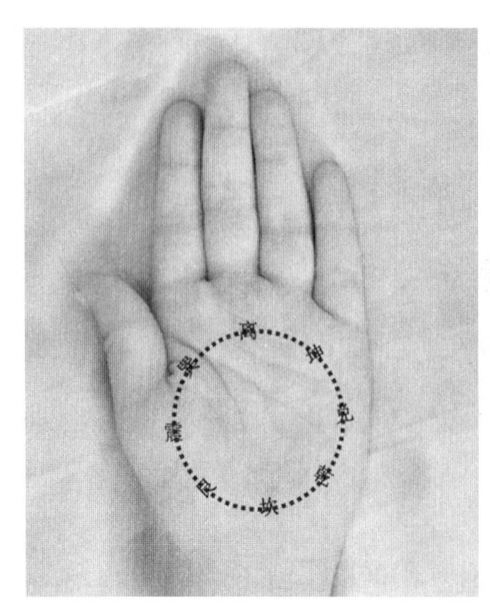

图 6-58 内八卦

2. 操作

（1）顺运内八卦：术者以拇指指面自乾向坎运至兑为一遍，在运至离时应轻轻而过。

（2）逆运内八卦：术者以拇指指腹从兑卦经坤卦运至乾卦，或由艮卦起，以逆时针方向推运一周至震卦止，在运至离卦时应轻轻而过。

（3）分运八卦：顺运乾→震：自乾经坎、艮掐运至震；顺运巽→兑：自巽经离、坤掐运至兑；顺运离→乾：自离经坤、兑掐运至乾；顺运坤→坎：自坤经兑、乾掐运至坎；顺运坎→巽：自坎经艮、震掐运至巽；逆运巽→坎：自巽经震、艮掐运至坎；顺运艮→离：自艮经震、巽掐运至离。

（4）水火既济：术者以拇指自坎至离、自离至坎来回推运之。

（5）揉艮卦：术者以拇指或中指指端揉运之。

3. 次数 运 100 ～ 500 次，推运 7 ～ 14 次，揉 100 ～ 200 次。

4. 功效 止咳平喘，理气和胃，调和五脏，平衡阴阳。

5. 主治 胸闷、咳嗽、气喘、呕吐、泄泻、腹胀、食欲不振、呃逆、发热、恶寒、惊惕不安、急慢惊风、心烦内热等病证。

6. 临床应用

（1）顺运八卦可宽胸理气、止咳化痰、行滞消食。治疗胸闷、咳嗽、气喘、呕吐、腹胀、腹泻、食欲不振等病证，常配伍推揉膻中、推脾经、掐揉四横纹、揉板门、分腹阴阳等。

（2）逆运八卦可降气平喘。治疗痰喘呕吐等病证，多与揉天突、推天柱骨、推揉膻中、点气海等合用。

（3）分运八卦可与顺运或逆运八卦合用。顺运乾震可安魂；顺运巽兑可定魂；顺运离乾可止咳；顺运坤坎可清热；顺运坎巽可止泻；逆运巽兑可止呕；顺运艮离可发汗；揉艮卦可健脾消食。

十九、总筋

1. 位置 掌后腕横纹中点处（图 6-59）。

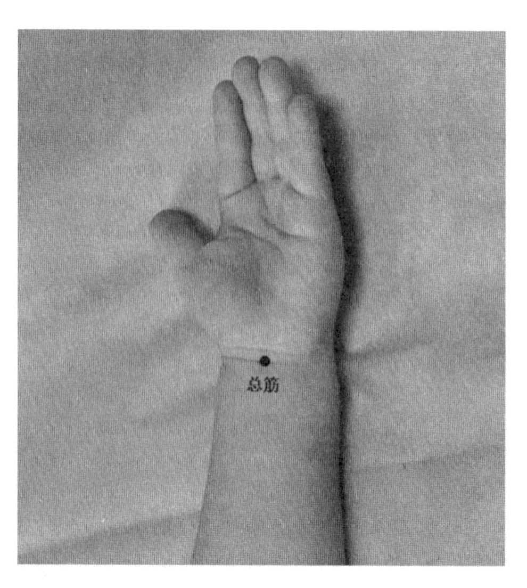

图 6–59　总筋

2. 操作

（1）揉总筋：术者以拇指或中指指端揉之。

（2）掐总筋：术者以拇指指甲掐之。

（3）拿总筋：术者以拇、食二指相对用力拿之。

3. 次数　揉 100 ～ 300 次，掐 3 ～ 5 次，拿 3 ～ 5 次。

4. 功效　清心止痉，泄热散结，镇静安神，通调气机。

5. 主治　口舌生疮、潮热、惊风抽搐、鹅口疮、实火牙痛、夜啼、肠鸣、霍乱吐泻及一切实热证等病证。

6. 临床应用

（1）揉总筋可清心经热、泄热散结，治疗口舌生疮、潮热、夜啼、牙痛等病证。

（2）掐总筋可镇静安神、止痉、通调周身气机，治疗惊风、四肢抽掣、肠鸣、霍乱吐泻等病证。

（3）本穴是治疗鹅口疮的要穴，尤其对舌尖及舌面口疮糜烂等病证疗效尤佳，多配清天河水以加强清热之力。

二十、大横纹（阴阳）

1. 位置　掌后腕横纹处，近拇指侧为阳池，近小指侧为阴池（图 6–60）。

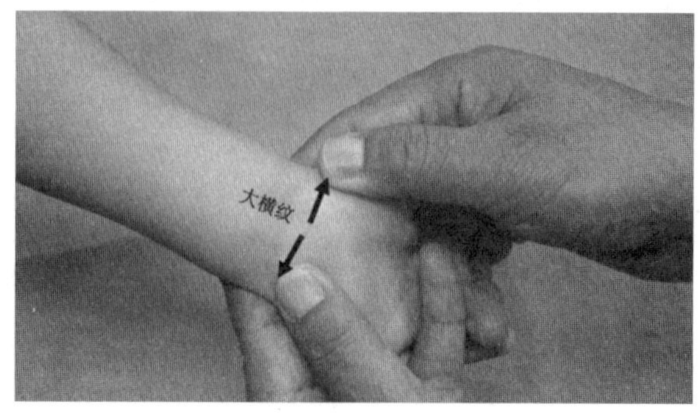

图 6–60　大横纹

2. 操作

（1）分阴阳：术者以两拇指自掌后腕横纹中点（总筋穴）向两旁分推之。

（2）合阴阳：术者以两拇指自腕横纹两端的阴池、阳池向总筋穴合推之。

3. 次数 推 30 ～ 50 次。

4. 功效 平衡阴阳，调和气血，行滞消食，行痰散结。

5. 主治 寒热往来、身热不退、烦躁不安、惊风、抽搐、食积、呕吐、腹泻、痰涎壅盛、胸闷、喘嗽等病证。

6. 临床应用

（1）分阴阳可平衡阴阳、调和气血、行滞消食，可治疗阴阳失调、气血不和所致寒热往来、烦躁不安、腹胀、泄泻、呕吐、痢疾、乳食停滞、黄疸等病证。

（2）实热证，阴池宜重分；虚寒证，阳池宜重分。如患儿高烧不退、赤痢等病证，阴池可用重手法，阳池可用轻手法；或单取阴池穴。患儿体温低于正常、白痢、大便色绿等病证，阳池可用重手法，阴池可用轻手法；或单取阳池穴。

（3）合阴阳可行痰散结，治疗痰结喘嗽、胸闷等病证，可配合揉肾纹、清天河水等。

二十一、老龙

1. 位置 中指指甲根后 0.1 寸处（图 6–61）。

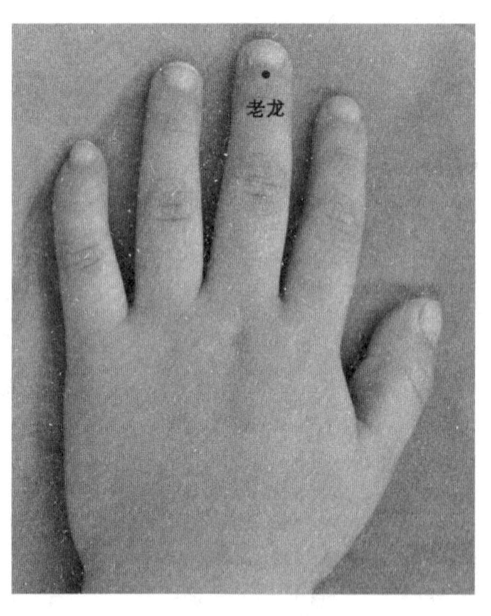

图 6–61 老龙

2. 操作 掐老龙：术者以拇指指甲掐之。

3. 次数 掐 3 ～ 5 次，醒后即止。

4. 功效 开窍醒神。

5. 主治 急惊、暴死、昏迷不醒、高热抽搐等病证。

6. 临床应用 主要用于急救，治疗急惊风、高热抽搐、昏迷、不省人事等病证。临床常与掐人中合用。

二十二、十宣

1. 位置　十指尖端，距指甲游离缘 0.1 寸处，左右共十穴（图 6–62）。

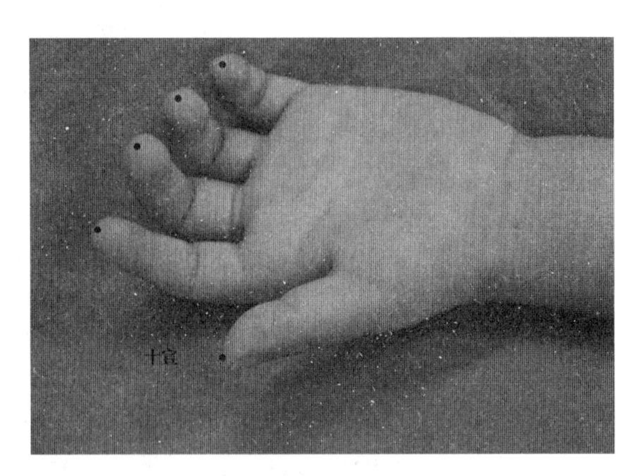

图 6–62　十宣

2. 操作　掐十宣：术者以拇指指甲依次掐之；或术者以左手握患儿之手，手指向上，再以右手拇指指甲先掐患儿中指，然后再逐指掐之。

3. 次数　掐 3 ～ 5 次，醒后即止。

4. 功效　醒神开窍，清热解痉。

5. 主治　高热惊风、抽搐、昏厥、两目上视、烦躁不安、神情呆滞、潮热等病证。

6. 临床应用　主要用于急救，多与掐人中、老龙、少商等合用。此外，本穴可治疗急性咽喉炎、急性胃肠炎等各种热性病证。

二十三、二扇门

1. 位置　手背中指本节两侧凹陷中（图 6–63）。

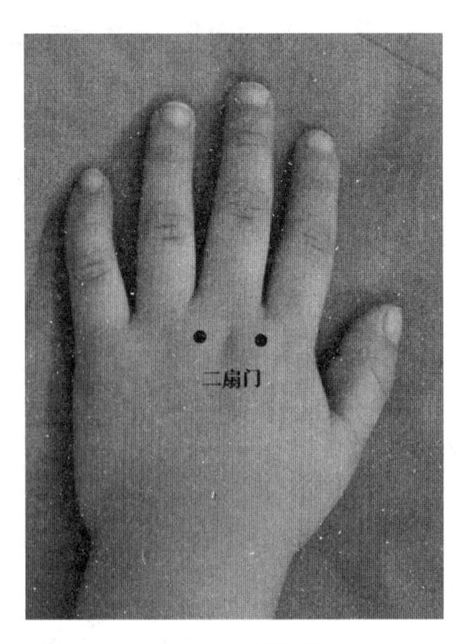

图 6–63　二扇门

2. 操作

（1）揉二扇门：术者以两手拇指端或食、中二指指端揉之。

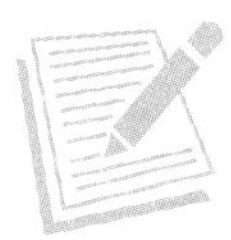

（2）掐揉二扇门：术者以两手拇指指甲掐之，然后以拇指指端揉之。

3. 次数 上下揉动 100 ～ 500 次，掐揉 3 ～ 5 次。

4. 功效 发汗解表，退热平喘，祛风通络。

5. 主治 伤风、感冒、发热无汗、痘疹高热无汗及欲出不透、痰喘气粗、呼吸不畅、急惊风、口眼㖞斜等病证。

6. 临床应用

（1）本穴为发汗效穴，主治伤风、感冒、发热无汗等病证。若欲发汗，必先掐心经与外劳宫，再重揉太阳穴，然后再掐本穴 300 次左右，至患儿头部及前后身微汗出即可。因该穴性温，发散之力强，易耗伤阳气，故对体虚患儿慎用。若需用时，必先固表（补脾经、补肾经、揉肾顶），然后再用汗法，操作时要稍用力，速度宜快。若见口眼歪斜、向右歪者，重掐左手穴；向左歪者，重掐右手穴。

（2）本穴与小天心配用，透汗迅速，疗效显著。若患儿发热身上有汗而头部无汗或发热汗出不畅者，可加按天门穴 3 ～ 5 次，可加强通阳透汗的效果。若患儿平素多汗，除少按本穴外，或再加揉肾顶穴，以固其表，以防出汗过多。

（3）二扇门和一窝风具有发汗解表之功效。两穴均可透汗，但汗出量的多少有所不同，二扇门透汗时多见珠型，而一窝风透汗时多见皮肤润泽微汗，或汗出较多。若患儿发热无汗，体温在 40℃左右时，用二扇门效佳；若体温在 38℃左右，用一窝风效佳。

上马、五指节、外劳宫、精宁、威灵

二十四、上马（二人上马、二马）

1. 位置 手背，无名指与小指掌指关节后陷中（图 6–64）。

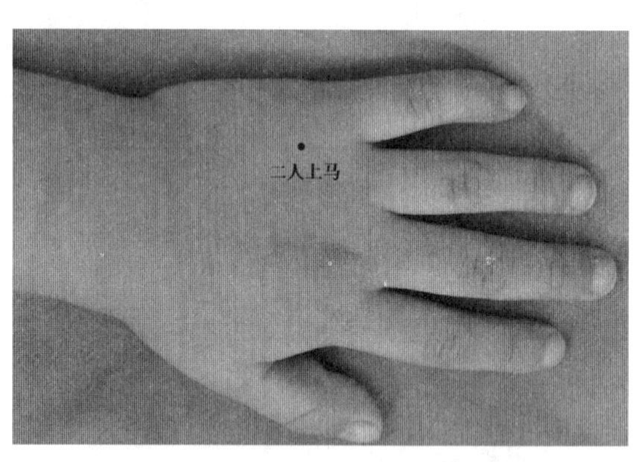

图 6–64 上马

2. 操作

（1）掐揉上马：术者以拇指指甲掐之，继以拇指指端揉之。

（2）揉上马：术者以拇指或中指指端揉之。

3. 次数 掐 3 ～ 5 次，揉 100 ～ 500 次。

4. 功效 滋阴补肾，大补元气，顺气散结，利水通淋。

5. 主治 先天不足、气虚喘嗽、疝气、脱肛、遗尿、消化不良、腰腿酸痛、神昏、腹痛、小便闭塞、小便赤涩、牙痛、梦话、咬牙、瘫痪、耳鸣、足软、颈肿咽痛、脑炎后遗症等一切虚证。

6. 临床应用

（1）本穴为滋阴补肾的要穴，治疗潮热盗汗、烦躁、小便赤涩、牙痛、久病体虚、睡时磨牙等病证，多与其他具有补益作用的穴位合用。

（2）本穴具有利水通淋之功效，为通畅尿道、止尿痛的效穴。

（3）体质虚弱、肺部有干性啰音者，可配揉小横纹；肺部有湿性啰音者，可配揉掌小横纹。

二十五、五指节

1. 位置　掌背五指第一指间关节背侧横纹之中点处（图 6-65）。

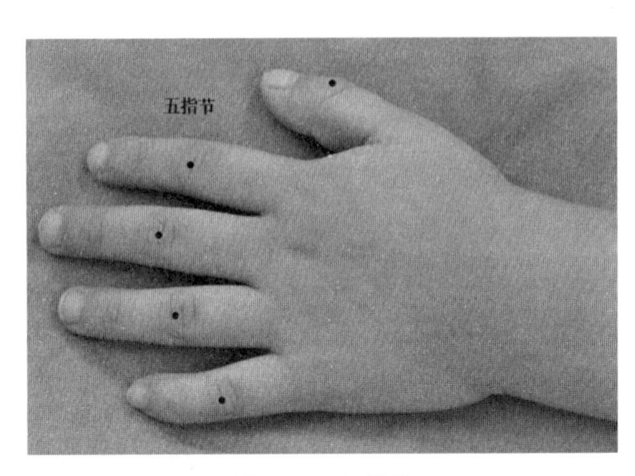

图 6-65　五指节

2. 操作　掐揉五指节：术者以拇指指甲掐之，然后以拇、食二指指端揉之。

3. 次数　掐 3 ～ 5 次，揉 20 ～ 50 次。

4. 功效　镇惊安神，祛风化痰，调和气血。

5. 主治　惊风、夜啼、惊惕不安、咳嗽、吐涎、风痰、口眼㖞斜等病证。

6. 临床应用

（1）掐揉五指节可通关窍、镇惊安神。治疗惊惕不安、惊风等病证，常与清肝经、掐老龙等合用。

（2）揉五指节可祛风痰。治疗胸闷、痰喘、咳嗽、吐涎等病证，常与运八卦、推揉膻中等合用。

（3）搓揉五指节可提高小儿智力，用于小儿保健；掐五指节可加强各穴的功能，为小儿推拿结束手法之一。

二十六、外劳宫

1. 位置　掌背与内劳宫穴相对处（图 6-66）。

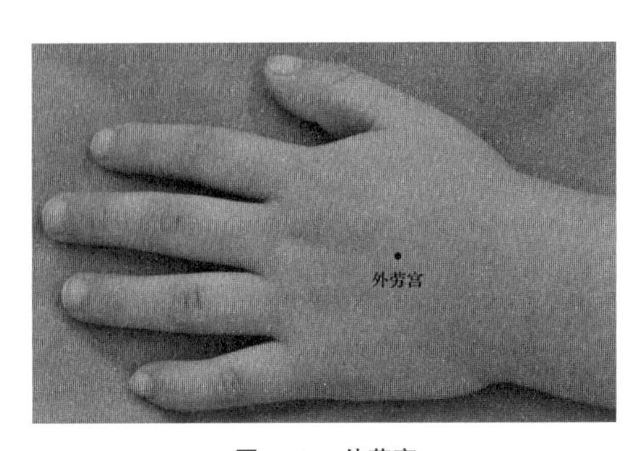

图 6-66　外劳宫

2. 操作 掐揉外劳宫：术者以中指指端揉之，或用拇指指甲掐之。

3. 次数 揉 100 ～ 300 次，掐 3 ～ 5 次。

4. 功效 发汗解表，温阳散寒，升阳举陷，消食导滞。

5. 主治 风寒感冒、鼻塞流涕、头痛、咳嗽、气喘、腹痛肠鸣、泄泻、痢疾、大便色青或绿、便物粗糙并有黏液、粪便发白、五谷不消、遗尿、脱肛、疝气、痘疹、寒热往来、青筋暴露、遍身潮热、一切虚寒等病证。

6. 临床应用

（1）本穴性温，不仅能温阳散寒、升阳举陷，而且能发汗解表。主治一切寒证，不论外感、内伤皆宜。常用于治疗外感风寒、鼻塞流涕、脏腑积寒、完谷不化、肠鸣腹痛、泄泻、痢疾、疝气等病证。治疗遗尿、脱肛，常与补脾经、补肾经、揉二马等合用。

（2）本穴可补元阳，穴性温热，功能升降，可内达外散，揉之（左右揉）可发汗，凡脏腑凝寒痼冷，用之有温通作用，但温通之中又有收敛之力，而不致温散太过。若见大便色绿伴有黏液、奶块者，可先分阴阳，次揉一窝风，然后揉本穴，最后清大肠，效佳。

二十七、精宁

1. 位置 手背第四、五掌骨歧缝处（分岔处）（图 6–67）。

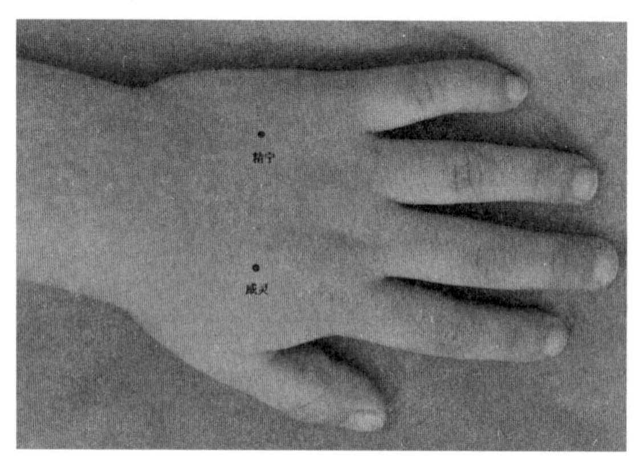

图 6–67 精宁

2. 操作

（1）掐揉精宁：术者以拇指指甲掐之，继以拇指指端揉之。

（2）拿精宁：术者以拇、食二指相对用力，在穴位处拿之。

3. 次数 揉 100 ～ 500 次，掐 3 ～ 5 次，拿 3 ～ 5 次。

4. 功效 行气破结，开胸化痰，醒神开窍。

5. 主治 痰食积聚、气吼痰喘、干呕、疳积、惊厥及眼内胬肉等病证。

6. 临床应用

（1）本穴可祛痰涎、消痞积，多用于治疗痰食积聚、干呕、疳积等病证。此外，还可用于急救，治疗急惊昏厥，多与掐威灵合用，以加强开窍醒神之功。

（2）本穴行气消坚之力较强，故虚证者慎用。若必须应用，多与补脾经、补肾经等合用，以免耗散元气。

（3）治疗目生胬肉，按揉本穴，可配揉小天心，有消积散郁之效，再配揉肾纹以散结热。

二十八、威灵

1. 位置　手背外劳宫旁，第二、三掌骨歧缝处（分岔处）（图 6–68）。

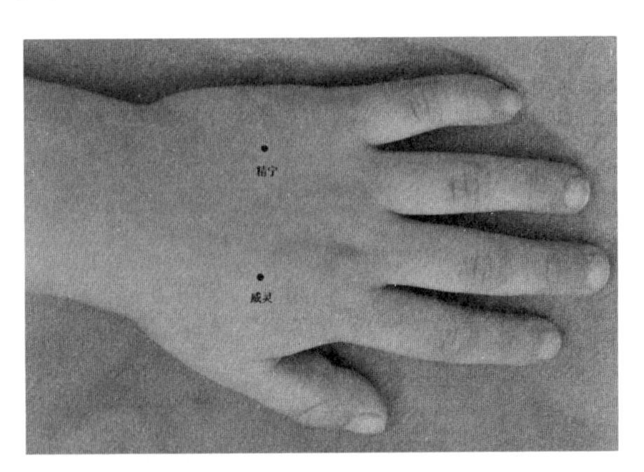

图 6–68　威灵

2. 操作　掐揉威灵：术者以拇指指甲掐之，继以拇指指端揉之。

3. 次数　掐揉 5 ～ 10 次。

4. 功效　开窍醒神，行气活血。

5. 主治　昏迷不醒、急惊、暴死、头痛、耳鸣等病证。

6. 临床应用　主要用于急救，治疗急惊、暴死、昏迷不醒等病证。若掐之有声者易治，无声者难治。

左端正、右端正、合谷、外八卦、一窝风、膊阳池

二十九、左端正

1. 位置　中指桡侧指甲角旁 0.1 寸处（图 6–69）。

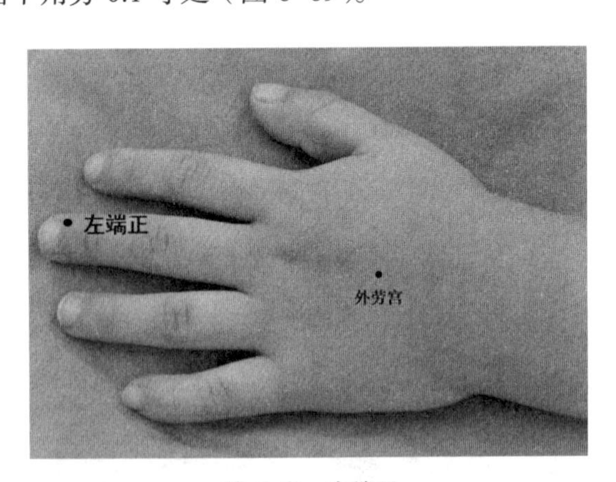

图 6–69　左端正

2. 操作　掐揉左端正：术者以拇指指甲掐之，继以拇指指端揉之。

3. 次数　掐 3 ～ 5 次，揉 50 ～ 100 次。

4. 功效　升提中气，止泻痢，开窍醒神。

5. 主治　痢疾、霍乱、水泻、眼右斜视、惊风等病证。

6. 临床应用　本穴可升提中气、止泻痢。治疗痢疾、水泻，多与推脾经、推大肠等合用。掐之则能醒神开窍，主治惊风。

三十、右端正

1. 位置 中指尺侧指甲角旁 0.1 寸处（图 6–70）。

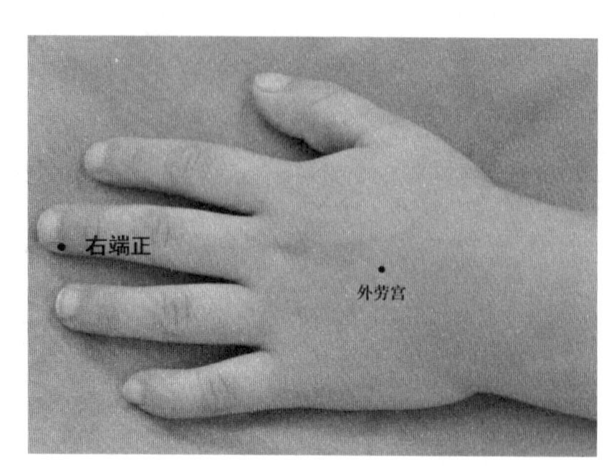

图 6–70 右端正

2. 操作 掐揉右端正：术者以拇指指甲掐之，继以拇指指端揉之。

3. 次数 掐 3 ～ 5 次，揉 50 ～ 100 次。

4. 功效 降逆止呕，开窍醒神，止血。

5. 主治 呕吐、惊风、眼左斜视、鼻出血等病证。

6. 临床应用

（1）治疗胃气上逆所致的恶心、呕吐，常与运内八卦、横纹推向板门、推脾经等合用。

（2）治疗鼻衄有良效，法用细绳由中指第三节横纹起捆扎至指端（不可过紧），扎好后患儿静卧。

（3）掐之可开窍醒神，用于急救。掐右端正可治疗小儿惊风，常与掐老龙、清肝经等配伍。

三十一、合谷

1. 位置 手背第一、二掌骨之间，当第二掌骨桡侧中点处（图 6–71）。

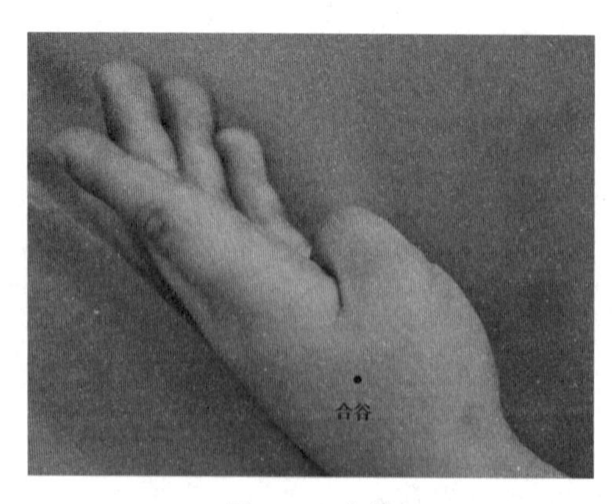

图 6–71 合谷

2. 操作 掐揉合谷：术者以右手食、中二指固定患儿之腕部，然后用拇指指甲掐之，继以拇指指端揉之；或以右手拇指或中指掐而揉之。

3. 次数 掐揉 5 ～ 10 次。

4. 功效 清热解表，通络止痛，通降胃气。

5. 主治　发热无汗、头痛、项痛、目赤肿痛、齿痛、咽喉痛、鼻衄、面瘫、面肿、耳聋、痄腮、腹痛、口疮、积食不化、便秘、呕吐等病证。

6. 临床应用

（1）掐揉本穴具有清热解表、通络止痛等作用。治疗发热无汗、头痛、项强等病证，常配合推肺经、揉太阳、拿风池等。

（2）治疗头面部及其他部位病证，可配伍阿是穴及相关穴位。

三十二、外八卦

1. 位置　在掌背，与内八卦相对处（图 6–72）。

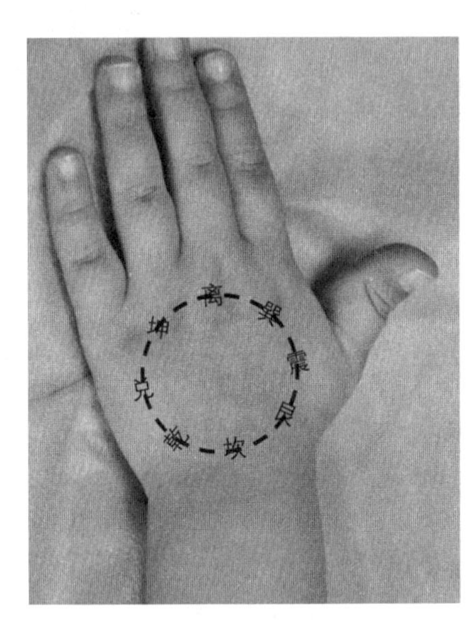

图 6–72　外八卦

2. 操作　运外八卦：术者以拇指沿外八卦穴运之。其有顺运、逆运之分，以顺运为主（顺运自乾卦起，经坎、艮、震、巽、离、坤至兑卦止为一运，可使气下降；逆运自兑卦起，经坤、离、巽、震、艮、坎至乾卦止为一运，可使气上升）。

3. 次数　运 100 ～ 300 次。

4. 功效　宽胸理气，通滞散结。

5. 主治　胸闷、腹胀、便秘、肠麻痹、脏腑不和、气血壅滞等病证。

6. 临床应用

（1）顺运外八卦具有宽胸理气、通滞散结等作用。治疗胸闷、腹胀、便秘等病证，常与摩腹、推揉膻中等合用。

（2）顺运外八卦可促进肠蠕动，消除腹胀，对肠麻痹有效，与推四横纹合用，其行气消滞之功更为显著。

少商、商阳、中冲、关冲、夜尿点

三十三、少商

1. 位置　拇指桡侧缘距指甲角旁 0.1 寸处（图 6–73）。

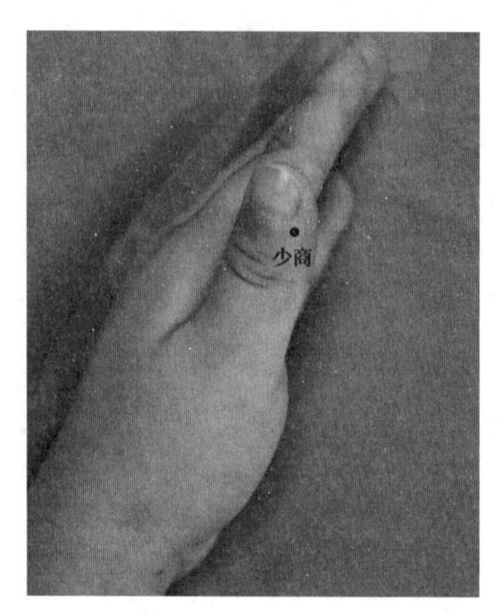

图 6–73 少商

2. 操作

（1）掐少商：术者以拇指指甲重掐之。

（2）点刺少商：术者用一次性采血针点刺之。

3. 次数 掐 5 ～ 20 次，点刺出血 2 ～ 3 滴。

4. 功效 清热解表，利咽止咳，祛痰化湿，开窍醒神。

5. 主治 发热、咽喉肿痛、喉痹、吐哕、咳嗽、痰喘、喉中痰鸣、心烦、昏迷、窒息、癫狂、鼻衄、口疮等病证。

6. 临床应用

（1）少商穴为手太阴肺经井穴，可清热利咽。治疗发热、咽喉肿痛、咳嗽等病证，可与清肺经、推天柱骨等合用。

（2）治疗昏迷、癫狂、窒息病证，可与掐人中合用。

三十四、商阳

1. 位置 食指桡侧缘距指甲角约 0.1 寸处（图 6–74）。

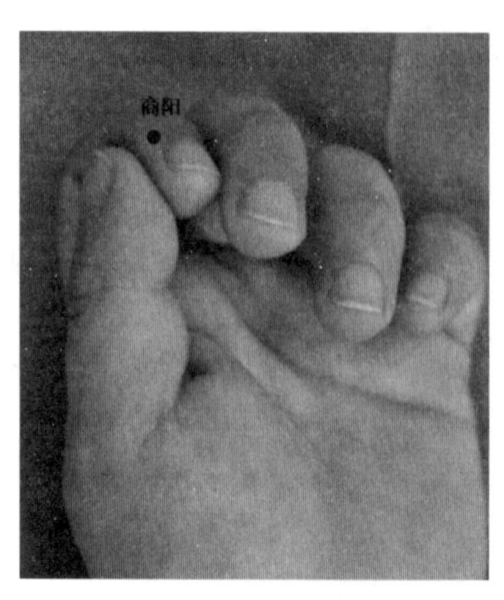

图 6–74 商阳

2. 操作 掐商阳：术者以拇指指甲重掐之。

3. 次数 掐 5 ～ 20 次。

4. 功效 清热解表，利咽止咳，清阳明热，开窍醒神。

5. 主治 发热、咽喉肿痛、喘咳、齿痛、便秘、耳鸣耳聋、面肿、口干、气闷、昏迷、寒热疟疾等病证。

6. 临床应用 本穴具有清热利咽之功效。治疗发热、咽喉肿痛、耳鸣耳聋等病证，可与清肺经、清天河水等合用。

三十五、中冲

1. 位置 中指末节尖端中央（图 6–75）。

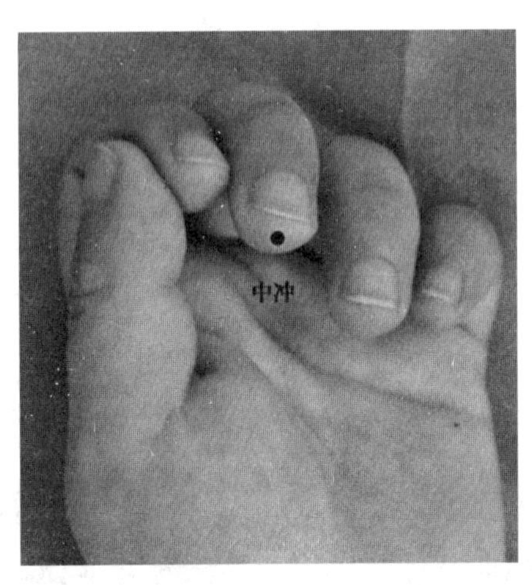

图 6–75 中冲

2. 操作 掐或点刺中冲：术者以右手拇指指甲重掐之，或用一次性采血针点刺之。

3. 次数 掐 5 ～ 20 次，或点刺出血 2 ～ 3 滴。

4. 功效 清热解表，清心安神，开窍醒神。

5. 主治 发热烦闷、恶寒无汗、口疮、弄舌、木舌、重舌、舌强肿痛、五心潮热、小儿夜啼、心痛、中暑、昏迷、急慢惊风、癫痫等病证。

6. 临床应用

（1）本穴清热之力较强，治疗发热烦闷、口疮、中暑等病证，多与清肺经、清天河水等合用。

（2）治疗小儿夜啼，常与捣小天心配合应用。

（3）本穴为急救常用穴之一，治疗心痛，可配推内关；治疗昏迷，可配掐人中。

三十六、关冲

1. 位置 无名指尺侧缘距指甲角旁 0.1 寸处（图 6–76）。

2. 操作 掐或点刺关冲：术者以右手拇指指甲重掐之，或用一次性采血针点刺之。

3. 次数 掐 5 ～ 20 次，或点刺出血 2 ～ 3 滴。

4. 功效 清上焦火，利咽止痛，宽胸开膈，醒神益志。

5. 主治 发热、口干、头痛、目赤、目翳、喉痹、气息哽噎、咳嗽、语言不利、神呆、食少等病证。

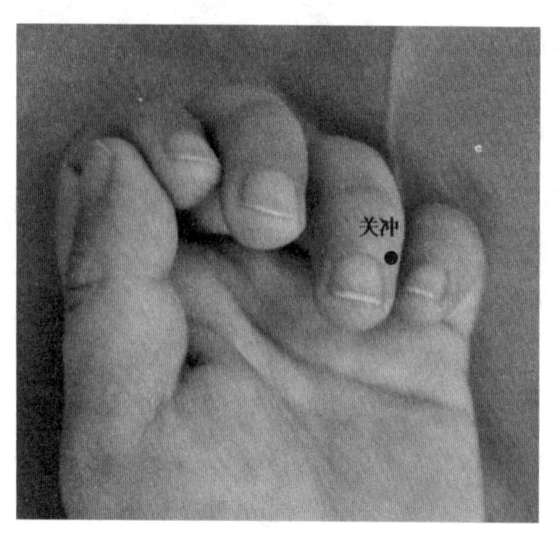

图 6–76　关冲

6. 临床应用

（1）掐关冲可清热、止头痛、利咽喉。治疗发热、头痛、喉痹等病证，可配伍清天河水、清肺经等。

（2）治疗目赤、口干、食少等病证，可与推脾经、清肝经等合用。

三十七、一窝风

1. 位置　手背腕横纹中央之凹陷处（图 6–77）。

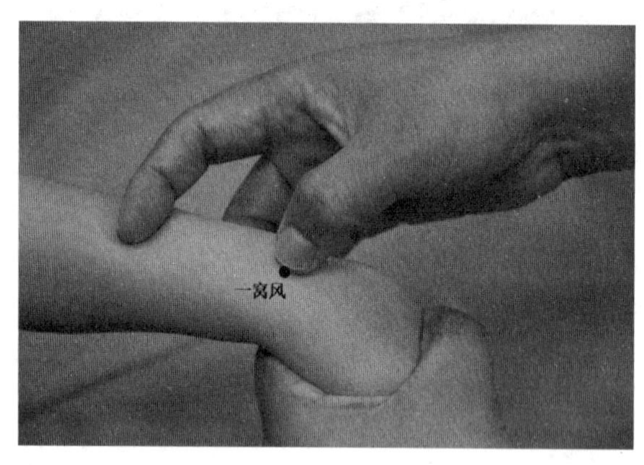

图 6–77　一窝风

2. 操作　揉一窝风：术者以中指或拇指指端按揉之。

3. 次数　揉 100 ～ 300 次。

4. 功效　祛风散寒，温中行气，温经止痛。

5. 主治　感冒、一切腹痛、关节屈伸不利、急慢惊风等病证。

6. 临床应用

（1）本穴为止腹痛的要穴，可治疗因受凉、食积等各种原因引起的腹痛。

（2）本穴具有解表散寒的作用，可治疗感冒、腹痛等病证。治疗感冒用拇指左右轻揉；治疗腹痛用中指重揉。一般体弱易感的患儿，独揉此穴亦可，但施术时间要长。

（3）本穴具有温通经络的作用，对于风湿性关节炎也有一定的作用。

（4）本穴与二扇门、外劳宫皆可温阳散寒。但一窝风既可治腹痛，又可驱经络之寒以治痹痛；外劳宫主治脏腑积寒与气虚下陷之证；二扇门主治外感风寒无汗。

三十八、膊阳池

1. 位置　手背一窝风之后 3 寸处（图 6–78）。

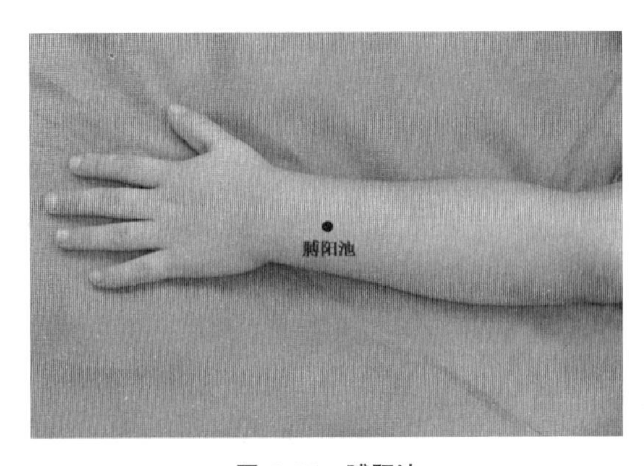

图 6–78　膊阳池

2. 操作

（1）掐揉膊阳池：术者以右手拇指指甲掐之，继以拇指指端揉之。

（2）揉膊阳池：术者以中指指端揉之。

3. 次数　掐 3 ～ 5 次，揉 100 ～ 300 次。

4. 功效　清解少阳，清热降火，通利二便。

5. 主治　感冒头痛、鼻塞、头晕、脑炎、癫痫、急慢惊风、脑震荡、大便秘结、小便赤涩等病证。

6. 临床应用　本穴是治疗便秘和胁肋痛的特效穴。掐揉本穴具有清热理气通便之效，配合复溜、三阴交等穴，可养阴生津、清热通便；配合天枢、中脘、上巨虚，可攻下热结；配合足三里、内庭可清热通便；配合天枢、上巨虚、太冲或气海，可行气导滞通便。

三十九、曲池

曲池、洪池、拇腮、皮罢、后溪、甘载

1. 位置　屈肘，在肘窝桡侧横纹头至肱骨外上髁连线的中点处（图 6–79）。

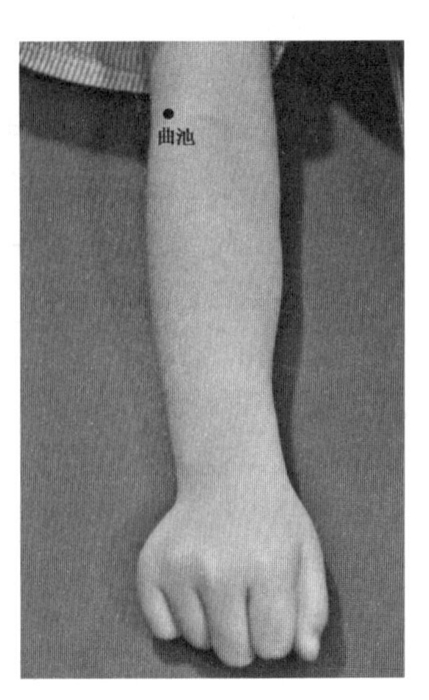

图 6–79　曲池

2. 操作 掐揉曲池：术者以拇指指甲掐之，继以拇指指端揉之。

3. 次数 掐揉 10 ～ 30 次。

4. 功效 清热解表，祛风散邪，降逆通络，理气和胃。

5. 主治 热病、咽喉肿痛、荨麻疹、皮肤瘙痒症、上肢痿软、麻木不灵、疼痛、腹痛、泄泻、嗳气、呕吐涎沫、咳喘等病证。

6. 临床应用

（1）治疗风热感冒、咽喉肿痛、咳喘等病证，多与清天河水、清肺经等合用；治疗上肢痿软，多与手三里、合谷等穴合用；治疗腹痛，多配揉一窝风等；治疗呕吐，多配横纹推向板门等。

（2）本穴为治疗上肢麻木、疼痛和手指拘急不能屈伸等病证的效穴。

四十、洪池（曲泽）

1. 位置 在肘横纹中，当肱二头肌肌腱的尺侧缘（图 6–80）。

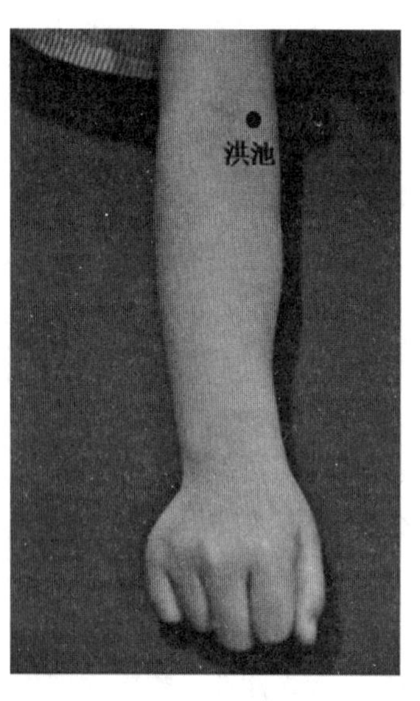

图 6–80 洪池

2. 操作

（1）按摇洪池：术者一手拇指按于穴位上，另一手拿其四指摇之。

（2）按揉或拿或掐洪池：术者一手握住患儿腕部，另一手拇指按，或揉，或拿，或掐之。

3. 次数 摇 5 ～ 10 次，揉 50 次，拿 3 ～ 5 次，掐 3 ～ 5 次。

4. 功效 清心安神，清上焦热，宽胸理气，通调经络。

5. 主治 高热、吐泻、咽喉肿痛、咳嗽、腹痛、关节痹痛等病证。

6. 临床应用 本穴具有清上焦热、宽胸理气等作用。治疗吐泻、咳嗽等病证，常与按揉中脘、足三里及清肺经、运内八卦等配合应用。

四十一、拇腮

1. 位置 拇指背侧距指甲根中点 0.1 寸处（图 6–81）。

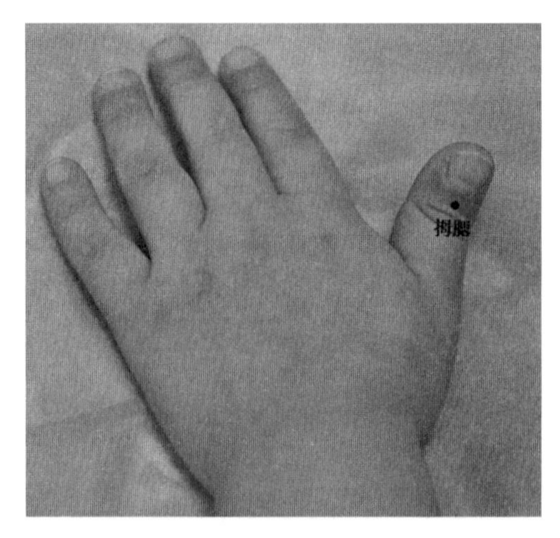

图 6-81　拇腮

2. 操作　掐揉拇腮：术者以拇指指甲掐之，继以拇指指端揉之。

3. 次数　掐 3 ～ 5 次，揉 50 ～ 100 次。

4. 功效　降逆止呕，止血。

5. 主治　恶心、呕吐、吐血等病证。

6. 临床应用　治疗恶心、呕吐，常与推脾经、运内八卦、推天柱骨、揉板门等合用。

四十二、皮罢（肝记）

1. 位置　拇指尺侧大指指甲根旁 0.1 寸处（图 6-82）。

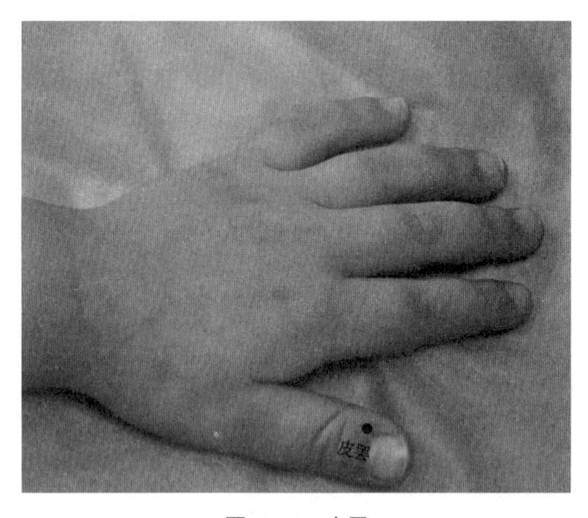

图 6-82　皮罢

2. 操作　掐揉皮罢：术者以拇指指甲重掐之，继以拇指指端揉之。

3. 次数　掐 3 ～ 5 次，揉 50 ～ 100 次。

4. 功效　降气平喘，开窍醒神。

5. 主治　哮喘、痰喘、神昏、惊风等病证。

6. 临床应用　治疗哮喘宜多掐、重揉，可配伍揉肺俞、分推肩胛骨等，以加强平喘之功。

四十三、后溪

1. 位置　握拳，第五掌指关节尺侧横纹头赤白肉际处（图 6-83）。

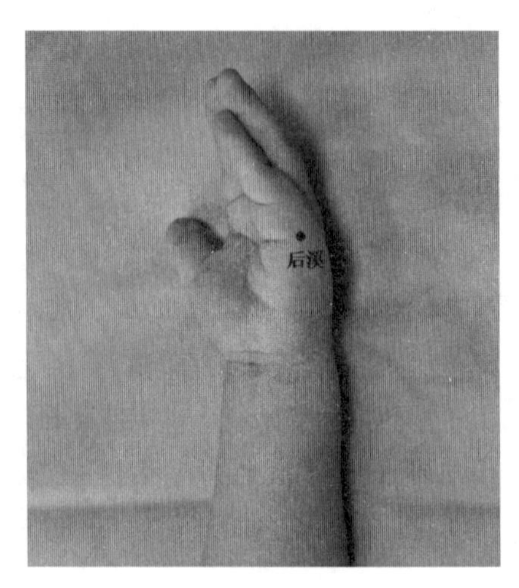

图 6–83　后溪

2. 操作　掐揉后溪：术者以拇指指甲掐之，继以拇指指端揉之。

3. 次数　揉 30 ～ 50 次，掐 3 ～ 5 次。

4. 功效　通督解痉，宣通太阳，利尿通淋。

5. 主治　头项强痛、痫证、落枕、耳鸣、耳聋、小便赤涩不利等病证。

6. 临床应用　治疗小便不利，可与清小肠、揉中极、推箕门等合用；治疗耳鸣耳聋，可配合揉合谷、中渚等穴。

四十四、甘载

1. 位置　手背合谷后，第一、二掌骨交接处凹陷中（图 6–84）。

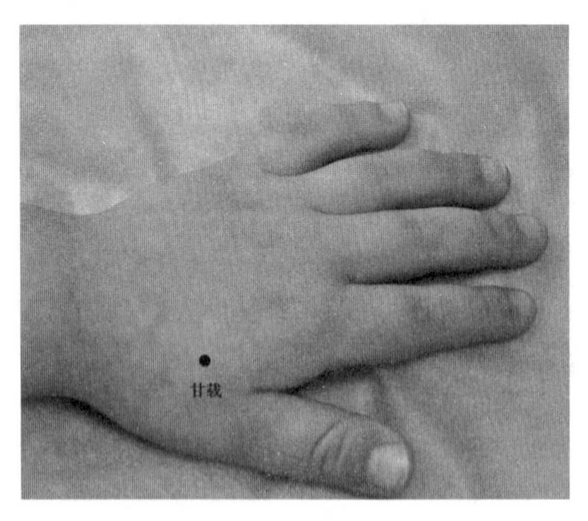

图 6–84　甘载

2. 操作　掐揉甘载：术者以拇指指甲掐之，继以拇指指端揉之。

3. 次数　掐揉 5 ～ 20 次。

4. 功效　开窍醒神。

5. 主治　昏迷、惊风、抽搐、昏厥、暴厥等病证。

6. 临床应用　本穴主要用于急救，常与掐人中、十宣等穴合用。

三关、天河水、六腑

四十五、三关

1. 位置　前臂呈中立位，于其桡侧缘自腕横纹至肘横纹呈一直线（图 6–85）。

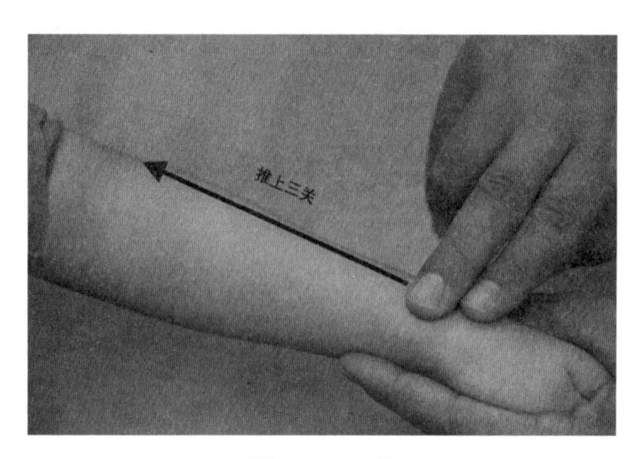

图 6–85　三关

2. 操作　推三关：术者以食、中二指指腹沿前臂桡侧缘自腕横纹推至肘横纹。

3. 次数　推 100 ～ 300 次。

4. 功效　温阳散寒，益气活血，培补元气。

5. 主治　腹痛、腹泻、食欲不振、畏寒、四肢乏力、病后体虚、营养不良、贫血、自汗、盗汗、小儿瘫痪、阴疽、毒疖、手脚凉、黄疸、斑疹、白痦、疹出不透及风寒感冒等一切寒性病证。

6. 临床应用

（1）本穴性温，可补益气血、温补下元。治疗气血虚弱、命门火衰、下元虚冷、身体虚弱、四肢厥冷、面色无华、食欲不振、疳积、吐泻等阳气不足、气血亏虚病证，常与补脾经、补肾经、揉二马、运内八卦等合用。实证若用此穴，手法宜快而有力。

（2）本穴具有益气活血、温阳散寒、发汗解表的作用。治疗疹毒内陷、隐疹不出、黄疸、阴疽、感冒恶寒等病证，常与推脾经、清肺经、运内八卦、掐二扇门等合用。

四十六、天河水

1. 位置　前臂内侧正中，自腕横纹中点至肘横纹曲泽穴呈一直线（图 6–86）。

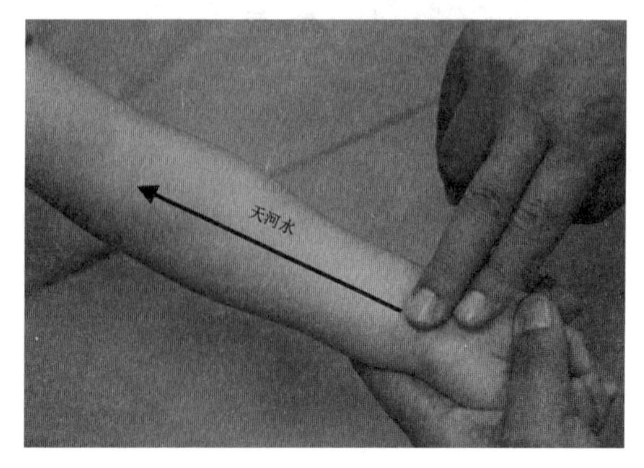

图 6–86　天河水

2. 操作

（1）清天河水：术者以食、中二指指腹，自腕横纹中点推至肘横纹中点。

（2）大推天河水：术者食、中二指指腹，自内劳宫穴推至肘横纹中点。

（3）引水上天河：术者以凉水滴于腕横纹中点处，用食、中二指指腹慢慢推至曲泽，然后以四指拍之，并用口吹气随之。

（4）打马过天河：术者先运内劳宫，再用食、中二指沿总筋、内关、间使、天河水，弹打至洪池。

3. 次数 推 100 ～ 300 次，拍打 3 ～ 10 次，弹打 5 ～ 20 次。

4. 功效 清热解表，清心导赤，宽胸理气，镇惊安神。

5. 主治 一切热证、外感发热、咽痛、内热、潮热、烦躁不安、口渴、惊风、脾胃积热、腹泻、弄舌、齿龈糜烂、口舌生疮、尿少、便干溲赤、咳嗽、痰喘、失语症、口吃（初期有效）、麻疹等实热证。

6. 临床应用

（1）本穴性微凉，可清热解表。治疗感冒、发热、头痛、恶风、汗出、咽痛等病证，常与四大手法合用；治疗五心烦热、烦躁不安、惊风、口舌生疮、弄舌、重舌等病证，可与清心经、清肝经等合用。

（2）清天河水善清卫分、气分之热，清热而不伤阴，虚、实热证皆可用。

（3）清天河水较平和，大推天河水作用大于清天河水，引水上天河作用大于大推天河水，打马过天河只用于实热病证。

四十七、六腑

1. 位置 前臂呈中立位，沿尺侧缘自肘关节至腕关节呈一直线（图 6–87）。

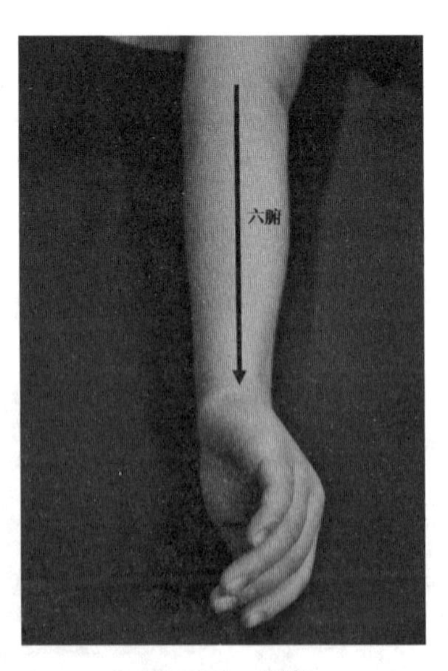

图 6–87 六腑

2. 操作 退六腑：术者以食、中二指指腹，沿前臂尺侧缘自肘关节推至腕关节。

3. 次数 推 100 ～ 300 次。

4. 功效 清热解毒，凉血通腑，泄热止汗。

5. 主治 高热、烦渴、咽痛、惊风、鹅口疮、木舌、重舌、牙龈肿痛、痄腮、痘疹不消、实

热痰喘、大便秘结、热痢、脏腑郁热积滞、肺气不降、汗证等一切实热证。

6. 临床应用

（1）本穴性寒，善清营分、血分之热，具有清热解毒、凉血通腑之功效，对脏腑郁热积滞、壮热苔黄、口渴咽干、痄腮、肿毒、大便干燥等实热证均可用之。

（2）本穴可与补肺经、补脾经合用，治疗汗证效佳。

（3）本穴与推三关为大凉、大热要穴，可单用，亦可两穴合用。两穴合用可平衡阴阳，防止大凉、大热伤其正气。寒热夹杂以热为主，退六腑与推三关次数之比为 3 ∶ 1；以寒为主，退六腑与推三关次数比为 1 ∶ 3；若推动次数相等，可调和阴阳。

四十八、五经

五经、手天门、青筋、白筋、列缺、养老

1. 位置　拇、食、中、无名指末节掌面及小指掌面稍偏尺侧至阴池，即脾经、肝经、心经、肺经、肾经（图 6–88）。

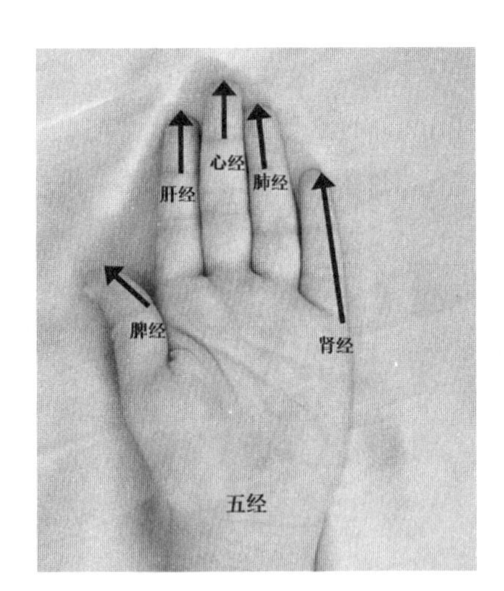

图 6–88　五经

2. 操作　推五经：术者运小儿五指指端，以拇指指腹自拇指至小指分经直推之；或用拇指指甲掐之，再用拇指指端揉之。

3. 次数　推 50 ～ 100 次，掐 5 ～ 10 次，揉 20 ～ 30 次。

4. 功效　健脾利湿，消食导滞，解表清热，调和五脏。

5. 主治　发热、胸闷、腹胀、泄泻、四肢抽搐等病证。

6. 临床应用

（1）推五经具有健脾利湿、消食导滞的作用。治疗脾虚泄泻，可配合推三关、捏脊、按揉足三里等；治疗食积，可配合揉板门、运内八卦、推四横纹等。

（2）用于小儿推拿保健，可配合运内八卦、捏脊、摩腹、分阴阳等。

四十九、手天门

1. 位置　掌面八卦穴之乾卦处（图 6–89）。

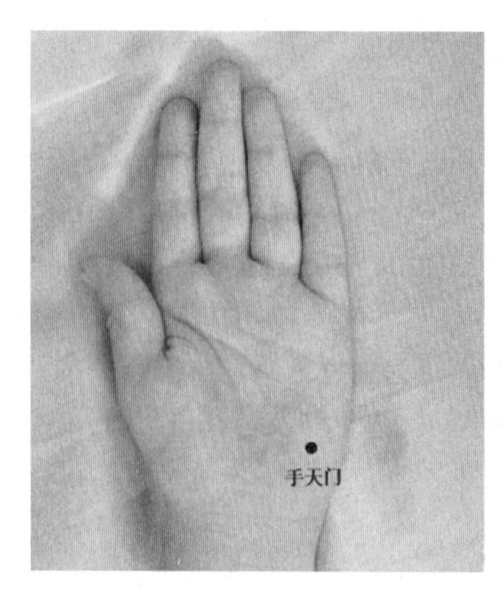

图 6-89　手天门

2. 操作

（1）推天门：术者以拇指指腹自拇指端向乾卦处推之。

（2）拿天门：术者一手托握小儿肘，另一手中指拿定其天门穴，然后摇动肘。

3. 次数　推 30 ～ 60 次，摇 5 ～ 10 次。

4. 功效　行气和血，消食导滞。

5. 主治　气血不和、食积不化、呕吐、泄泻等病证。

6. 临床应用　治疗食积不化，可配合揉板门、推四横纹、逆运内八卦等。

五十、青筋

1. 位置　总筋与阳池连线之中点处（图 6-90）。

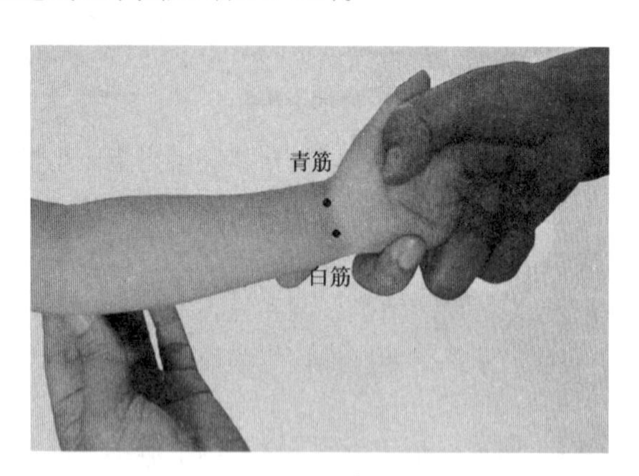

图 6-90　青筋

2. 操作　掐揉青筋：术者以拇指指甲掐之，继以拇指指端揉之。

3. 次数　掐 3 ～ 5 次，揉 20 ～ 40 次。

4. 功效　清心明目。

5. 主治　目赤涩多泪、目昏等病证。

6. 临床应用　治疗目赤，可配合揉肾纹、揉小天心、清肝经等。

五十一、白筋

1. 位置　总筋与阴池连线之中点处（图 6-91）。

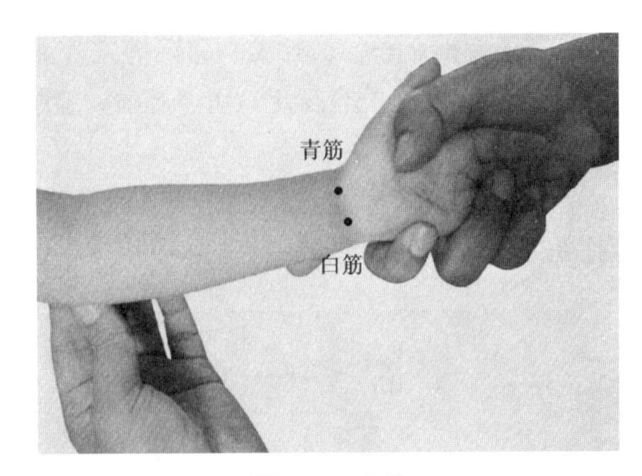

图 6–91　白筋

2. 操作　掐揉白筋：术者以拇指指甲掐之，继以拇指指端揉之。

3. 次数　掐 3 ～ 5 次，揉 20 ～ 40 次。

4. 功效　开胸利膈，顺气化痰。

5. 主治　胸闷、痰喘等病证。

6. 临床应用　治疗痰喘，可配合揉天突、揉掌小横纹、推揉膻中、逆运内八卦等。

五十二、列缺（童玄、腕劳）

1. 位置　桡骨茎突上方，腕横纹上 1.5 寸处（图 6–92）。

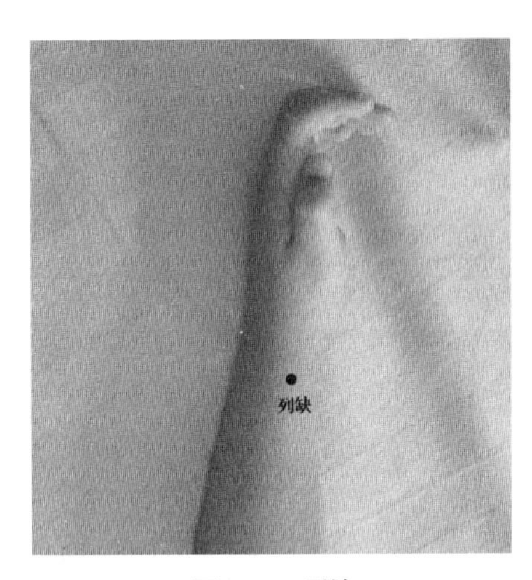

图 6–92　列缺

2. 操作

（1）拿列缺：术者以拇、食二指相对用力于手腕两侧凹陷处拿之。

（2）掐列缺：术者以拇指指甲掐之。

3. 次数　拿 3 ～ 5 次，掐 3 ～ 5 次。

4. 功效　疏风解表，宣肺止咳，清热利湿，调理膀胱。

5. 主治　感冒、咳嗽、气喘、咽喉肿痛、鼻炎、头痛项强、口眼歪斜、齿痛、遗尿、小便热、尿血、阴茎痛、掌中热、上肢不遂、手腕无力或疼痛等病证。

6. 临床应用

（1）本穴是手太阴肺经络穴，通行表里阴阳之气。邪气在表时，可宣散肺气、祛风解表；邪气在里时，可疏风解表、宣肺理气、止咳平喘，是治疗伤风外感病的要穴。

（2）治疗外感咳嗽，常配合揉大椎、合谷、外关、鱼际等穴；治疗慢性鼻炎，多配合揉上星、迎香、曲池、风池等穴；治疗喘急，多配合揉足三里、肺俞、膻中等穴。

五十三、养老（螺蛳骨）

1. 位置 屈肘掌心对胸，尺骨小头桡侧缘骨缝中（图 6–93）。

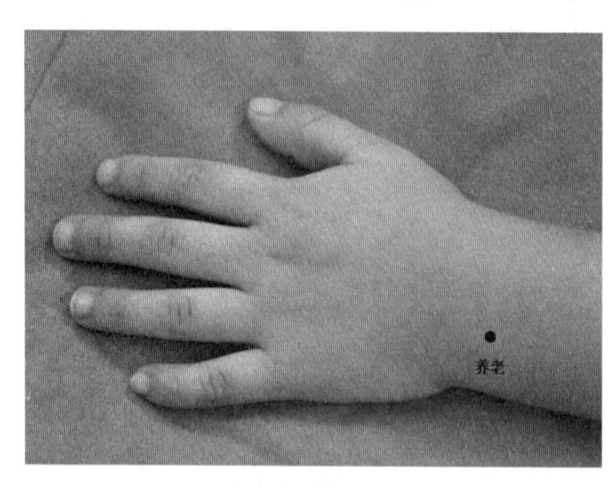

图 6–93 养老

2. 操作 捏养老：提捏穴位之皮肤。

3. 次数 捏 10 ～ 20 次。

4. 功效 健脾和胃，镇惊退热。

5. 主治 消化不良、惊悸、潮热等病证。

6. 临床应用 治疗消化不良，常配合补脾经、揉板门、运内八卦、推四横纹等。

外关、指三关、运土入水、运水入土

五十四、外关

1. 位置 腕背横纹正中上 2 寸处，尺骨与桡骨间隙中点（图 6–94）。

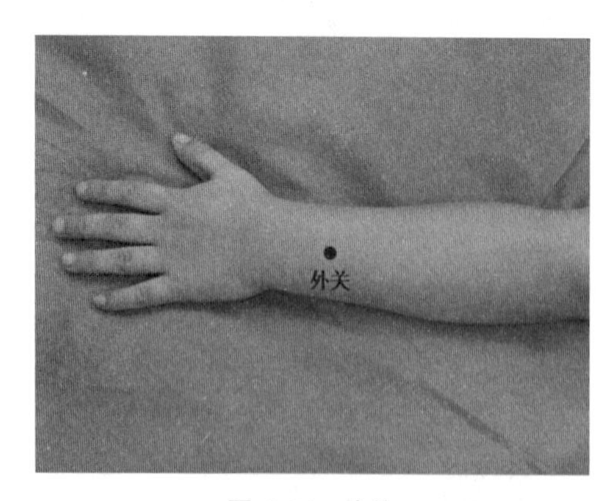

图 6–94 外关

2. 操作

（1）掐揉外关：术者以拇指掐之，然后以拇指指端揉之。

（2）推外关：术者以拇指指腹向上直推之。

3. 次数 掐 3 ～ 7 次，揉 100 ～ 300 次，直推 50 次。

4. 功效 疏风散寒，通络止痛，和解少阳，清泻三焦。

5. 主治 感冒怕冷、偏头痛、腰背疼痛、神经性耳聋、肋间神经痛及三焦之火上炎引起的咽

喉、眼、耳、腮部的病证。

6. 临床应用　治疗风寒感冒，配大椎、列缺等穴，可疏散风寒、宣阳解表；治疗风热感冒，配合谷、大椎等穴，可疏风清热解表，或配合谷、尺泽等穴，可疏风清热、宣肺解表。

五十五、指三关

1. 位置　食指掌面的上、中、下三节，即风、气、命三关（图 6–95）。

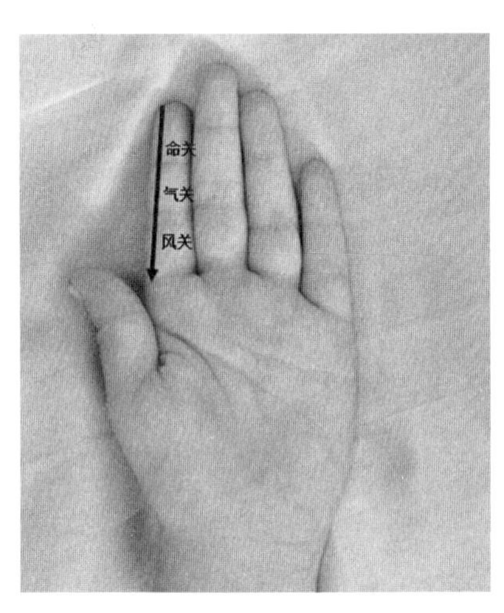

图 6–95　指三关

2. 操作　推指三关：术者用左手握住患儿之手，右手食、中二指夹住其拇指，再以拇指桡侧缘自患儿食指掌面稍偏桡侧指端推向虎口。

3. 次数　推 100 ～ 200 次。

4. 功效　和血通关，泻肝胆火，除大肠热。

5. 主治　寒热泻痢、急慢惊风等病证。

6. 临床应用　治疗热泻，常配合清大肠、退六腑、捏脊等。

五十六、运水入土

1. 位置　沿大、小鱼际边缘，自小指肾经穴起至拇指少商穴止（图 6–96）。

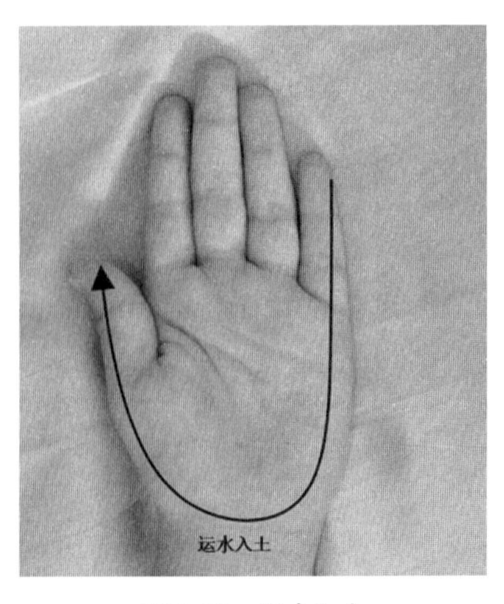

图 6–96　运水入土

2. 操作 运水入土：患儿仰掌。术者一手握患儿四指，另一手用拇指自其小指指端沿大、小鱼际边缘推运至拇指指端。

3. 次数 运 100 ～ 200 次。

4. 功效 润燥通滞，健脾利水，消食导滞。

5. 主治 便秘、体弱腹胀、青筋暴露、痢疾、泄泻、疳积、厌食、食欲不振等病证。

6. 临床应用 治疗便秘，常配伍清大肠、退六腑、揉二马、补肾经等。

五十七、运土入水

1. 位置 大、小鱼际边缘，自拇指桡侧缘至小指尺侧缘（图 6–97）。

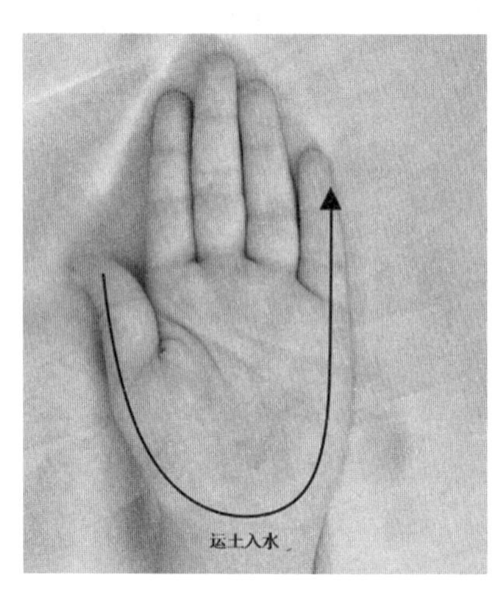

图 6–97 运土入水

2. 操作 运土入水：患儿仰掌。术者一手握患儿四指，另一手用拇指自其拇指桡侧缘沿大、小鱼际边缘推运至小指尺侧缘。

3. 次数 运 100 ～ 200 次。

4. 功效 清利湿热，滋阴补肾。

5. 主治 吐泻、痢疾等病证。

6. 临床应用 治疗吐泻，常配合清板门、捏脊、清补大肠等。

第五节　下肢部

一、箕门

1. 位置　大腿内侧，膝盖内上缘至腹股沟中点呈一直线（图 6–98）。

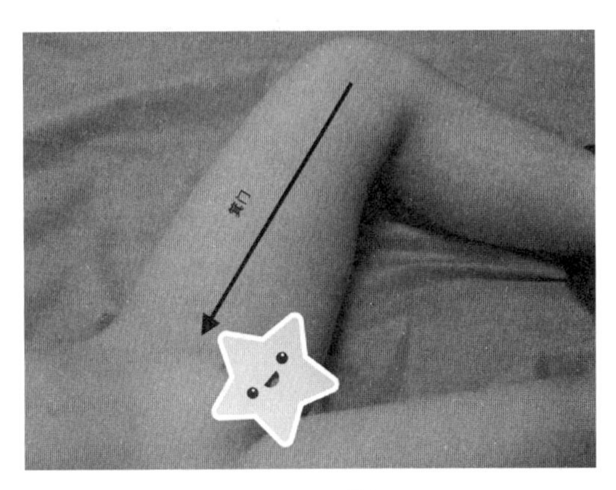

图 6–98　箕门

2. 操作　推箕门：术者以食、中二指指腹自膝盖内上缘推至腹股沟中点处。

3. 次数　推 100 ～ 300 次。

4. 功效　利尿通淋。

5. 主治　尿潴留（癃闭）、水泻、小便赤涩不利等病证。

6. 临床应用　推箕门性平和，有较好的利尿作用。治疗尿潴留，多与揉丹田、三阴交、中极等穴合用；治疗小便赤涩不利，可与清心经、清小肠等合用；治疗水泻，可配合清小肠，有利小便实大便之功效。

二、足三里

1. 位置　外侧膝眼下 3 寸，胫骨前嵴外侧约一横指处（图 6–99）。

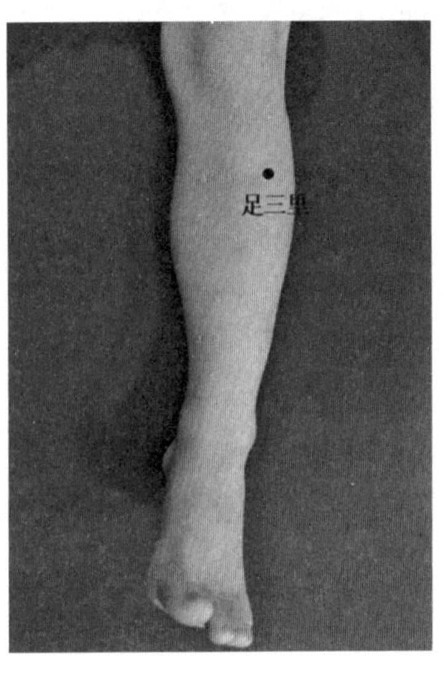

图 6–99　足三里

2. 操作

（1）按揉足三里：术者以拇指指端按揉之。

（2）掐揉足三里：术者以拇指指甲掐之，继以拇指指端揉之。

（3）点足三里：术者以拇指或中指指端点之、颤之。

3. 次数　按揉 30 ～ 50 次，掐揉 30 ～ 50 次，点颤法 3 ～ 5 分钟。

4. 功效　健脾和胃，引气下行，镇静安神，强壮身体。

5. 主治　腹胀、腹痛、腹泻、呕吐、食欲不振、胃寒气滞、急慢性胃肠炎、下肢痿软、惊风、喘促、心悸气短、头晕、失眠、癫狂、水肿等病证。

6. 临床应用

（1）按揉足三里可健脾和胃、调中理气，多用于治疗脾胃病证。治疗呕吐，多配合推天柱骨、横纹推向板门等；治疗脾虚泄泻，多配合补大肠、推上七节骨等。

（2）按揉足三里可用于小儿推拿保健，常配合捏脊、摩腹等。

三、三阴交

1. 位置　内踝尖直上 3 寸处（图 6–100）。

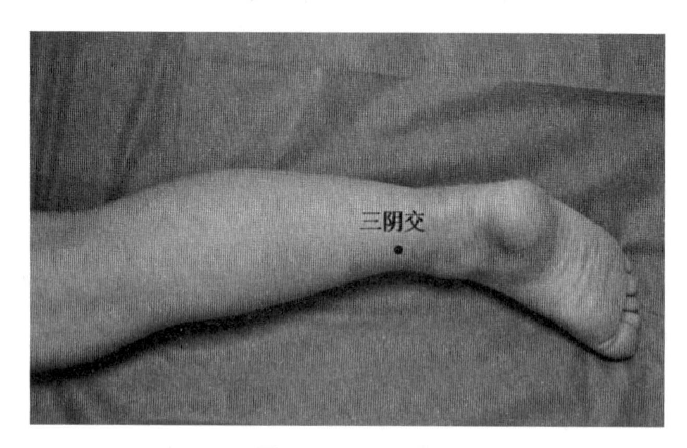

图 6–100　三阴交

2. 操作

（1）按揉三阴交：术者以拇指指端或食指指端按揉之。

（2）推运三阴交：术者先以右手拇指自此穴上推之，或下推之，然后运之。自上往下推、往外运，为泻；自下往上推、往里运，为补。

3. 次数　按揉 100 ～ 200 次，推 20 ～ 30 次，运 50 ～ 100 次，掐 5 ～ 10 次。

4. 功效　通调水道，活血调经，健脾利湿，养血安神。

5. 主治　癃闭、遗尿、小便频数、短赤不利、水肿、疝气、下肢痹痛、惊风、消化不良、肠鸣腹胀、泄泻、便秘、月经不调、失眠、眩晕等病证。

6. 临床应用

（1）按揉三阴交，可活血通经、疏调下焦、利湿热、健脾胃、助运化。主治泌尿系统疾病，如遗尿、癃闭、小便短赤不利等病证，常与推箕门、清小肠、揉丹田等合用；治疗下肢痹痛，多与揉足三里、承山等穴合用。

（2）夜间遗尿用补法，急惊风用泻法；本穴可与带脉合用，治疗肠胃积滞及诸般结证，可使浊气下降；治疗剧烈腹痛、胃痛、胆痛、枕后疼痛等病证，为必取效穴。

四、承山

1. 位置　腓肠肌肌腹下陷中（图 6–101）。

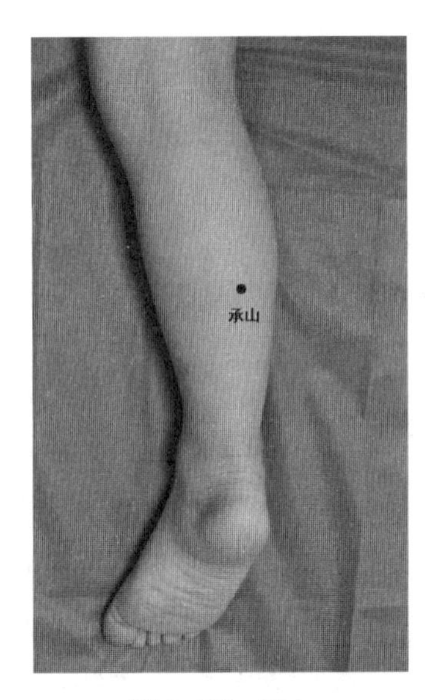

图 6–101　承山

2. 操作

（1）拿承山：术者以右手拇、食二指拿之，重拿可发汗。

（2）揉承山：术者以拇指指端揉之。

3. 次数　拿 5 ～ 10 次，揉 50 ～ 100 次。

4. 功效　通络解痉，发汗平喘，调肠安神。

5. 主治　腿痛转筋、下肢痿软、不寐、气急痰喉、喘促作声、痔疾、便秘等病证。

6. 临床应用

（1）拿承山可止抽搐、通经络。与拿委中配合，可治疗惊风抽搐、下肢痿软、腿痛转筋等。

（2）拿承山具有催眠作用，可治疗小儿不寐或夜寐不安。

（3）治疗小儿便秘，可下推承山；治疗小儿泄泻，可上推承山。

五、丰隆

1. 位置　外膝眼和外踝连线中点，平此点胫骨前缘外侧 1.5 寸处（图 6–102）。

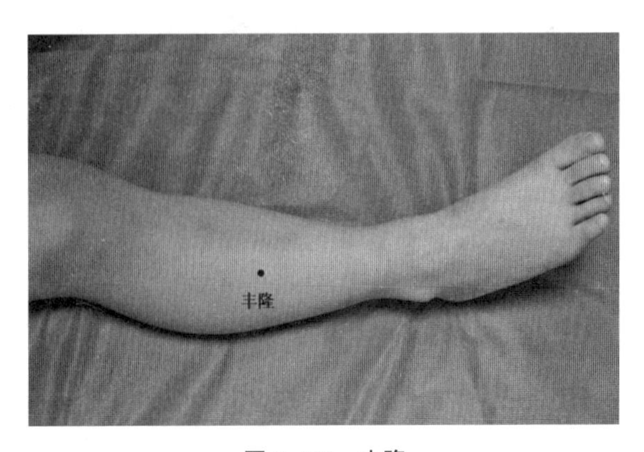

图 6–102　丰隆

2. 操作 揉丰隆：术者以拇指或中指指端揉之。

3. 次数 揉 20 ～ 40 次。

4. 功效 化痰平喘，和胃降逆。

5. 主治 咳嗽、痰多、哮喘、呕吐、头痛、眩晕、癫狂痫、下肢痿痹等病证。

6. 临床应用 揉丰隆可和胃气、化痰湿。治疗痰涎壅盛、咳嗽气喘、呕吐等病证，多与揉膻中、运内八卦、横纹推向板门等合用。本穴比较敏感，按揉丰隆穴时会有轻微疼痛感。

六、涌泉

1. 位置 屈趾，足掌心前正中凹陷处（图 6–103）。

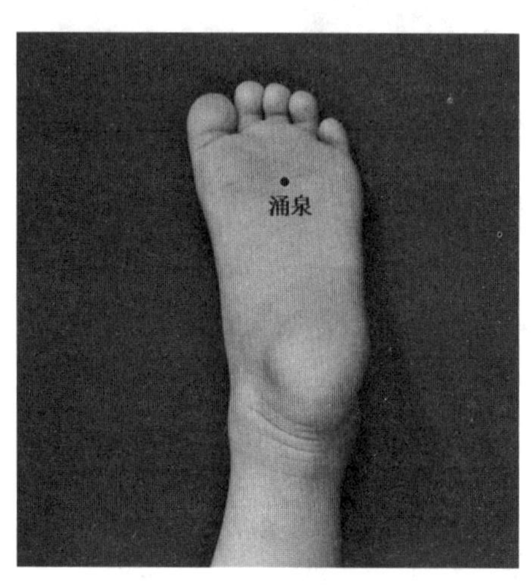

图 6–103 涌泉

2. 操作

（1）推涌泉：术者以拇指指腹向脚趾方向直推之。

（2）揉涌泉：术者以拇指指端揉之。男左旋止吐、右旋止泻；女则反之。

（3）掐揉涌泉：术者以拇指指甲掐之，然后以拇指指端左右旋揉之。

3. 次数 推、揉各 50 ～ 100 次，掐 5 ～ 10 次。

4. 功效 滋阴清热，调和肠胃，清脑降逆，引热下行。

5. 主治 发热、五心烦热、呕吐、腹泻、便秘、头痛、目赤、视物不清、鹅口疮、喉痹、舌干、失音、惊风、失眠、痰涎壅盛、小便不利等病证。

6. 临床应用

（1）推涌泉可引火归元、退虚热。治疗阴虚火旺、五心烦热、夜啼，可配伍揉二马、运内劳宫、补肾经等；治疗实热证，常配合清天河水、退六腑等。

（2）揉涌泉，可止吐泻；左揉止吐，右揉止泻。

七、新设

1. 位置 第三、四足趾缝间，趾蹼缘的上方处（图 6–104）。

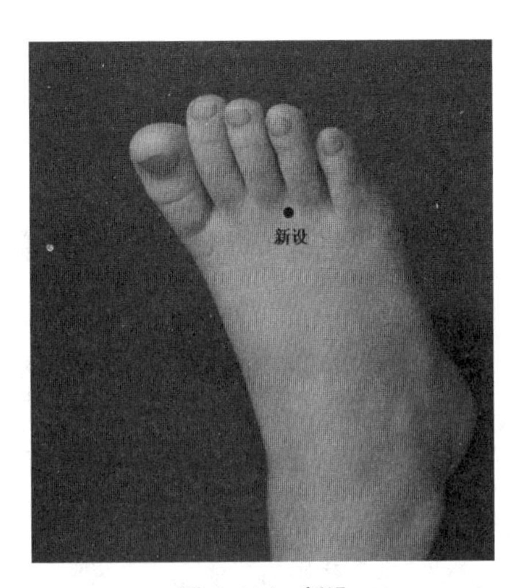

图 6-104　新设

2. 操作　掐新设：术者以拇指指甲掐之。

3. 次数　掐 5 ～ 10 次。

4. 功效　引气下行。

5. 主治　治疗一切腹胀。

6. 临床应用　本穴可引腹部之气下行。治疗腹胀，多与揉一窝风、分腹阴阳、揉天枢、揉足三里、摩腹等配合应用。

八、太冲

1. 位置　在足背，第一、二跖骨间，跖骨结合部前方凹陷中，或触及动脉搏动处（图 6-105）。

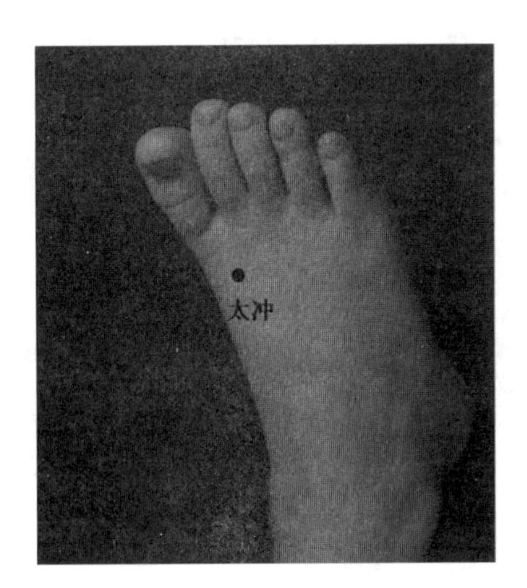

图 6-105　太冲

2. 操作　掐揉太冲：术者以拇指指甲掐之，继以拇指指端揉之。

3. 次数　掐揉 5 ～ 10 次。

4. 功效　平肝息风，清利头目，调畅气机。

5. 主治　小儿惊风、眩晕、目赤肿痛、咽痛、黄疸、腹胀、呕逆、癃闭、遗尿等病证。

6. 临床应用　治疗小儿惊风，常配合掐合谷、人中等穴；治疗眩晕，常配合掐合谷、百会、四神聪等穴。

九、光明

1. 位置 小腿外侧，当外踝尖上 5 寸，腓骨前缘（图 6–106）。

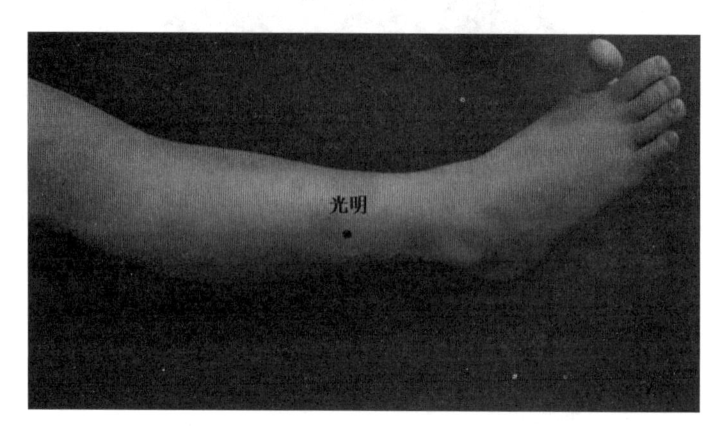

图 6–106 光明

2. 操作 揉光明：术者以拇指指端揉之。

3. 次数 揉 20 ～ 30 次。

4. 功效 明目通络。

5. 主治 目痛、夜盲、视神经萎缩、视物不明、膝痛、下肢痿痹、颊肿等病证。

6. 临床应用 治疗近视，多与揉睛明、翳明、太阳、风池等穴合用。

十、风市

1. 位置 位于大腿外侧中线上，直立垂手时，中指尖所指处（图 6–107）。

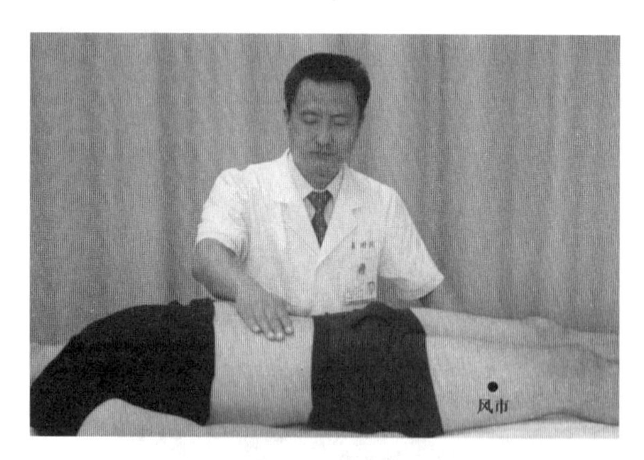

图 6–107 风市

2. 操作 揉风市：术者以拇指指端揉之。

3. 次数 揉 30 ～ 50 次。

4. 功效 通经活络，祛风活血。

5. 主治 下肢瘫痪及麻木、疼痛、瘙痒等病证。

6. 临床应用 本穴可祛风湿、调气血、通经络。治疗荨麻疹，可配合血海、三阴交、膈俞、合谷等穴。

附一：小儿推拿下肢部常用穴位操作视频，见二维码。

扫一扫，看视频

附二：小儿推拿常用特定穴功效鉴别

1. 脾经、肝经、心经、肺经、肾经、胃经、大肠、小肠主要用于治疗本脏本腑的病证。肝经、心经宜清不宜补，脾经、肾经多用补法。

2. 揉二扇门、清天河水、揉外劳宫、揉一窝风、推三关均可解肌发表，治疗外感病。但掐揉二扇门发汗力强，用于体质壮实者；清天河水主要用于外感发热；后三法兼能温阳散寒，主要用于外感风寒。而推三关又可补益气血；揉外劳，兼散脏腑积寒和升阳举陷；掐揉一窝风，可治疗一切腹痛。

3. 清天河水、打马过天河、退六腑、揉小天心、揉总筋、揉内劳宫、运内劳宫、揉二马、分阴阳均可清热。但清天河水主清气分之热，退六腑、打马过天河主清营分、血分之热；运内劳宫、揉上马主清虚烦内热；揉总筋、运内劳宫、揉小天心主清心经有热，而后者兼有镇惊利尿的作用；分阴阳可调和气血，主要用于治疗寒热往来、气血不和等病证。

4. 推板门、揉板门、揉端正、运水入土、运土入水、运外八卦和运内八卦均可健脾和中，助运消滞。但揉板门可消食导滞；板门推向横纹、揉左端正可治疗泄泻；横纹推向板门、揉右端正可治疗呕吐；运水入土治疗久病、虚证；运土入水治疗新病、实证；运外八卦、运内八卦皆能宽胸理气，而后者又能止咳化痰。

5. 揉四横纹可消食积、和气血，推小横纹可清脾胃热结、调中消胀，揉掌小横纹可清心肺之热，掐揉总筋兼通调周身气机、清心止痉。上述四穴均可清热散结，治疗口疮。

治疗篇

第七章 肺系病证

第一节 感冒

感冒（common cold）是以发热、恶寒、头痛、鼻塞流涕、喷嚏、咳嗽为主要表现的一种病证。除了4～5个月以内的小儿较少发病外，可发生于任何年龄的小儿。本病一年四季均可发病，以冬春季节尤为多见，其发病率占儿科疾病的首位。中医学把感冒分为普通感冒和时行感冒两种。前者病情轻浅，以肺卫、肺系症状为主；后者病情较重，症状具有流行性。感冒易出现夹痰、夹滞、夹惊等兼夹证。

西医学将感冒分为普通感冒和流行性感冒，后者属中医学“时行感冒”的范畴。

【病因病机】

1. 感受外邪 六淫外邪经口鼻或皮毛侵袭肺卫，卫阳被遏，故恶寒发热、头身疼痛。外邪侵袭肺系，肺失清肃，可见鼻塞流涕、喷嚏、咽红、咳嗽等症状。风为百病之长，因夹寒、热、湿、燥邪之不同，临床可见风寒、风热、湿困中焦及燥邪伤肺等证型。

2. 正气虚弱 正气强弱是外邪侵犯人体是否发病的关键。当小儿卫外功能减弱时，六淫外邪侵袭，则易于感邪而发病。

小儿感冒常夹痰、夹滞、夹惊。肺脏受邪，失于清肃，津液凝聚为痰，阻于气道，加剧咳嗽，此为感冒夹痰；小儿脾常不足，感受外邪后可导致脾胃运化功能减弱，致乳食停积不化，阻滞中焦，出现脘腹胀满、不思乳食，或伴呕吐、泄泻，此为感冒夹滞；小儿神气怯弱，感邪之后，入里化热，热扰心肝，导致惊惕不安、生痰动风，出现一时性惊厥，此为感冒夹惊。

若小儿禀赋不足，卫外功能不固，稍有不慎即感受外邪，可导致脾肺气虚、营卫不和或肺阴不足，久之正气更虚，则更易复感外邪，屡患感冒、咳嗽、肺炎等病证，称为“反复呼吸道感染儿”。

【临床诊断】

1. 病史 有感受外邪或时邪疫毒史。

2. 临床表现 发热恶寒，鼻塞流涕，喷嚏，咳嗽，或伴呕吐、腹泻，或发生高热惊厥。

3. 辅助检查 血常规检查：病毒感染者，可见白细胞总数正常或减少，中性粒细胞减少，淋巴细胞相对增多，单核细胞增加；合并细菌感染者，可见白细胞总数升高，中性粒细胞相对增多。

【鉴别诊断】

1. 急性传染病早期 多种急性传染病早期都有类似感冒的症状，如麻疹、水痘、手足口病、幼儿急疹、百日咳、流行性脑脊髓膜炎等，应根据流行病学史、临床表现及辅助检查等加以鉴别。

2. 急喉喑（急性感染性喉炎） 本病初起仅表现为发热、微咳、声音嘶哑，病情较重时可闻及犬吠样咳嗽及吸气性喉鸣音。

【辨证论治】

1. 辨证思路

（1）辨病因：冬春多风寒、风热，夏秋季节多暑邪，感冒日久或反复感冒多为正虚感冒。风寒者多见恶寒发热，无汗，流清涕，咳嗽；风热者多见发热重，恶风，有汗，流浊涕，咽红；暑邪者多见恶寒，肢体困重，头重如裹；感受时邪疫毒者多见发病急，全身症状重，化热入里，可以发生传变，继发或合并其他病证，具有传染性和流行性。

（2）辨兼证：兼见咳嗽频作、声重、胸闷、气逆者为夹痰；兼见腹胀、不思乳食、呕吐酸馊、大便酸臭、尿浊者为夹滞；兼见啼哭不宁、夜卧不安、磨牙、时时惊惕抽动者为夹惊。

2. 治疗原则 本病病位在肺，可涉及肝脾。其基本病机为外邪侵袭，正邪交争，故疏风解表为其基本治法；随证治以辛温解表、辛凉解表、清暑解表、清瘟解表。

3. 辨证推拿

（1）主证

①风寒感冒

证候：恶寒发热，无汗，头痛，喷嚏，鼻塞，流清涕，咽痒，咳嗽。舌偏淡，苔薄白，脉浮紧。

治法：疏散风寒，宣肺通窍。

处方

疏散风寒：四大手法（开天门、推坎宫、运太阳、揉耳后高骨），推三关，揉一窝风，拿列缺。

宣肺通窍：清肺经，黄蜂入洞，揉迎香。

随症加减：咳嗽重，加揉肺俞；鼻塞，加揉印堂、风池。

②风热感冒

证候：发热重，恶寒轻，有汗或无汗，鼻塞，流浊涕，喷嚏，头痛，咳嗽，痰黄稠，咽红或肿，口干而渴。舌质红，苔薄白或黄，脉浮数。

治法：疏散风热，宣肺止咳。

处方

疏散风热：四大手法，清天河水，揉大椎。

宣肺止咳：清肺经，揉肺俞、风门。

随症加减：头痛咽痛，加揉合谷、曲池；鼻塞，加揉迎香、鼻通。

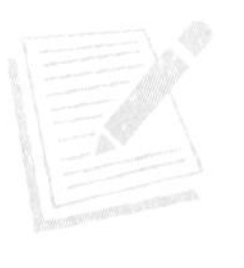

③暑湿感冒

证候：发热无汗，身重困倦，头痛，鼻塞，咳嗽不甚，胸闷泛恶，食欲不振，或有呕吐、泄泻。舌质红，苔黄腻，脉数。

治法：清暑解表，化湿和中。

处方

清暑解表：四大手法，清天河水，推脊，揉曲泽。

化湿和中：清补脾经，顺运内八卦，推四横纹，揉中脘。

随症加减：鼻塞，加揉迎香、鼻通；呕吐加横纹推向板门；泄泻，加清补大肠。

④时疫感冒

证候：起病急骤，高热，恶寒，无汗或汗出热不解，头痛，心烦，目赤咽红，肌肉酸痛，腹痛，或有恶心、呕吐、大便稀薄。舌质红，舌苔黄，脉数，指纹紫。

治法：清瘟解毒。

解表清热：清天河水，清肺经，揉大椎、曲池、合谷。

清瘟解毒：退六腑，打马过天河，重推脊。

随症加减：头痛，加揉太阳、风池；腹痛，加拿肚角；呕吐，加揉中脘；泄泻，加清大肠。

（2）兼证

①夹痰

证候：感冒兼见咳嗽较剧，咳声重浊，喉中痰鸣。苔滑腻，脉浮数而滑。

治法：偏于风寒者辛温解表，宣肺化痰；偏于风热者辛凉解表，清肺化痰。

处方：在主证治疗的基础上，风寒者加揉丰隆、膻中，以化痰止咳；风热者加揉丰隆、掌小横纹，以清肺化痰。

②夹滞

证候：感冒兼见脘腹胀满，呕吐酸腐，不思饮食，口气秽浊，大便酸臭，或腹痛泄泻，或大便秘结。舌苔厚腻，脉滑。

治法：疏风解表，消食导滞。

处方：在主证治疗的基础上，加掐揉四横纹，揉板门，捏脊，以消食导滞。

③夹惊

证候：兼见惊惕啼叫，夜卧不安，磨牙，甚则惊厥抽风。舌尖红，脉弦。

治法：解表清热，镇惊息风。

处方：在主证治疗的基础上，加捣小天心，清肝经，掐揉合谷、太冲、五指节，以镇惊息风。

【预防护理】

1. 预防

（1）加强体育锻炼，多做户外活动，增强体质。

（2）气温骤变时，应及时增减衣服，勿着衣过暖。

（3）冬春感冒流行时，少去公共场所，避免感染。

2. 护理

（1）患病期间，多饮温开水，饮食宜清淡。

（2）患儿高热时应及时物理降温或应用退热药，以防发生高热惊厥。

【临证提要】

1. 推拿治疗感冒具有较好的疗效，但后期易合并细菌感染，尤其是5岁以内儿童，临证时应

根据病情酌情应用抗生素。

2. 小儿感冒易寒从热化，或热为寒闭，形成寒热夹杂之证，常取辛凉、辛温手法并用。体质虚弱者不宜过于解表，可采用扶正解表法。

3. 反复呼吸道感染患儿在感冒治愈之后，应及时进行推拿调理，以改善体质，扶助正气。

第二节　发热

发热（fever）是由各种原因引起的以发热为主要表现的一种病证，包括外感发热和内伤发热两大类。发热是小儿疾病中最常见的症状之一。发热与病情轻重有时不一定平行。部分婴幼儿对高热耐受力较强，即使体温高达40℃，一般情况仍较好，热退后很快恢复；相反，体弱儿、新生儿即使感染很严重，体温可不高，甚或不升。

西医学认为，体温异常升高即为发热。正常小儿腋温为36～37℃，婴幼儿腋温可为36～37.4℃。根据发热持续时间可分为急性发热（两周以内）和慢性发热（超过两周）。急性感染性发热多属中医学“外感发热”范畴，慢性非感染性发热多属中医学“内伤发热”范畴。

【病因病机】

1. 外感发热　若遇气候变化，调护不当，外邪或疫疠邪毒自口鼻或皮毛侵入机体，或卫表调节失司，卫阳受遏，或邪犯肺卫，郁于肌表而致发热。

2. 内伤发热　一为阳盛则热：因六淫外邪入里化热，或过食辛温燥热之品，或七情所伤，导致阳气亢盛而发热；或伤食积滞，气机郁滞，郁而发热，或积而生湿，蕴而化热。二为阴虚发热：因久病热病耗伤津液，导致阴虚发热。三为痰瘀发热：痰湿、瘀血致气血壅滞，郁而发热。四为阴盛格阳则发热。五为气虚发热：因忧思过度，劳逸失常，饮食损伤脾胃，致气虚下陷，清阳不升，浊阴不降，阴阳离位，不相顺接，而致发热。

外感发热和内伤发热可相互转化和兼夹。有些内伤发热是由于外感发热失治误治而致；而内伤发热，尤其是脏腑气血阴阳亏虚，卫外抗邪能力减弱，则容易感受外邪而致外感发热。

【临床诊断】

1. 病史　外感发热有感受外邪史；内伤发热有饮食不节或热病史。

2. 临床表现　以体温异常升高为主要临床表现。腋温检查在37.5℃以上为发热，并有呼吸、心率相应加快，可伴有神疲乏力、食欲不振、口干唇燥、渴欲饮水、小便黄、舌红、脉数等证候表现。根据体温的高低可分为低热（体温37.5～38℃）、中等发热（体温38.1～39℃）、高热（体温39.1～41℃）、超高热（体温41℃以上）。

3. 辅助检查　血常规检查可区分病毒感染与细菌感染。病毒感染时可见白细胞总数正常或减少，淋巴细胞相对增加；细菌感染时可见白细胞计数增多，中性粒细胞比例升高。若外周血中有异常淋巴细胞提示病毒感染，有幼稚细胞则提示白血病。

【鉴别诊断】

1. 幼儿急疹　2岁以下的婴幼儿突然高热，耳后淋巴结肿大，3～4天后热退疹出，于面颈及躯干部见玫瑰红色小丘疹，1～2天后皮疹消退，疹退后不留任何痕迹。

2. 川崎病　发热持续5天以上，眼结膜充血，无渗出物，口腔及咽部黏膜有充血，口唇干燥

皲裂，杨梅舌。急性期手足红肿，亚急性期甲周脱皮。出疹主要在躯干部，斑丘疹，多形红斑样或猩红样，伴有颈枕部淋巴结肿大，直径超过 1.5cm。

3. 传染性单核细胞增多症　是 EB 病毒（人类疱疹病毒）感染导致的急性单核 – 巨噬细胞系统增生性疾病，典型临床表现为“三联征”：即发热、咽峡炎、淋巴结肿大。辅助检查：外周血中淋巴细胞增多并有异型淋巴细胞，血清中可检出 EB 病毒抗体。本病属自限性疾病，多发生于学龄儿童及青少年。

4. 猩红热　有与猩红热、咽峡炎或扁桃体炎患儿接触史。根据起病急骤、发热、咽峡炎、典型皮疹、杨梅舌及疹退后脱皮等特征进行诊断。

【辨证论治】

1. 辨证思路

（1）辨外感与内伤：外感发热，多因邪气从口鼻而入，正邪相争则发热；或从皮毛侵入，肺卫之气郁闭则发热；内伤发热，多为自身各种因素引起阳盛或阴虚而致发热。

（2）辨内伤虚实：阴衰阳盛，水不制火，而致阴虚发热，以低热、潮热、盗汗为主要表现，为虚证；阳盛以但热不寒，或高热烦躁，或日晡潮热为主要表现，为实证；后期阴液耗伤，为虚实夹杂之证。此外，饮食积滞，阳气郁久亦可导致发热。

（3）辨高热原因：急性高热一般由感染性疾病（急性传染病早期、各系统急性感染性疾病）、非感染性疾病（暑热症、新生儿脱水热、颅内损伤、惊厥及癫痫大发作等）、变态反应（过敏、疫苗接种反应、输液输血反应等）等引起。

2. 治疗原则　阳热有余是发热的基本病机，故调整阴阳为发热的基本治法。外感发热治以疏散外邪，宣散郁闭之肺气，随证治以发汗解表、清热解表；内伤发热除清热泻火之外，若伴食积则治以消积导滞，伴阳明腑实则治以通腑泄热。

3. 高热处理原则　对高热患者应及时适当降温，以防高热惊厥及其他不良后果。首先采取降温措施如物理降温、药物降温、针刺降温等；然后对症处理（高热时，应及时补充水分和电解质，口服困难者可给予静脉补液；若伴烦躁不安、反复惊厥或一般降温措施效果不明显者，可酌情选用氯丙嗪或异丙嗪）；最后确定病因，进行对因治疗。

4. 辨证推拿

（1）外感风寒

证候：发热，恶寒，无汗，头痛，鼻塞，喷嚏，流涕，咳嗽，咽不红，口不渴。舌苔薄白，脉浮紧，指纹鲜红。

治法：疏风散寒，解表清热。

处方

疏风散寒：四大手法，掐揉二扇门，推三关，揉一窝风、风池。

解表清热：清肺经，清天河水。

随症加减：鼻塞，加揉迎香、鼻通；头痛，加揉合谷、太阳。

（2）外感风热

证候：发热汗出，鼻流浊涕，喷嚏，咽喉肿痛，唇红，口干。舌质红，苔薄黄，脉浮数，指纹青紫。

治法：疏散风热，宣肺利咽。

处方

疏散风热：四大手法，轻推脊，清天河水。

宣肺利咽：清肺经，揉合谷、曲池，捏挤新建、大椎。

随症加减：鼻流浊涕，加揉鼻通、迎香、太阳；咽痛，加掐揉少商、商阳。

（3）气分热盛

证候：壮热，口干多饮，喜冷，面红唇赤，烦躁不安，啼闹不眠，便秘溲赤。舌红苔黄而干，脉洪大，指纹紫滞。

治法：清气分热，滋阴安神。

处方

清气分热：清天河水，重推脊，清板门，退六腑。

滋阴清热：揉二马，补肾经，运内劳宫。

随症加减：面红唇赤、便秘溲赤，加清大肠、清小肠。

（4）食积发热

证候：暮夜发热，或热甚，手足心热，夜卧不安，啼闹不眠，兼见腹胀拒按，少食或不食，嗳腐吞酸，或有吐泻酸臭。舌红，苔黄厚腻，脉滑数，指纹紫滞。

治法：消积导滞，清泄积热。

处方

消积导滞：揉板门，掐揉四横纹，逆运内八卦，捏脊。

清泄积热：退六腑，清大肠，清天河水。

随症加减：夜卧不安，加清肝经、捣小天心；腹胀，加揉中脘、顺时针摩腹。

（5）阴虚发热

证候：午后、夜间潮热，手足心热，两颧发红，口干唇燥，烦躁啼闹，夜卧不宁，盗汗，或大便干结，小便短赤，唇色嫩红。舌红少苔或无苔，脉细数，指纹淡紫。

治法：滋阴清热。

处方

滋阴潜阳：补肾经，揉二马，分手阴阳（分阴重）。

清解虚热：揉涌泉，运内劳宫。

随症加减：大便干，加清大肠；盗汗，加揉肾顶；烦躁哭闹，加捣小天心、清肝经。

【预防护理】

1. 预防

（1）加强体育锻炼，多做户外活动，增加抵抗力，预防感冒。

（2）注意随气候变化，随时增减衣服，勿着衣过暖。

2. 护理

（1）患儿高热持续不退，精神状态差，应及时采用退热处理。

（2）患儿发热时宜清淡饮食，忌食肉、鱼、虾、蛋等食物。

【临证提要】

1. 若患儿精神尚好，不宜盲目或急于降温，但对有惊厥史者，应及时适当降温，以防高热惊厥。

2. 若为化脓性感染引起的发热应采用中西医结合疗法进行治疗。

第三节　咳嗽

咳嗽（cough）是指因感受外邪或脏腑功能失调，导致肺气上逆而致咳嗽、咳吐痰涎的一种病证。本病在冬春季节及寒温不调之时尤为多见，多发生于婴幼儿。

西医学的咽炎、喉炎、气管炎、支气管炎、支气管肺炎等均可参照本病辨证施术。

【病因病机】

小儿咳嗽病因虽多，但皆因肺脏受累，宣肃失司而致。外感咳嗽起于肺，内伤咳嗽可因肺病迁延，也可由他脏累及肺脏所致。咳嗽的外因主要是感受外邪，内因主要是肺脾虚弱。

1. 外感咳嗽　小儿冷暖不知自调，邪侵肺卫，肺气不宣，宣肃失司，肺气上逆而致咳嗽。临床有风寒、风热之别。

2. 内伤咳嗽　小儿脾虚生痰，上贮于肺，肺失清肃，而致咳嗽。若小儿脾肺两虚，气不化津，则痰湿更易滋生；若痰湿蕴肺，遇感引触，转从热化，则可出现痰热咳嗽；若素体虚弱，外感咳嗽日久不愈，进一步耗伤气阴，则发展为肺阴耗伤或脾肺气虚之证。

【临床诊断】

1. 病史　多有外感史。

2. 临床表现　以咳嗽为主要症状，肺部听诊可闻及呼吸音粗糙或干、湿啰音。

3. 辅助检查　X 线检查：肺纹理增粗、紊乱。

【鉴别诊断】

顿咳　阵发性痉挛性咳嗽，咳后有鸡鸣样吼声，并吐出痰涎，病程迁延日久不愈。

【辨证论治】

1. 辨证思路　重点辨外感、内伤。外感咳嗽发病急，病程短，伴有表证，多属实证；内伤咳嗽发病缓，病程长，多兼有不同程度的里证。

2. 治疗原则　本病病位主要在肺、脾，主要病理因素为痰；肺失宣肃，气机壅遏为其基本病机。因此，宣肃肺气、化痰止咳为本病的基本治法。外感咳嗽治以疏散外邪，宣降肺气。内伤咳嗽，痰盛者根据痰热、痰湿之不同，治以清热化痰或燥湿化痰；后期以补为主，治以滋阴润肺，或健脾补肺。

3. 辨证推拿

（1）外感咳嗽

①风寒咳嗽

证候：咳嗽频作，咳声清扬，痰白清稀，咽痒，鼻塞流涕，恶寒无汗，或伴发热头痛，全身酸痛。舌苔薄白，脉浮紧，指纹浮红。

治法：疏散风寒，宣肃肺气。

处方

疏散风寒：四大手法，揉一窝风，推三关，拿列缺。

宣肃肺气：清肺经，揉肺俞、风门，顺运内八卦。

随症加减：痰多，加揉丰隆；鼻塞，加黄蜂入洞、揉迎香。

②风热咳嗽

证候：咳嗽不爽，咳声粗重，痰黄黏稠，不易咳出，咽痛，鼻流浊涕，口渴，伴有发热头痛，恶风，微汗出。舌质红，苔薄黄，脉浮数，指纹红紫。

治法：疏风清热，宣肃肺气。

处方

疏风清热：四大手法，清天河水，揉合谷、曲池。

宣肃肺气：清肺经，顺运内八卦，揉膻中、肺俞。

随症加减：口渴，加揉二马、清板门；咽痛，加掐揉少商、商阳；痰黏难咳，加推小横纹、掐揉精宁。

（2）内伤咳嗽

①痰湿咳嗽

证候：咳声重浊，痰多壅盛，色白而稀，胸闷，纳呆。舌红，苔白腻，脉濡，指纹滞。

治法：健脾化湿，化痰止咳。

处方

健脾化湿：清补脾经，推四横纹，揉脾俞、丰隆、足三里。

化痰止咳：清肺经，顺运内八卦，揉肺俞、膻中，分推肩胛骨。

随症加减：纳呆，加揉板门；腹胀，加揉中脘；痰多，加揉天突。

②痰热咳嗽

证候：咳嗽痰黄，黏稠难咳，面赤唇红，口苦作渴，或有发热，烦躁不宁，小便短赤。舌红，苔黄腻，脉滑数，指纹紫滞。

治法：清泄肺热，化痰止咳。

处方

清泄肺热：清肺经，清天河水，揉掌小横纹、尺泽，清大肠。

化痰止咳：逆运内八卦，推揉膻中，揉肺俞、丰隆。

随症加减：发热，加推脊；烦躁不安，加捣小天心、掐揉五指节；小便短赤，加揉小天心、清小肠。

③阴虚咳嗽

证候：干咳无痰，或痰少而黏，不易咳出，口渴咽干，喉痒声嘶，手足心热，或咳嗽带血，午后潮热。舌红少苔，脉细数。

治法：滋阴润肺，止咳化痰。

处方

滋阴润肺：分阴阳（分阴重），补肾经，揉二马、肺俞。

止咳化痰：清肺经，顺运内八卦，推小横纹。

随症加减：口渴咽干，加清板门、揉合谷、涌泉。

④气虚咳嗽

证候：咳而无力，痰白清稀，面色苍白，气短懒言，语声低微，喜温畏寒，体虚多汗。舌质淡嫩，脉细少力。

治法：补肺健脾，宣肃肺气。

处方

补肺健脾：补肺经，补脾经，揉脾俞、肺俞，捏脊。

宣肃肺气：顺运内八卦，推揉膻中。

随症加减：多汗，加揉肾顶；畏寒，加推三关。

【预防护理】

1. 预防

（1）加强锻炼，饮食有节，时见风日，增强体质，提高抗病能力。

（2）秋冬季节特别注意气候变化，注意胸背、腹部保暖。

2. 护理

（1）注意保持室内空气流通，避免煤气、烟、灰尘等刺激。

（2）咳嗽期间，适当休息，多饮水，饮食宜清淡，避免辛辣油腻之品。

（3）幼儿咳嗽能力差，痰液不易排出，可采用拍背排痰法。方法：将手指并拢，掌心内凹，可在不同的体位下轻轻拍背，如直立位、侧卧位等，每次 5 ～ 10 分钟。

【临证提要】

1. 推拿治疗小儿咳嗽具有较好的疗效，但需明辨病机，不可一味见咳止咳。若患儿发热咳嗽，特别是免疫功能相对低下者，需警惕肺炎的发生。

2. 临床应注意咳嗽声的鉴别：连声咳比单声咳严重；咽源性咳嗽，一般咳声轻扬；咳嗽声发闷，病位多在气管以下。可据此判断病情进展。

第四节　哮喘

哮喘（asthma）是以发作性喉间哮鸣气促、呼气延长为主要表现的一种病证。哮，指声响；喘，指气息。临床上喘未必兼哮，但哮必兼喘。多发于冬季及气温多变季节。95% 的发病诱因为上呼吸道感染，以 1 ～ 6 岁儿童多见。本病有遗传倾向，发病越早则遗传倾向越明显。

西医学的喘息性支气管炎、支气管哮喘等可参照本病辨证施术。

【病因病机】

哮喘发病的内因是痰饮内伏，与肺脾肾三脏有关；外因主要为感受外邪或接触有毒、有害等气体。

1. 痰饮内伏　小儿肺脏娇嫩，脾常不足，肾常虚。肺虚则卫外失固，腠理不密，易为外邪所侵，邪阻肺络，气机不利，津液凝聚为痰；脾虚不运，生湿酿痰，上贮于肺；肾气虚弱，不能蒸化水液，聚液成饮，上泛为痰。痰饮内伏与肺脾肾三脏功能失常有关，尤其责之于肺、脾两脏。

2. 外邪侵袭　外邪侵袭肺金，引动伏痰，痰阻气道，肺失肃降，气逆痰动，而致哮喘。

3. 其他　若接触有毒、有害等气体，或接触异味、花粉、羽毛等，或嗜食酸咸甜腻之品，均能刺激气道，影响肺的宣肃功能而诱发哮喘。精神失调和过度疲劳也是小儿哮喘的重要诱因。

【临床诊断】

1. 病史　有婴儿期湿疹史或家族哮喘史；有诱发因素，如气候转变、受凉受热或接触某些过

敏物质。

2. 临床表现 突然发病，发作之前多有喷嚏、咳嗽等先兆症状，发作时气急气喘，不能平卧，伴烦躁不安等症状。肺部听诊可闻及两肺满布哮鸣音，呼气延长。哮喘如有继发感染或为哮喘性支气管炎，可闻及粗大湿啰音。

3. 辅助检查 血常规检查可见白细胞总数正常，嗜酸性粒细胞升高；伴肺部感染时，白细胞总数及中性粒细胞均可升高。

【鉴别诊断】

肺炎喘嗽 哮喘以咳嗽、气喘、呼气延长为主要临床特征，多数不发热，肺部听诊以哮鸣音为主；而肺炎喘嗽以发热、咳嗽、痰壅、气急、鼻扇为主要临床特征，肺部听诊以湿啰音为主。

【辨证论治】

1. 辨证思路

（1）辨缓急：哮喘分发作期与缓解期。发作期哮吼痰鸣，喘急倚息，以邪实为主。咳喘痰黄，身热面赤，口干舌红，为热性哮喘；咳喘畏寒，痰多清稀，舌苔白滑，为寒性哮喘。缓解期哮喘已平，出现肺、脾、肾三脏不足，以正虚为主。

（2）辨虚实：气短自汗，易感冒，多为气虚；形寒肢冷面白，动则心悸，多为阳虚；消瘦乏力，盗汗颧红，多为阴虚。

2. 治疗原则 应坚持长期、规范、个体化的治疗原则，按发作期和缓解期分别施治。本病病位主要在肺，发作期基本病机为痰气相搏，气道被阻，故化痰平喘为哮喘发作期的基本治法；发作期当攻邪治其标，辨寒热虚实，随证施治。缓解期治以调整脏腑，扶正祛邪，以防哮喘反复发作。

3. 辨证推拿

（1）发作期

①寒哮

证候：咳嗽气喘，喉间痰鸣，痰多白沫，鼻流清涕，面色淡白，恶寒无汗，形寒肢冷。舌淡红，苔白滑，脉浮滑。

治法：温肺散寒，化痰平喘。

处方

温肺散寒：擦肺俞，揉一窝风、外劳宫，推三关。

化痰平喘：清肺经，揉丰隆，逆运内八卦，推揉膻中。

随症加减：鼻流清涕，加揉风池、风门、迎香。

②热哮

证候：咳嗽，哮喘，声高息涌，喉间哮吼痰鸣，咳痰稠黄，胸膈满闷，面赤，身热，咽红，口干，尿赤，便秘。舌质红，苔黄腻，脉滑数。

治法：清肺化痰，止咳平喘。

处方

清肺化痰：清肺经，清补脾经，清天河水，掐揉四横纹，揉丰隆。

止咳平喘：揉天突、肺俞，逆运内八卦，推揉膻中。

随症加减：尿赤，加揉小天心、清小肠；便秘，加退六腑、推下七节骨。

③外寒内热

证候：恶寒发热，鼻塞，喷嚏，流清涕，咳痰黏稠色黄，口渴引饮，大便干结。舌红，苔薄白，脉滑数。

治法：散寒泻热，化痰平喘。

处方

疏散风寒：四大手法，揉一窝风，推三关，掐揉二扇门。

清泻里热：清大肠，退六腑，掐揉四横纹。

化痰平喘：清肺经，揉膻中、肺俞、天突，逆运内八卦。

随症加减：口渴，加揉二马、清胃经。

④肺实肾虚

证候：哮喘持续不已，动则喘甚，病程较长，常伴咳嗽，喉中痰吼，面色无华，小便清长。舌淡，苔白腻，脉细弱。

治法：温阳益气，降逆平喘。

处方

温阳益气：补肾经，揉丹田、关元，擦八髎。

降逆平喘：清肺经，逆运内八卦，揉膻中、天突，点气海。

随症加减：喘则汗出，加补脾经、揉肾顶。

（2）缓解期

①肺脾气虚

证候：咳嗽无力，气短多汗，面色苍白，神疲乏力，形瘦，纳差，便溏。舌淡，苔薄白，脉细软。

治法：健脾益气，补肺固表。

处方

健脾益气：补脾经，揉脾俞、足三里，推三关，捏脊。

补肺固表：补肺经，补肾经，揉肺俞、肾顶。

随症加减：便溏，加补大肠；纳差，加揉板门、推四横纹。

②脾肾阳虚

证候：动则气短心悸，面色皖白，形寒肢冷，脚软无力，腹胀，纳差，大便溏泄。舌淡苔薄白，脉细弱。

治法：健脾温肾，固摄纳气。

处方

健脾温肾：补脾经，补肾经，揉脾俞、肾俞，擦八髎。

固摄纳气：摩揉丹田，揉气海、关元。

随症加减：形寒肢冷，加推三关；腹胀、纳差，加摩腹、分腹阴阳；大便溏泄，加补大肠、揉外劳宫。

③肺肾阴虚

证候：咳嗽时作，甚则咯血，面色潮红，手足心热，夜间盗汗，消瘦气短，夜尿多。舌红，舌苔花剥，脉细数。

治法：养阴清热，补益肺肾。

处方

养阴清热：揉二马、涌泉，运内劳宫。

补益肺肾：补脾经，补肺经，补肾经，揉肺俞、肾俞。

随症加减：咯血，加揉孔最；夜尿多，加揉关元、气海；盗汗，加揉复溜、肾顶。

【预防护理】

1. 预防

（1）嘱患儿远离过敏原，加强身体锻炼，增强体质。在哮喘缓解期采用贴敷、推拿、艾灸等方法预防哮喘的发生。

（2）注意做好防寒保暖工作，冬季外出应戴口罩。尤其气候转变或换季时，注意预防感冒，以免诱发哮喘。避免活动过度和情绪激动，以免诱发哮喘。

2. 护理

（1）居室宜空气流通，阳光充足；冬季要暖和，夏季要凉爽通风；避免接触特殊气味。

（2）饮食宜清淡而富有营养，忌食生冷油腻、辛辣酸甜、海鲜鱼虾等食物，以免诱发哮喘。

【临证提要】

1. 哮喘病因复杂，宜采用多种疗法综合治疗。除推拿之外，还可配合药物内服、雾化吸入、贴敷、针灸、环境疗法、身心疗法等方法综合治疗，以提高疗效。

2. 哮喘急性发作时，可点按孔最穴以止咳平喘。

第五节　肺炎喘嗽

肺炎喘嗽（pneumonia with dyspneic cough）是以发热、咳嗽、痰壅气急、鼻扇为主要表现的一种病证，严重者可见涕泪俱闭，面色苍白发绀。一年四季均可发病，以冬春季节最为常见，好发于婴幼儿。肺炎喘嗽的病名首见于《麻科活人全书》。一般发病较急，早期若治疗得当，一般预后良好。

西医学的支气管肺炎、间质性肺炎、大叶性肺炎等可参照本病进行辨证施术。

【病因病机】

肺炎喘嗽的病因主要有外因和内因两大类。外因主要是感受风邪，风邪多夹热或夹寒为患，其中以风热多见；内因是正气虚衰，无力驱邪外出。

1. 感受外邪　风邪侵袭肺卫，肺气郁闭，肺失宣肃，导致发热、咳嗽、痰壅、气促、鼻扇等证候表现。痰热是其病理产物，常见痰热交结阻塞肺络，亦有痰湿阻肺者，肺闭可加重痰阻，痰阻又可进一步加重肺闭，导致病情加重。

2. 正气虚衰　先天禀赋不足，或病后失调，正气虚弱，卫外不固，腠理不密，易为外邪所中而致肺炎喘嗽。

肺主治节，肺气郁闭，气滞血瘀，心血运行不畅，可致心失所养，导致心气不足、心阳虚衰等危重变证；亦可因邪热炽盛化火，内陷厥阴，出现高热动风之证；若影响脾胃升降，浊气停聚，大肠之气不行，可出现腹胀、便秘等证候表现。

重症肺炎或素体虚弱的患儿，患病之后常迁延不愈。如体禀营虚卫弱者，可致长期不规则发热或寒热往来、自汗等证候表现；体禀阴液不足者，可见夜间发热甚、手足心热、盗汗、夜寐不宁等证候表现。

【临床诊断】

1. 病史　多继发于感冒、麻疹、顿咳等急性热病之后，且年龄越小，发病率越高，病情越重。

2. 临床表现　发病较急，轻症仅有发热咳嗽、喉间痰鸣，重症则呼吸急促、鼻翼扇动。病情严重时，痰壅气粗，喘促不安，烦躁不宁，面色苍白，口唇青紫发绀。初生儿患本病时，常无上述典型证候，可见不乳、神萎、口吐白沫，听诊可闻及细湿啰音。若病灶融合，可闻及管状呼吸音。

3. 辅助检查　X线检查可见肺纹理增多、紊乱，肺部透亮度降低或增强，甚至可小片状、斑片状阴影，也可出现不均匀的大片状阴影。血常规检查：白细胞总数增高，中性粒细胞增多，多提示细菌感染；白细胞总数减少、稍升高或正常，淋巴细胞相对增加，多提示病毒感染。

【鉴别诊断】

感冒　感冒与肺炎喘嗽早期均为表证，但肺炎喘嗽表证时间较短，很快入里化热，主要临床特点为发热、咳嗽、气喘。一般主要通过望精神及呼吸状态，听咳嗽声、呼吸音，问饮食、睡眠，检查体温、呼吸次数及拍摄胸片进行肺炎喘嗽的辨识。

【辨证论治】

1. 辨证思路

（1）*辨寒热*：初起应辨寒热。风寒者多恶寒无汗，痰多清稀；风热者发热重，咳痰黏稠。

（2）*辨痰热*：痰阻肺闭时，应辨清痰热轻重。热重者，高热稽留不退，面红唇赤，烦渴引饮；痰重者，喉中痰鸣，痰声辘辘，胸高气急。若高热炽盛，喘憋严重，呼吸困难，为毒热闭肺重症。

（3）*辨危重症*：若正虚邪盛出现心阳虚衰、热陷厥阴，为肺炎喘嗽之危重变证。

2. 治疗原则　本病病位在肺，基本病机为肺失宣肃，以宣肺清热、化痰平喘为其基本治法。痰多壅盛者，治以降气涤痰；喘憋严重者，治以降气平喘；气滞血瘀者，治以活血化瘀；病程日久、气阴耗伤者，治以补气养阴。

3. 辨证推拿

（1）风寒闭肺

证候：咳嗽气急，痰稀色白，恶寒发热，无汗，口不渴。舌淡红，苔薄白，脉浮紧。

治法：辛温开肺，化痰止咳。

处方

辛温开肺：四大手法，推三关，掐揉二扇门，揉一窝风，清肺经。

化痰止咳：揉肺俞、膻中，顺运内八卦，分推肩胛骨。

随症加减：痰多，加揉丰隆、天突。

（2）风热闭肺

证候：咳嗽，痰稠色黄，呼吸急促，发热恶风，微有汗出，口渴欲饮，咽红。舌尖红，苔薄黄，脉浮数。

治法：辛凉宣肺，清热化痰。

处方

辛凉宣肺：四大手法，清天河水，清肺经。

清热化痰：清大肠，退六腑，揉掌小横纹，揉肺俞、膻中、丰隆。

随症加减：咽红，加掐少商、商阳；痰稠色黄，加掐揉四横纹。

（3）痰热闭肺

证候：喉间痰鸣，痰稠色黄，气促喘憋，鼻翼扇动，壮热烦躁，或口唇青紫。舌红，苔黄腻，脉滑数。

治法：清热宣肺，涤痰定喘。

处方

清热宣肺：清肺经，退六腑，清大肠，清天河水。

涤痰定喘：揉天突、掌小横纹、丰隆，逆运内八卦。

随症加减：气促喘憋，加揉板门；痰稠色黄，加掐揉四横纹。

（4）痰浊闭肺

证候：咳嗽气喘，喉间痰鸣，咳吐痰涎，胸闷气促，食欲不振。舌淡，苔白腻，脉滑。

治法：宣肺平喘，涤痰开闭。

处方

宣肺平喘：清肺经，揉肺俞、膻中，逆运内八卦。

涤痰开闭：揉天突、掌小横纹、丰隆，搓摩胁肋。

随症加减：食欲不振，加揉板门、推四横纹。

（5）阴虚肺热

证候：干咳无痰，低热不退，面色潮红。舌红而干，苔光剥，脉数。

治法：养阴润肺，宣肺止咳。

处方

养阴润肺：补脾经，揉肺俞、二马，补肾经。

宣肺止咳：清肺经，推揉膻中，顺运内八卦。

随症加减：低热不退，加运内劳宫、揉涌泉。

（6）肺脾气虚

证候：咳嗽无力，病程迁延，低热起伏，面色苍白，气短多汗，四肢欠温，神疲乏力，纳差，便溏。舌质偏淡，苔薄白，脉细无力。

治法：健脾益肺，宣肃肺气。

处方

健脾益肺：补脾经，补肺经，补肾经，揉肺俞、脾俞。

宣肃肺气：揉膻中，顺运内八卦，分推肩胛骨。

随症加减：便溏，加补大肠；多汗，加揉肾顶。

【预防护理】

1. 预防

（1）保持室内空气清新，冬春季节尽量避免易感儿出入公共场所。

（2）加强体育锻炼，增强体质。气候寒暖不调时，应及时增减衣服，防止感冒。

2. 护理

（1）饮食宜清淡富有营养，多饮温开水。

（2）室内保持安静，居室要空气清新。

【临证提要】

1. 正常孩子的呼吸次数：＜ 1 岁，30 ～ 40 次 / 分；2 ～ 3 岁，25 ～ 30 次 / 分；4 ～ 7 岁，20 ～ 25 次 / 分。若呼吸次数 2 个月至 12 个月≥ 50 次 / 分、1 ～ 4 岁≥ 40 次 / 分，提示呼吸次数增快，应结合其他临床表现考虑肺炎可能。

2. 因本病易于化热，早期风寒闭肺宜适当清热。肺与大肠相表里，壮热炽盛者用消食导滞法以通腑泄热。病之后期，阴虚肺燥，余邪留恋，避免使用温补法。

3. 若出现变证（心阳虚衰、内陷厥阴），应采用中西医结合治疗，不宜单纯采用推拿治疗。

第六节　反复呼吸道感染

反复呼吸道感染（recurrent respiratory tract infection），又称为“复感儿”，是指一年内发生呼吸道感染次数过于频繁，超过一定范围的疾病。根据部位可分为反复上呼吸道感染（鼻炎、咽炎、扁桃体炎）和反复下呼吸道感染（支气管炎、毛细支气管炎及肺炎等）。国内儿科呼吸道感染约占门诊患儿的 60%，其中 30% 为反复呼吸道感染。本病多见于 6 个月至 6 岁小儿，以 1 ～ 3 岁的幼儿更为多见。本病反复发作，迁延不愈，或失治误治，则易发生咳喘、心悸、水肿、痹证等病证，严重者可影响患儿的生长发育。

本病属中医学“体虚感冒”“虚人感冒”“虚证”“汗证”等范畴。

【病因病机】

本病病位在肺，其基本病机为正虚卫表不固。其发病与否与正邪消长变化有关，发病时以邪盛为主，迁延不愈时为正虚邪恋，缓解后以正虚为主，也有积热内蕴之证。

1. 禀赋不足　父母体弱多病或妊娠时罹患疾病；或早产，出生后腠理不密，不耐六淫外邪侵袭，感邪即病。

2. 喂养不当　因饮食不节或喂养不当，导致水谷精微摄取不足，气血化生乏源，正气不足，易遭外邪侵袭；或过食肥甘之品，致使食滞脾胃，郁而化热，热蒸汗出，腠理开泄，反复感受外邪而致病。

3. 少见风日　户外活动过少，日照不足，肌肤柔弱，卫外不固，不耐寒热，一有寒温变化，即感外邪而致病。

4. 病后失调　病后体弱，或调养不当，或用药不慎，损伤正气，以致卫表不固而致病。

【临床诊断】

1. 病史　有反复呼吸道感染史。

2. 临床表现

（1）平素可无异常表现，或时有鼻塞，咽喉不利，少气懒言，面白无华，易汗出。舌脉正常，或舌淡、脉细无力。

（2）一旦气候变化或寒温不调时，即可发病。

（3）患儿 1 年内上呼吸道感染次数频繁，2 岁以内婴幼儿超过 7 次 / 年，3 ～ 5 岁儿童超过 6 次 / 年，6 岁以上儿童超过 5 次 / 年，即可诊断。

3. 辅助检查 细菌感染者，白细胞总数及中性粒细胞百分数升高；病毒感染者，白细胞总数正常或偏低，淋巴细胞所占比例偏高。若怀疑细菌引起的反复呼吸道感染者，应做咽拭子培养。

【鉴别诊断】

流行性感冒：为流感病毒所致，可为散发，时有小规模流行。病毒发生变异时，可大规模暴发。起病急，鼻咽部症状较轻，但全身症状较重，伴有高热、全身酸痛及结膜炎症状。快速血清 PCR 方法检测病毒，可供鉴别。

【辨证论治】

1. 辨证思路 反复呼吸道感染的主要原因是患儿正气不足，卫表不固。正气不足多因肺、脾、肾三脏气虚。肺虚腠理不密、脾虚气血不足、肾虚发育障碍均可导致小儿适应性差，抵抗力弱，从而容易发病。

2. 治疗原则 调整阴阳，增强小儿适应能力和防御能力是小儿反复呼吸道感染的基本治法。平素以扶正为主，发病时以祛邪为主。

3. 辨证推拿

（1）营卫失和，邪毒留恋

证候：反复感冒，恶寒怕热，不耐寒凉，平时汗多，汗出不温，肌肉松弛，或伴有低热，咽红，扁桃体肿大，或肺炎喘嗽后久不康复。舌淡红，苔薄白或花剥，脉浮数无力，指纹紫滞。

治法：调和营卫，扶正固表。

处方

调和营卫：四大手法，分阴阳，揉涌泉、二马，推三关。

扶正固表：补脾经，补肺经，补肾经，揉肾顶，捏脊。

随症加减：扁桃体肿大，加揉合谷、颊车；咽红，加掐揉少商、商阳。

（2）脾肺两虚

证候：反复感受外邪，咳喘迁延不已，或愈后又作，面黄少华，常自汗出，唇口色淡，肌肉松弛，食欲不振，或大便溏薄。舌质淡红，苔薄白，脉数无力，指纹淡。

治法：健脾益气，补肺固表。

处方

健脾益气：补脾经，揉脾俞、足三里，捏脊。

补肺固表：补肺经，揉肺俞、肾顶。

随症加减：食欲不振，加推四横纹、顺运内八卦；大便溏薄，加补大肠、揉外劳宫。

（3）肾虚精亏

证候：反复感冒，甚则咳喘，面白无华，肌肉松弛，筋骨痿软无力，动则自汗，寐则盗汗，睡卧不宁，五心烦热，立、行、齿、发、语迟，或鸡胸龟背，生长发育迟缓。舌苔薄白，脉数无力。

治法：补肾填精，益气养血。

处方

补肾填精：补肾经，揉二马、肾俞、太溪。

益气养血：补脾经，推三关，揉足三里、三阴交，捏脊。

随症加减：汗出过多，加揉肾顶；五心烦热，加运内劳宫。

（4）少阳失和

证候：反复外感，发热，咳嗽，喘息，哮鸣，病情时轻时重，迁延不愈，平素纳食欠佳，脘腹不适。舌淡苔白滑，脉弦，指纹淡紫。

治法：解表和里，调和营卫。

处方

解表和里：清肝经，搓摩胁肋，清肺经，揉一窝风、小天心。

调和营卫：分阴阳，补脾经，揉二马，补肾经。

随症加减：发热，加清天河水；纳食欠佳，加揉板门；脘腹不适，加揉中脘、足三里。

（5）气阴两虚

证候：反复外感，神疲倦怠，面白少华，多汗，纳呆食少，便秘或泄泻，肢冷或恶热，夜寐不安，咽红。舌红，苔滑，脉弱，指纹淡紫。

治法：健脾益气，滋阴补肾。

处方

健脾益气：补脾经，补肺经，揉脾俞，捏脊。

滋阴补肾：分阴阳，揉二马、涌泉，补肾经。

随症加减：多汗，加揉肾顶；夜寐不安，加捣小天心、揉印堂。

（6）肺胃实热

证候：反复外感，口气臭秽，口舌生疮，汗多而黏，夜寐不安，大便干结。舌红苔黄，脉滑数，指纹紫。

治法：清泻肺胃，通腑泄热。

处方

清泻肺胃：清肺经，清胃经，清板门，掐揉四横纹。

通腑泄热：清大肠，退六腑，推下七节骨。

随症加减：口舌生疮，加揉总筋；夜寐不安，加捣小天心、掐揉五指节。

（7）积热内蕴

证候：反复外感，平素急躁好动，唇红颊赤，渴喜冷饮，手足心热，睡卧不宁，睡中汗出，或磨牙梦呓，大便干结。舌红苔黄，脉数有力。

治法：清热导滞，解表和里。

处方

清热导滞：清天河水，清大肠，退六腑，推四横纹，逆运内八卦。

解表和里：揉一窝风、小天心，顺时针摩腹。

随症加减：磨牙梦呓，加清肝经；睡卧不宁，加清心经、掐揉五指节。

【预防护理】

1. 预防

（1）适当进行体育锻炼，增强体质，避免各种诱发因素。

（2）气候变化或季节变换时，应做好防寒保暖工作。

2. 护理

（1）居室宜空气流通，阳光充足。

（2）饮食宜清淡而富有营养，忌食生冷油腻、辛辣酸甜之品。

【临证提要】

1. 推拿治疗该病具有较好的疗效，但疗程较长，需坚持治疗方能取效。

2. 反复呼吸道感染儿多系体质虚弱，应重视补虚治本，预防复发。

3. 本病以补肺健脾益肾为治则，但临床中“肺胃实热”亦可常见，故应随证治之，治以“清泻肺胃、消食健脾”。肺胃实热既是反复呼吸道感染的致病因素，也是宿根。

第七节　喉痹

喉痹（throat obstruction）是以咽部肿痛或干焮不适为主要表现的一种病证。若治疗得当，预后良好；若久病迁延不愈，则易转为慢性病证。一年四季均可发病，以冬春季节最为多见。

西医学的咽炎主要分为感染性和非感染性两类，皆可参照本病辨证施术。

【病因病机】

1. 感受外邪　风、暑、寒、热等外邪均可致病，其中以风寒、风热最为多见。素体虚寒者，风寒之邪侵袭皮毛，内应于肺，上攻咽喉，而致风寒喉痹；起居不慎，肺卫失固，风热邪毒乘虚侵犯，由口鼻而入直袭咽喉，致咽部肿痛而发为风热喉痹。

2. 肺胃热盛　素体肺胃积热，或失治误治，邪热传里而致肺胃热盛，上攻咽喉而致重症喉痹。

3. 肺胃阴虚　热病伤阴或久病伤阴致阴液不足，肺胃阴虚，咽喉失去津液濡养；或虚火上炎，熏灼咽喉而致阴虚喉痹。

4. 脾肺气虚　久病伤及肺气，或饮食不节伤脾，致使脾肺气虚，清阳不升，咽喉失于温养而致气虚喉痹。

除风寒喉痹之外，喉痹无论实证还是虚证，皆与热邪有关。小儿阳常有余而阴常不足，因此，喉痹初起多为外感风寒，继而邪从阳化而生火。

【临床诊断】

1. 病史　慢性喉痹有急性喉痹反复发作史，常因粉尘、气味刺激而诱发。

2. 临床表现　急性喉痹起病急，病程短，主要表现为咽痛，病情严重者可伴有吞咽困难、恶寒、发热等症状，检查可见黏膜充血、肿胀，咽后壁淋巴滤泡增生；慢性喉痹以咽部干痒、疼痛、异物感等为其主要表现，检查可见黏膜肿胀或有萎缩，或有暗红色斑块状、树枝状充血，咽侧索肿大，咽后壁淋巴滤泡增生。

3. 辅助检查　血常规检查可见白细胞总数及中性粒细胞增高。

【鉴别诊断】

1. 乳蛾　单侧或双侧扁桃体肿大，而喉痹虽有咽喉肿痛，但无扁桃体肿大。

2. 急喉风（急性喉炎）　本病发病迅速，呼吸困难，痰声如锯，语言难出，汤水难下，也可出现咽喉肿痛。但其主要临床特征为声音嘶哑，咳嗽时发出“空空”的声音，呼吸困难。

【辨证论治】

1. 辨证思路

（1）辨寒热：咽痛伴恶寒、鼻塞流清涕、头身疼痛，多为风寒喉痹；咽痛伴发热恶寒、出汗、咳嗽痰稠、鼻塞流浊涕，多为风热喉痹；咽痛伴纳食困难、咳嗽、痰黏难咳、大便干结、小便短赤，多为肺胃实热。

（2）辨虚实：急性喉痹发病急，病情重，咽部灼热，红肿疼痛，吞咽不利，属实证；慢性喉痹病程长，病情反复，咽干不适，微感疼痛，咽痒或异物感，吞咽稍觉不利，属虚证。咽干伴神倦乏力，大便溏薄，语声低微，多为脾肺气虚；咽喉干痛，灼热，多言后尤甚，呛咳无痰，渴不多饮，午后、黄昏症状明显，咽部充血呈暗红色，多为肺胃阴虚。

2. 治疗原则　本病病位主要在肺胃，基本病机为热毒壅盛。因此，清热解毒为本病的基本治法。实证以祛邪为主，随证治以疏风散寒、疏风清热、清热解毒；虚证以扶正为主，随证治以养阴清肺、健脾补肺。

3. 辨证推拿

（1）风寒外袭

证候：咽痛，咽部黏膜水肿，不充血或轻度充血，恶寒，无发热或微热，口不渴，面青伴有滞色。舌淡红，苔薄白，指纹红。

治法：疏风散寒，解表利咽。

处方

疏风散寒：四大手法，揉一窝风，推三关，推天柱骨。

解表利咽：清肺经，掐揉合谷、少商，捏挤新建。

随症加减：咽痛明显，加掐揉颊车、掐商阳、捏挤大椎。

（2）风热外侵

证候：咽痛，咽部轻度红肿或咳嗽，发热恶寒，流黄浊涕，口微渴，面红伴有滞色，大便干。舌质稍红，苔薄白或微黄，指纹紫。

治法：疏风清热，消肿利咽。

处方

疏风清热：四大手法，清天河水，清肺经，清肝经。

消肿利咽：掐揉少商、商阳，揉合谷，捏挤天突、大椎、新建。

随症加减：咳嗽，加揉肺俞、膻中；鼻塞流涕，加揉迎香、黄蜂入洞；大便干，加清大肠、退六腑。

（3）肺胃热盛

证候：咽痛较重，咽部充血，咳嗽，痰黏，发热，唇干舌燥，口渴多饮，大便干，小便短赤。舌红，苔黄，指纹深紫。

治法：清热解毒，消肿利咽。

处方

清热解毒：清天河水，退六腑，清板门，清大肠，推脊。

消肿利咽：清肺经，清胃经，掐少商，揉合谷。

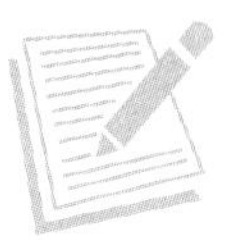

随症加减：咳嗽，加揉肺俞；小便短赤，加清小肠；大便干，加顺时针摩腹、推下七节骨。

（4）肺胃阴虚

证候：咽喉干痛，灼热，多言后尤甚，咽部充血呈暗红色，呛咳无痰，渴不多饮，午后及黄昏时症状明显。舌红少苔，指纹色淡。

治法：养阴润肺，清利咽喉。

处方

养阴润肺：分阴阳（分阴重），补肾经，揉二马、涌泉，清肺经。

清利咽喉：清板门，清胃经，揉合谷，捏挤扶突、大椎。

随症加减：干咳，加推小横纹；咽喉干痛，加掐少商、商阳。

（5）脾肺气虚

证候：咽喉干燥，但不欲饮，咽充血不重，有痰易咳，平素畏寒，汗多，易感冒，神疲乏力，语声低微，大便溏薄。舌淡，苔薄白，指纹淡。

治法：补脾益肺，宣肺利咽。

处方

补脾益肺：补脾经，补肺经，揉足三里、肺俞，推三关，捏脊。

宣肺利咽：清肺经，揉合谷。

随症加减：大便溏薄，加补大肠；咳嗽有痰，加揉天突、丰隆。

【预防护理】

1. 预防

（1）注意气候变化，谨防感冒；加强户外运动，增强体质。

（2）注意居家环境卫生，避免接触干燥、有毒及多灰尘的空气。

2. 护理

（1）清淡饮食，多食蔬菜水果，避免食用辛辣刺激性食物。

（2）积极治疗鼻部疾病，有助于喉痹的康复，如鼻渊、鼻塞等。

【临证提要】

1. 推拿治疗喉痹应辨证分型治疗，方能取得较好的疗效。

2. 慢性喉痹应采取综合疗法进行防治。

第八节　乳蛾

乳蛾（tonsillitis）是以咽痛或咽部异物感不适，喉核红肿，形如蚕蛾，表面或有白色脓点为主要表现的一种病证。本病有单、双之分，发生于一侧的称“单乳蛾”，双侧的称“双乳蛾”。多见于3岁以上小儿，一年四季均可发病。小儿患病较成人症状重，若治疗得当，一般预后良好；若治疗不及时或失治误治，可迁延不愈或反复发作，容易变生他证。

西医学的急性扁桃体炎和慢性扁桃体炎可参照本病进行辨证施术。

【病因病机】

1. 外感风热　风热外袭，风热之邪循经上犯，结聚于咽喉而致乳蛾。

2. 胃火炽盛　小儿乳食不节，食积化热，或先天禀受母体胃热，均可造成胃火炽盛，上冲咽喉而致乳蛾。

3. 肺肾阴虚 小儿久病未愈，邪毒留恋，热盛伤津，或阴液暗耗，肺肾阴虚，虚火上炎，熏灼喉核，而致乳蛾。

【临床诊断】

1. 病史 有受凉、疲劳、咽痛等反复发作史。

2. 临床表现 咽痛，吞咽困难。急性乳蛾可伴有发热，检查可见扁桃体充血，呈鲜红或深红色肿大，表面有脓点，严重者有小脓肿；慢性乳蛾可伴有低热或不发热，检查可见扁桃体肿大充血，呈暗红色，表面有脓点或压挤后有少许脓液溢出。

3. 辅助检查 血常规检查可见白细胞总数及中性粒细胞升高。

【鉴别诊断】

1. 喉关痈 是发生在扁桃体周围及其附近部位的脓肿，病变范围较扁桃体大。主要表现为局部疼痛、肿胀、焮红、化脓，并伴有恶寒发热、言语不清、饮食呛逆等证候表现。病情发展迅速，咽喉肿痛，吞咽、呼吸均受影响。

2. 溃疡膜性咽峡炎 又称奋森氏咽峡炎，是一种由梭形杆菌与奋森氏螺旋体感染引起的溃疡膜性炎症，以局部炎性反应、溃疡形成、假膜覆盖为主要临床特征。

【辨证论治】

1. 辨证思路

（1）辨寒热：初起咽痛，轻度吞咽困难，扁桃体红肿未成脓，伴高热、恶寒、咳嗽，多为风热；高热不退，咽痛较甚，口渴多饮，吞咽困难，扁桃体明显充血肿大，或见黄白色脓点或脓肿，多为胃火炽盛；咽部干赤灼热，微痛不适，扁桃体暗红肿大或有少许脓液浮于表面，伴有干咳少痰、手足心热，多为肺肾阴虚。

（2）辨虚实：急性乳蛾起病急，病程短，属实证；慢性乳蛾病情迁延不愈，属虚证；亦有慢性乳蛾复感外邪者，属虚实夹杂证。

2. 治疗原则 本病病位主要在肺胃，基本病机为热毒壅盛。因此，其基本治法为清热利咽。实证以祛邪为主，随证治以疏风清热、清热解毒；虚证以扶正为主，随证治以滋养肺肾。

3. 辨证推拿

（1）风热外袭

证候：初起咽痛，轻度吞咽困难，扁桃体红肿未成脓，咽部黏膜充血，伴恶寒、高热、咳嗽。舌红，苔薄白，脉浮数。

治法：疏风清热，消肿利咽。

处方

疏风清热：四大手法，清肺经，清天河水，清肝经，揉大椎。

消肿利咽：清胃经，退六腑，掐少商、商阳。

随症加减：高热，加推脊、打马过天河；咳嗽，加揉肺俞；咽痛，加揉合谷。

（2）胃火炽盛

证候：咽痛较甚，吞咽困难，扁桃体明显充血肿大，或见黄白色脓点或脓肿，或隐窝脓肿，高热不退，口渴多饮，口臭，大便干结，小便短赤。舌质红，苔黄，脉数。

治法：清热解毒，泻火利咽。

处方

清热解毒：打马过天河，退六腑，推脊。

泻火利咽：清肺经，清胃经，清大肠，掐揉少商、商阳。

随症加减：头痛，加揉合谷、太阳；大便干，加推下七节骨。

（3）肺肾阴虚

证候：咽部干赤灼热，微痛不适，扁桃体暗红肿大，或有少许脓液浮于表面，干咳少痰，颧赤，手足心热或午后低热。舌红，苔薄或光剥，脉细数。

治法：滋阴降火，清利咽喉。

处方

滋阴降火：补肾经，揉二马、涌泉，运内劳宫。

清利咽喉：清肺经，揉合谷，捏挤新建。

随症加减：干咳，加推小横纹。

【预防护理】

1. 预防

（1）加强户外锻炼，增强体质，提高抗病能力。

（2）注意气候变化，及时增添衣物，尽量避免与呼吸道感染者接触，以防交叉感染。

（3）注意口腔卫生，培养小儿漱口刷牙的良好习惯。

2. 护理

（1）室内应经常通风，保持合适的温度和湿度。

（2）多喂水，饮食清淡，忌荤腥，以防病情加重。

（3）做好口腔护理，用淡盐水漱口。

【临证提要】

1. 本病下午发热重，以晚间 8 ～ 9 点体温最高，伴有精神差、烦躁等症状。因此，高热时应及时给予降温处理。

2. 小儿急性乳蛾可分为风寒乳蛾和风热乳蛾，但属外感风寒而发者十居二三。若出现扁桃体炎重症时，应配合西医治疗。

第九节　鼻窒

鼻窒（nasal obstruction disease）是以长期鼻塞、流涕为主要表现的慢性鼻病，其鼻塞具有交替性、间歇性和持续性的特点。鼻窒一词首见于《黄帝内经》中。《素问・五常政大论》曰："大暑以行，咳嚏、鼽衄、鼻窒。" 本病可发生于任何年龄，以学龄儿童多见，发病率超过 12%。一年四季均可发病，冬季症状较重。若治疗得当，预后良好；若久治迁延不愈，易诱发其他疾病，如鼻渊、喉痹、乳蛾等。

西医学的慢性鼻炎，可参照本病进行辨证施术。

【病因病机】

1. 肺经蕴热　外感之后，鼻塞失治、误治，迁延不愈，浊邪伏肺，肺经蕴热，熏蒸鼻窍，黏膜肿胀，鼻窍不通而致鼻窒。

2. 肺脾气虚　小儿素体肺气虚弱，卫外不固，或脾虚失运，湿浊滞留，易于感受外邪，外邪与湿浊停聚鼻窍而致鼻窒。

3. 气滞血瘀　当外邪屡犯鼻窍，迁延日久不愈，邪毒入脉，壅阻气血，气血运行不畅，鼻脉受阻而致鼻窒。

【临床诊断】

1. 病史　有感冒鼻塞反复发作史。

2. 临床表现　鼻塞，呈间歇性或交替性。较重者可呈持续性鼻塞，鼻涕不易擤出，久病者可出现嗅觉减退。早期鼻腔黏膜充血，尤以下鼻甲明显，色红或暗红，表面光滑，触之柔软，有弹性，血管收缩剂对鼻黏膜及下鼻甲缩小明显；病久者下鼻甲黏膜肥厚，颜色暗红，表面多呈桑葚状或结节状，触之有硬实感，弹性差，血管收缩剂对鼻黏膜的收缩不敏感。

3. 辅助检查　皮肤点刺试验有助于本病的诊断。鼻内镜和鼻窦 CT 检查，可明确诊断。

【鉴别诊断】

1. 鼻渊　以鼻塞、脓性或黏脓性鼻涕量多、头昏痛等为主要表现。鼻内镜检查见鼻道内脓性分泌物较多。

2. 鼻息肉　单侧鼻塞，呈渐进性加重，鼻涕量多，检查见鼻腔内有赘生物。

3. 鼻鼽　鼻鼽与鼻窒均有鼻塞、流涕，但鼻鼽为阵发性鼻痒、喷嚏连作、流清涕、鼻塞，发作过后诸症消失。

【辨证论治】

1. 辨证思路

（1）*辨病机*：鼻塞，流涕，头痛，嗅觉不灵，甚则不闻香臭，多为风邪犯肺；长期鼻塞，时轻时重，反复发作，伴少气懒言，倦怠乏力，多为肺脾气虚；鼻塞较甚，持续不减，鼻涕难以擤出，鼻音重浊，嗅觉迟钝，甚者香臭难辨，多为气滞血瘀。

（2）*辨虚实*：起病急，病程短，鼻塞，流涕，多为实证；病程长，病情反复，鼻塞时轻时重，多属虚证；鼻塞较甚，持续不减，多为虚实夹杂证。

2. 治疗原则　本病病位主要在肺，基本病机为邪气侵袭，鼻窍不利。因此，宣通鼻窍为本病的基本治法，随证治以清热宣肺通窍、益气散邪通窍、行气活血通窍。

3. 辨证推拿

（1）*肺经蕴热*

证候：间歇性或交替性鼻塞，时轻时重，鼻涕色黄而黏，鼻黏膜充血暗红，下鼻甲肿胀，表面光滑，触之柔软有弹性，可伴有咳嗽，痰少而黄，口干。舌尖红或舌质红，苔薄黄，脉数。

治法：清泻肺热，宣肺通窍。

处方

清泻肺热：清肺经，清天河水，推四横纹，清大肠。

宣肺通窍：揉风门、印堂、迎香、鼻通，黄蜂入洞。

随症加减：大便干，加退六腑。

（2）肺脾气虚

证候：长期反复鼻塞，时轻时重，经久难愈，少气懒言，倦怠乏力，易于感冒，纳差，便溏。舌淡苔白，脉细，指纹沉。

治法：补益肺脾，宣肺通窍。

处方

补益肺脾：补肺经，补脾经，揉肺俞、脾俞，捏脊。

宣肺通窍：揉风门、膊阳池、迎香、鼻通，拿风池。

随症加减：倦怠乏力，加推三关；纳差，加推四横纹、揉中脘；便溏，加补大肠。

（3）气滞血瘀

证候：鼻塞较甚，持续不减，鼻涕难以擤出，鼻音重浊，嗅觉迟钝，甚者香臭难辨。舌质暗红，脉弦涩。

治法：行气活血，宣肺通窍。

处方

行气活血：揉合谷、血海、膈俞、三阴交。

宣肺通窍：清肺经，黄蜂入洞，揉迎香、鼻通、太阳。

随症加减：头痛，加推坎宫，揉百会、风池。

【预防护理】

1. 预防

（1）加强身体锻炼，增强体质，提高抗病能力。

（2）注意气候变化，注意保暖，避风寒。

2. 护理

（1）避免长期使用血管收缩类药物滴鼻。

（2）鼻塞严重时，不可强行擤鼻，以免邪毒入耳。

【临证提要】

1. 推拿治疗鼻室具有较好的疗效，临床应与鼻渊、鼻息肉、鼻鼽等鉴别。

2. 慢性鼻炎发病原因比较复杂，与生活习惯、饮食习惯有很大的关系，与气候温度也有密切的关系。因此，需结合患者的病因、临床表现，采取科学的治疗方法，才能提高疗效。

第十节　鼻鼽

鼻鼽（allergic rhinitis）是以突发或反复发作的鼻痒、喷嚏、流清涕、鼻塞为主要表现的一种病证。可常年发病，也可呈季节性发作，尤以春、秋、冬三季多发。3 岁以下者发病率为 20%，6 岁以下者发病率为 40%。

西医学的“变态反应性鼻炎”“血管运动性鼻炎”“非变异性鼻炎伴嗜酸性粒细胞综合征”等病可参考本病进行辨证施术。

【病因病机】

1. 肺气虚寒 肺气虚弱，卫外不固，风寒等外邪乘虚而入，正邪相争，上犯鼻窍，肺气不能通调水道，津液停聚而致鼻鼽。

2. 脾气虚弱 脾气虚弱，运化失司，水湿内停，阻于鼻窍而致鼻鼽。

3. 肾气亏虚 肺气充实有赖于脾气和肾气的温养，脾肾阳虚，摄纳无权，气不归元，耗散于上，则喷嚏频发，清涕涟涟而致鼻鼽。

4. 肺经伏热 素体肺经郁热，肃降失职，邪热上犯鼻窍，津液停聚而致鼻鼽。

本病多为本虚标实，肺气虚弱，或脾气虚弱，或肾阳不足，纳摄无权而致卫表不固，风寒、异气侵袭，肺失宣肃，津液停聚，鼻窍壅滞，而致喷嚏流涕。

【临床诊断】

1. 病史 有鼻鼽反复发作史，部分患儿有荨麻疹、湿疹、支气管哮喘等过敏性疾病史或家族史。

2. 临床表现

（1）症状：鼻痒、喷嚏、清水样涕、鼻塞等出现 2 项及以上，每天持续或累计 1 小时以上，伴有眼痒、结膜充血等眼部症状。严重者可有“变应性敬礼”动作，即为减轻鼻痒或使鼻腔通畅而用手掌或手指向上揉鼻。

（2）体征：发作期常见鼻黏膜水肿，呈苍白、灰白或浅蓝色，鼻甲肿大，鼻腔水样分泌物。严重者可出现变应性黑眼圈、变应性皱褶。

3. 辅助检查 血常规检查可见白细胞总数正常，嗜酸性粒细胞升高。检查可见鼻腔分泌物嗜酸性粒细胞、肥大细胞（嗜碱粒细胞）呈阳性。皮肤点刺试验、血清总 IgE 检测、血清特异性 IgE 检测、血清过敏原抗体检测均有助于本病诊断。

【鉴别诊断】

1. 伤风鼻塞 有受凉或疲劳史。初起鼻痒，打喷嚏，流清涕，持续鼻塞，嗅觉减退，语声重浊，数天后打喷嚏停止，清涕转为黄色黏涕，可伴有发热、恶风、头痛、周身不适等症状。

2. 鼻渊 可有鼻塞，但以鼻涕量多，质黏稠呈脓性为主要临床特征，伴头昏、头痛等症状。检查可见鼻腔内有脓性分泌物。

3. 鼻息肉 鼻塞固定于病变侧鼻孔，多涕。检查可见鼻腔内赘生物。

【辨证论治】

1. 辨证思路

（1）辨脏腑：鼻痒，喷嚏频发，流清涕，鼻塞，畏风怕冷，自汗，气短懒言，语声低怯，多为肺气虚寒；鼻痒，喷嚏频发，流清涕，鼻塞，面色萎黄，食少纳呆，大便溏薄，四肢倦怠乏力，多为脾气虚弱；鼻痒，喷嚏频发，流清涕，鼻塞，形寒肢冷，腰膝酸软，小便清长，多为肾阳不足。

（2）辨虚实：鼻黏膜色淡，鼻甲肿胀，多属气虚或阳虚；鼻黏膜色红，鼻甲肿胀，多属热证。

2. 治疗原则 本病病位主要在鼻，与肺、脾、肾密切相关。固摄敛涕为本病的基本治法，随证治以温肺散寒、益气健脾、温补肾阳、清宣肺气。发作期应攻邪以治其标，间歇期应补虚以固其本。

3. 辨证推拿

（1）肺气虚寒

证候：鼻痒，喷嚏频发，流清涕，鼻塞，嗅觉减退，畏风怕冷，自汗，气短懒言，语声低怯，面色苍白，或见咳嗽、痰稀，鼻黏膜淡红或苍白，下鼻甲肿大，鼻腔水样分泌物。舌质偏淡或淡红，苔薄白，脉虚弱。

治法：温肺散寒，益气固表。

处方

温肺散寒：擦肺俞，揉一窝风、外劳宫，推三关。

益气固表：补脾经，补肺经，揉肾顶。

随症加减：鼻塞，加开天门、揉迎香、拿风池；咳嗽痰多加揉膻中、丰隆。

（2）脾气虚弱

证候：鼻痒，喷嚏频发，流清涕，鼻塞，嗅觉减退，面色萎黄，消瘦，四肢倦怠乏力，食少纳呆，腹胀，大便溏薄。舌淡胖，苔薄白，脉弱。

治法：益气健脾，升阳通窍。

处方

益气健脾：补脾经，揉脾俞、足三里、一窝风，捏脊。

升阳通窍：揉外劳宫、百会、迎香、风池。

随症加减：腹胀，加顺运内八卦、分腹阴阳；大便溏薄，加补大肠。

（3）肾阳不足

证候：鼻痒，喷嚏频发，鼻黏膜苍白，流清涕，鼻塞，嗅觉减退，面色苍白，形寒肢冷，腰膝酸软，神疲倦怠，小便清长。舌质淡，苔白，脉沉细。

治法：温补肾阳，宣通鼻窍。

处方

温补肾阳：补肾经，揉肾俞、丹田、太溪，横擦八髎。

宣通鼻窍：拿风池，揉风门、鼻通、迎香，黄蜂入洞。

随症加减：形寒肢冷，加推三关。

（4）肺经伏热

证候：鼻痒，喷嚏频作，流清涕，鼻塞，常在闷热天气发作，鼻黏膜红或暗红，鼻甲肿胀，或伴有咳嗽，咽痒，口干烦热。舌质红，苔白或黄，脉数。

治法：清宣肺气，通利鼻窍。

处方

清宣肺气：清肺经，清天河水，掐揉四横纹。

通利鼻窍：揉迎香、鼻通、大椎，黄蜂入洞。

随症加减：咽痒，加掐少商、商阳；咳嗽，加顺运内八卦；口干烦热，加清胃经、运内劳宫。

【预防护理】

1. 预防

（1）加强体育锻炼，改善体质，避风寒。

（2）注意室内卫生，经常除尘去霉，勤晒被褥，避免与宠物接触。在寒冷、杨花季节出门戴口罩，减少和避免各种尘埃、花粉的刺激。

2. 护理

（1）避免进食鱼虾、海鲜、辛辣刺激性食物。

（2）鼻塞严重时，不可强行擤鼻，以免邪毒入耳。

【临证提要】

1. 推拿治疗鼻鼽疗效较好，临床应与伤风鼻塞、鼻渊、鼻息肉等相鉴别。

2. 儿童患病多与遗传因素有关，或禀赋不足，或素体寒湿较重，治疗当以扶正固本、调养气血、健脾祛湿为要。

第十一节　奶癣

奶癣（infantile eczema），又称“婴儿湿疹”，是以哺乳期婴儿面部出现的湿性或干性皮疹，破溃后出现点状糜烂、渗液、结痂并伴剧烈瘙痒为主要表现的一种病证。好发于头额、眉间、耳廓周围及皮肤皱褶处，多对称分布。常见于 2 岁以内的哺乳婴儿，尤以百日之内的婴儿更为多见，一般在 3 岁以后逐渐减轻或自愈。

【病因病机】

1. 胎毒内蕴　《外科启玄·胎毒疮恋眉疮》曰：“在腹胎之中，其母过食五辛酒肉厚味，遗毒于胎，则生子故有是疮。”母体胎毒湿热，遗于小儿而致奶癣。

2. 脾胃湿热　过食肥甘辛辣，湿邪内蕴，郁久化热；或喂养不当，乳食积滞内停，郁而化热，酿生湿热，外泛肌肤而致奶癣。

3. 外感湿热　小儿先天不足，卫外不固，腠理疏松，风湿热邪客于肌肤而致奶癣。

【临床诊断】

1. 病史　有饮食不节史，或奶癣反复发作史。

2. 临床表现　多见于生后 1 ～ 3 个月的婴儿。好发于颜面部，尤以双颊或额部多见，也可发于颈、肩胛、躯干及四肢部。皮损多为红斑、丘疹、丘疱疹，可融合成片；表面有糜烂、渗液或黄色痂皮，境界不清，亦有干燥浅红斑及丘疹或少许糠麸样鳞屑；自觉剧痒，患儿常搔抓、烦躁哭闹。

3. 辅助检查　血常规检查可见嗜酸性粒细胞升高。

【鉴别诊断】

1. 婴儿脂溢性皮炎　好发于新生儿头皮部，呈灰黄色或黄色油腻鳞屑，多有结痂。

2. 尿布疹　多见于婴儿与尿布接触的部位，主要表现为红斑及糜烂，常见于臀部、会阴及大腿内侧等部位。

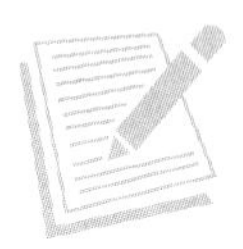

【辨证论治】

1. 辨证思路

（1）辨脏腑：反复发作，皮损肥厚，浸润明显，伴见丘疱疹、糜烂，多为脾虚湿困；皮损肥厚，干燥似皮革，发于肘窝、腘窝、阴囊、外阴等部位，多为肝肾阴虚。

（2）辨虚实：皮损色红，形态单一，无丘疹、水疱及渗出者，多为血热；好发于下肢，皮损增厚呈苔藓样变，颜色紫黑或乌黑，缠绵数年不愈者，多为湿瘀互结；皮损粗糙肥厚，鳞屑多，呈苔藓样变者，多为血虚风燥。

2. 治疗原则　本病病位在皮肤，基本病机为湿热蕴结。因此，清热利湿祛风是本病的基本治法，随证治以清热利湿、健脾祛湿、养血祛风。

3. 辨证推拿

（1）风湿热淫

证候：多见于头面部，甚者可延及胸背及上臂。皮疹见红斑、水疱甚至糜烂，滋水淋漓，或有结痂，瘙痒剧烈，伴小便短赤，大便干结，烦躁哭闹。舌红，苔腻或黄腻，脉滑，指纹紫或青紫。

治法：清热利湿，祛风止痒。

处方

清热利湿：清补脾经，清胃经，掐揉四横纹，清天河水，清大肠，清小肠。

祛风止痒：清肺经，揉风门、曲池、大椎、风市、血海。

随症加减：烦哭不宁，加清心经、清肝经。

（2）脾虚湿盛

证候：皮疹色暗不鲜，表面有水疱、渗液，或有结痂，伴大便稀溏，纳差。舌淡，苔薄或腻，脉缓，指纹偏红。

治法：健脾利湿，祛风止痒。

处方

健脾利湿：补脾经，顺运内八卦，揉中脘、脾俞、阴陵泉。

祛风止痒：清肺经，揉风门、风市、血海。

随症加减：大便稀溏，加补大肠；纳差，加揉板门、推四横纹。

（3）血虚风燥

证候：皮疹干燥，皮肤表面有鳞屑、色素沉着，瘙痒剧烈，抓破后有少量渗液。舌淡苔薄，脉细，指纹偏红。

治法：滋阴养血，祛风止痒。

处方

滋阴养血：补脾经，揉二马、脾俞、三阴交，补肾经。

祛风止痒：清肺经，揉合谷、曲池、风市、血海。

随症加减：瘙痒剧烈，加按揉神阙。

【预防护理】

1. 预防

（1）乳母宜食用新鲜蔬菜、水果，忌食辛辣刺激性食物及鱼虾蟹等易过敏的食物。

（2）1岁以内过敏体质婴儿，不宜添加鱼、虾、蟹等易过敏的食物。

2. 护理

（1）洗澡时水温不宜过热；避免可能刺激皮肤的因素，如皮毛衣物、摩擦、碱性肥皂等。

（2）夜间入睡时，可给患儿戴手套，防止因搔抓患处而引起局部感染。

【临证提要】

1. 推拿治疗奶癣的疗效较好，但应注意饮食宜忌，防止复发。

2. 婴幼儿湿疹与遗传、过敏等因素有关。若与食物不耐受有关者，如对鸡蛋和牛奶等蛋白质过敏，可喂养水解奶粉。

第十二节　腺样体肥大

腺样体肥大（adenoid hypertrophy）是指腺样体因炎症反复刺激而发生病理性增生，并引起鼻塞、入睡时有鼾声、张口呼吸、睡眠不安，并伴有阵咳、呼吸困难等症状的一种病证。腺样体位于鼻咽顶部与咽后壁处的表面，呈橘瓣样的团状淋巴组织，又称“咽扁桃体”。腺样体肥大可累及耳、鼻、咽喉及下呼吸道而引起相应的症状；长期张口呼吸可影响面骨和面肌发育，导致腺样体面容。本病多见于儿童，常与慢性扁桃体炎、扁桃体肥大合并存在。

【病因病机】

1. 腺样体周围炎症　急慢性鼻炎、扁桃体炎、咽炎等病证可刺激腺样体发生病理性增生肥大，引起鼻腔阻塞，阻碍鼻腔引流；而鼻炎、鼻窦炎的分泌物又可刺激腺样体增生，形成互为因果的恶性循环。

2. 环境因素　雾霾、花粉、粉尘、皮毛等异物刺激，以及空气温差过大，影响小儿发育尚未完善的鼻腔，导致肺气郁闭，引起鼻塞、流涕、打鼾等症状，日久而致腺样体肥大。

【临床诊断】

1. 病史　有上呼吸道感染、过敏及家族遗传史。

2. 临床表现　长期鼻塞、流涕和闭塞性鼻音（声嗡）三联征，耳闷胀、耳鸣、听力下降，入睡时鼾声明显、睡眠不安，甚至张口呼吸、难以入睡，可伴有阵咳及呼吸困难。检查可见腺样体面容（颌骨变长，腭骨高拱，牙列不齐，上切牙突出，唇厚，缺乏表情）。

3. 辅助检查　纤维鼻咽镜检查，在鼻咽顶部和后壁可见表面有纵行裂隙的分叶状淋巴组织，像半个剥了皮的小橘子，常堵塞后鼻孔三分之二以上。

【辨证论治】

1. 辨证思路　腺样体肥大久而不消，咽喉肿痛，面赤，唇红，多为热毒壅肺；鼻塞，涕白，咳白色黏痰，神疲乏力，面色苍白，多为肺脾气虚；鼻塞，涕黄白，夜间打鼾，喉部干燥不适，腺样体肥大久而不消，多为肺肾阴虚。

2. 治疗原则　局部治疗和整体调理相结合。本病病位在鼻，痰结鼻窍为腺样体肥大的基本病机。因此，化痰散结通窍为本病的基本治法，随证治以清热解毒、健脾益肺、滋补肺肾等。

3. 辨证推拿

（1）热毒壅肺

证候：鼻塞，流黄涕，夜间打鼾，腺样体肥大久而不消，干咳，夜咳，咽喉肿痛，唇红，面赤，烦渴。舌红苔黄，脉滑，指纹紫。

治法：清热解毒，宣肺开窍。

处方

清热解毒：清天河水，退六腑，清胃经。

宣肺开窍：清肺经，揉合谷、迎香，黄蜂入洞。

随症加减：咽喉肿痛，加掐少商、商阳；干咳，加推小横纹、揉二马。

（2）肺脾气虚

证候：鼻塞，涕白，夜间打鼾，咳白色黏痰，腹胀纳呆，神疲乏力，面色苍白，表情淡漠，易感冒。舌淡胖有齿痕，脉细无力，指纹淡。

治法：健脾益肺，化痰散结。

处方

健脾益肺：补脾经，补肺经，揉肺俞、脾俞，顺运内八卦，捏脊。

化痰散结：推四横纹，合阴阳，揉合谷、太阳、丰隆。

随症加减：腹胀，加分腹阴阳，揉中脘、足三里。

（3）肺肾阴虚

证候：鼻塞，涕黄白，夜间打鼾，鼾声持续不断，咽部干燥不适，腺样体肥大久而不消，扁桃体肿大，兼见头痛，健忘，夜卧不安，多汗，磨牙。舌红，少苔，脉细无力，指纹淡紫。

治法：滋补肺肾，散结通窍。

处方

滋补肺肾：补肺经，补肾经，揉肾俞、太溪、二马，补脾经。

散结通窍：揉合谷、印堂、太阳，拿风池。

随症加减：夜卧不安，加揉小天心；磨牙，加清肝经。

【预防护理】

1. 预防 加强锻炼，增强体质，预防感冒。

2. 护理

（1）本病病程较长，应提前告知家长，注意饮食平衡，保持大便通畅。

（2）加强呼吸训练，每息可适当延长呼气和吸气时间，睡觉时可适当垫高枕头。

【临证提要】

1. 推拿治疗本病，局部治疗以通窍为主，可取鼻通、迎香、风池、风府等穴；整体调理以祛痰为主。

2. 推拿治疗本病时，应积极治疗鼻炎、扁桃体炎等腺样体周围病变。若保守治疗无效，应尽早行腺样体切除术，以 4 ～ 10 岁施行为宜。

第十三节　奶麻

奶麻（roseola infantum）是婴幼儿时期感染时邪（人类疱疹病毒6、7型）引起的一种急性出疹性传染病。临床以突发高热，持续3～4天后热退疹出，全身出现玫红色斑丘疹，疹退后无脱屑及色素沉着为主要临床特征。多见于2岁以下婴幼儿，尤以6～12个月的婴儿发病率最高。一年四季均可发病，多见于冬春两季。因正值哺乳期，故中医学称"奶麻"，西医学称之为"幼儿急疹"。

【病因病机】

外感时邪　风热时邪由口鼻而入，首犯肺卫，故见肺卫表证，但为时短暂，继而邪郁化热，邪热蕴郁肺胃，肺胃气分热盛，故见高热、烦渴，或伴呕吐、泄泻、纳差等症状。由于机体抗邪有力，热蕴肺胃数日，与气血相搏而发于肌肤，邪热得以外泄，故热退疹出。

【临床诊断】

1. 病史　有外感时邪接触史。

2. 临床表现　多见于1岁以下婴幼儿，突发高热，全身症状轻，伴咳嗽、腹泻，偶见惊厥，持续3～4天后热退疹出。皮疹为2～3mm大小不等的浅红色斑丘疹，以躯干、腰臀部皮疹居多，面部及四肢远端较少，1～2天后消退，疹退后无脱屑及色素沉着，颈、枕、耳后淋巴结可见轻度肿大。

3. 辅助检查　血常规检查：起病第一天，白细胞计数升高，中性粒细胞计数偏高；第二天以后，白细胞计数明显下降，淋巴细胞计数相对增高，达90%。

【鉴别诊断】

1. 麻疹　麻疹时邪（病毒）引起的急性出疹性传染病，以发热、上呼吸道炎症（咳嗽、鼻塞流涕）、眼结膜炎（泪水汪汪）及周身皮肤按次序泛发红色斑丘疹和颊黏膜上有麻疹黏膜斑，疹退（3～4天）后遗留色素沉着伴糠麸样脱屑为主要临床特征。

2. 水痘　水痘时邪（水痘－带状疱疹病毒）引起的急性出疹性传染病，主要表现为发热，皮肤黏膜分批出现皮疹、红斑、丘疹、疱疹、结痂，或可同时存在。

【辨证论治】

1. 辨证思路　本病具有高热和热退疹出的特点。临床可按照发热期和出疹期两个阶段分别进行辨证论治。

2. 治疗原则　奶麻以疹透为顺，故本病以透表散邪、疏卫凉营为基本治法。邪在肌表者，治以疏风清热、宣透邪毒；热退疹出者，治以清营凉血、养阴生津。

3. 辨证推拿

（1）邪郁肌表

证候：突发高热，持续3～4天，精神如常或稍有烦躁，食欲不振，或见囟填，偶见四肢抽搐。舌质偏红，苔薄黄，脉浮数，指纹浮紫。

治法：疏风清热，解表透疹。

处方

疏风清热：清肝经，清肺经，清天河水。

解表透疹：四大手法，揉小天心、一窝风，推三关。

随症加减：食欲不振，加揉中脘、推四横纹。

（2）热退疹出

证候：身热已退，肌肤出现玫红色小丘疹，皮疹始见于躯干，很快遍及全身，1～2天后皮疹消退，肤无痒感，不留痕迹，或伴有口干，纳差，咽红。舌红，苔薄少津，脉细有力。

治法：清营凉血，养阴生津。

处方

清营凉血：清天河水，退六腑，运内劳宫。

养阴生津：补脾经，补肾经，揉二马、复溜。

随症加减：腹胀，加顺时针摩腹，揉中脘、足三里。

【预防护理】

1. 预防

（1）经常开窗通风，保持空气流通。

（2）小儿接触的玩具、餐具和毛巾要经常煮沸消毒，被褥暴晒至少6个小时。

（3）若发现可疑患儿，应隔离观察7～10天，隔离至出疹后5天。

2. 护理

（1）饮食宜清淡，多饮温开水。

（2）若出现高热不退，精神差，或伴有惊厥、频繁呕吐、脱水等临床表现时，应采用中西医结合治疗，以免对神经系统和循环系统造成损害。

【临证提要】

1. 3～9个月的婴儿若首次突发高热，耳后淋巴结肿大，精神状况良好，白细胞总数低，淋巴细胞计数相对偏高，中性粒细胞计数相对偏低，可考虑本病。

2. 本病治疗尚无特效药，主要以对症治疗为主，一般不需使用抗生素。

第十四节　风痧

风痧（rubella）是指外感风疹病毒，蕴于肺脾，发于肌肤，而出现淡红色斑丘疹的一种病证，临床以低热、上呼吸道轻度炎症、全身散在红色斑丘疹及耳后、枕部淋巴结肿大为主要临床特征。一般症状较轻，预后良好。多见于1～5岁的小儿，1岁以内的小儿尤为多见，病后可获持久性免疫。一年四季均可发病，但以冬春季节多见，可造成流行。西医学称之为“风疹”。

【病因病机】

风痧因风热时邪由口鼻而入，侵袭肺卫，则见肺卫表证；内蕴肺胃，与气血相搏，发于肌肤则见皮疹；留滞经络，气血郁结则见痰热核肿，表现为耳后及枕部淋巴结肿大。

大多邪热轻微，皮疹外达，则邪毒得以外泄而解，疹点细小散在；少数邪热较重者则见高热烦渴，疹点红艳或融合成片。若邪毒内陷心肝可致心神失主，肝风内动，进一步化热生痰，上犯

脑窍，阻滞脑络，则见神志不清、肢体废用。

【临床诊断】

1. 病史　有风疹接触史。

2. 临床表现　病初类似感冒，一般全身症状轻，发热 1 ～ 2 天后，皮肤出现淡红色斑丘疹，从头面开始，1 日后布满全身；出疹 1 ～ 2 日后，发热渐退，疹点逐渐隐退，疹退后脱屑，无色素沉着。切诊可触及耳后及枕后淋巴结肿大。

3. 辅助检查　血常规检查可见白细胞总数减少，淋巴细胞计数相对增多。血清学检测：患儿恢复期风疹病毒抗体较初期增加 4 倍以上可确诊。

【鉴别诊断】

1. 麻疹　初起发热、流涕、咳嗽、两目畏光多泪，口腔颊黏膜可见麻疹黏膜斑。典型皮疹自耳后发际及颈部开始，自上而下，蔓延全身，最后达于手足心，疹退后有糠麸样脱屑及棕褐色色素沉着。

2. 猩红热　出疹前多有高热等全身症状，咽痛、杨梅舌是其主要临床特征，皮疹多为全身弥漫性猩红色粟粒样皮疹，疹退后有脱屑。

3. 幼儿急疹　多发生于婴幼儿，突然高热，3 ～ 4 天后，体温降至正常，全身出现玫瑰色斑丘疹；1 ～ 2 天后皮疹消退，疹退后无脱屑及色素沉着。

常见出疹性疾病的鉴别诊断，见表 7–1。

表 7–1　出疹性疾病的鉴别诊断

病名	风疹	麻疹	幼儿急疹	猩红热
潜伏期	5 ～ 25 天	6 ～ 21 天	7 ～ 17 天	1 ～ 7 天
初期症状	发热，咳嗽，流涕，枕部淋巴结肿大	发热，咳嗽，流涕，泪水汪汪	突发高热，一般情况较好，有淋巴结肿大	发热，咽喉红肿、化脓疼痛
出疹与发热关系	发热 1/2 ～ 1 天出疹	发热 3 ～ 4 天出疹，出疹时热势更高	发热 3 ～ 4 天出疹，热退疹出	发热数小时至 1 天出疹，出疹时热势高
特殊体征	无	麻疹黏膜斑	无	环口苍白圈、草莓舌、贫血性皮肤划痕、帕氏线
皮疹特点	玫瑰色细小斑丘疹，自头面 – 躯干 – 四肢透发，24 小时布满全身。疹退后无色素沉着，可有少量麸糠样脱屑	玫瑰色斑丘疹自耳后发际 – 颜面、颈部 – 躯干 – 四肢顺序透发，3 天左右出齐。疹退后遗留色素沉着斑和糠麸样脱屑	玫瑰色斑疹或斑丘疹，较麻疹细小，发疹无一定顺序，疹出后 1 ～ 2 天消退。疹出后无色素沉着，无脱屑	细小红色丘疹，皮肤猩红，自颈、腋下、腹股沟处开始透发，2 ～ 3 天遍布全身。疹退后无色素沉着，有大片蜕皮
血常规检查	白细胞总数下降，淋巴细胞升高	白细胞总数下降，淋巴细胞升高	白细胞总数下降，淋巴细胞升高	白细胞总数下降，中性粒细胞升高
隔离时间	疹后 5 天	疹后 5 天，伴肺炎者隔离至 10 天	疹后 5 天	接受治疗后 7 天

【辨证论治】

1. 辨证思路 轻微发热，精神安宁，疹色淡红，分布均匀，病程在 3 ～ 4 天之内者，多为轻证，病在肺卫；壮热烦渴，疹色鲜红或紫暗，分布密集，出疹持续 5 ～ 7 天才见消退，病程较长者，多为重证，病在气营。

2. 治疗原则 本病的基本治法为疏风清热解毒，随证治以疏风清热透疹、清热凉营解毒等。

3. 辨证推拿

（1）邪郁肺卫

证候：发热恶风，喷嚏流涕，咳嗽，疹色浅红，起于头面，继发于身体躯干各部，分布均匀，稀疏细小，2 ～ 3 日之后消退，有痒感。舌苔薄黄，脉浮数。

治法：疏风解表，清热透疹。

处方

疏风解表：四大手法，清天河水，揉一窝风、小天心、风门。

清热透疹：清肺经，揉大椎、合谷、曲池。

随症加减：口渴，加清胃经、揉二马；烦躁哭闹，加掐揉五指节、清肝经。

（2）邪热炽盛

证候：高热口渴，心烦不宁，疹色鲜红或紫暗，大便秘结，小便短赤。舌质红，苔黄厚或黄燥，脉数有力。

治法：清热解毒，凉营透疹。

处方

清热解毒：退六腑，清天河水，推脊，清板门。

凉营透疹：分阴阳（分阴重），清肺经，揉小天心、大椎、曲池。

随症加减：口渴，加清胃经、揉二马；大便秘结，加清大肠、推下七节骨。

【预防护理】

1. 预防

（1）风疹流行期间避免带易感儿童去公共场所。

（2）与风痧患者有密切接触史的儿童，可口服板蓝根冲剂进行预防。

2. 护理

（1）出疹期间不要随便外出，防止交叉感染而发生其他变证。

（2）注意休息与保暖，皮肤瘙痒时切勿抓挠，以免引起皮肤破损感染。

【临证提要】

1. 推拿治疗时应注意隔离，防止传染给其他患儿。
2. 接种风疹减毒活疫苗是预防风疹病毒感染最有效的方法。

第八章
脾胃病证

第一节　泄泻

泄泻（diarrhea）是以大便次数增多，粪质稀薄或如水样为主要表现的一种病证。2 岁以下小儿发病率最高。一年四季均可发病，夏秋季节多发。若治疗得当，预后良好；重证则预后较差，可出现气阴两伤、阴竭阳脱等危重变证。久泻迁延不愈者，则易转为慢惊风或疳证。

西医学的轮状病毒性肠炎、细菌性肠炎及消化不良等疾病均可参照本病辨证施术。

【病因病机】

1. 感受外邪　外感风寒、暑热诸邪与湿邪相合而致泄泻，以夏秋季节多见，其中又以湿热泻最为多见。

2. 饮食所伤　小儿脾常不足，调护失宜、饮食不节、过食生冷等均可损伤脾胃，使脾胃运化水谷失常而致伤食泻。

3. 脾胃虚弱　小儿素体脾虚胃弱，脾虚则运化失职，胃弱则腐熟无能，不能化生精微，因而水反为湿，谷反为滞，并走于下而致脾虚泻。亦有泄泻实证，因失治误治，久病迁延导致脾胃虚弱，转为脾虚泻。

4. 脾肾阳虚　脾虚致泻，病程迁延，伤及脾阳，日久则伤及肾阳，致脾肾阳虚。肾阳不足，脾失温煦，水谷不化，并走肠间而致澄澈清冷、洞泄而下的脾肾阳虚泻。

小儿泄泻易致伤阴、伤阳，严重者可因泻下过度，耗气伤阴，出现气阴两伤之证，甚者阴伤及阳，导致阴竭阳脱的危重变证；或久泻不止，导致脾虚肝旺而成慢惊风；或脾虚失运，气血生化乏源，日久可形成疳证。

【临床诊断】

1. 病史　有乳食不节、饮食不洁或感受时邪史。

2. 临床表现　大便次数增多，每日超过 3 ～ 5 次，多者达 10 次以上，呈淡黄色，如蛋花样，或黄绿稀溏，或色褐而臭，可伴有少量黏液，或伴有恶心、呕吐、腹痛，发热、口渴等症状。腹泻及呕吐严重者，可见小便量少、体温升高、烦渴神疲、皮肤干瘪、囟门凹陷、目眶下陷、啼哭无泪等脱水征，以及口唇樱红、呼吸深长、腹胀等酸碱平衡失调和电解质紊乱等临床表现。

3. 辅助检查　大便常规检查，可见脂肪球或少量白细胞、红细胞。病原体检查，可有致病性大肠杆菌或病毒检测阳性等。

【鉴别诊断】

1. 痢疾 大便稀，伴有黏冻或脓血，便次增多，里急后重，腹痛明显。大便常规检查可见红细胞、白细胞增多，可见吞噬细胞。大便培养可有痢疾杆菌生长。

2. 肠套叠 腹痛、呕吐及果酱样血便，右上腹常触及包块。X线检查可见空气或钡剂在套叠处受阻，阻端钡剂影呈“杯口状”，甚至呈“弹簧”状阴影。

3. 生理性腹泻 多见于6个月以内的婴儿，形态虚胖，多有湿疹，出生后不久即出现腹泻。除大便次数增多外，无其他症状，食欲、睡眠均可，不影响正常的生长发育。此类腹泻可能为乳糖不耐受的一种特殊类型，添加辅食之后，大便即逐渐转为正常。

【辨证论治】

1. 辨证思路

（1）辨病因：大便稀溏夹凝乳块或食物残渣，气味酸臭，或如败卵，多为伤乳伤食。大便清稀多泡沫，色淡黄，臭气不甚，多为风寒；水样或蛋花汤样便，量多，色黄褐，气秽臭，或见少许黏液，腹痛时作，多为湿热。大便稀薄或烂糊，色淡不臭，食后作泻，多为脾虚；大便清稀，完谷不化，色淡无臭，多为脾肾阳虚。

（2）辨轻重：大便次数一般不超过10次，精神尚好，无呕吐，小便量正常，多属轻证；泻下急暴，次频量多，神萎或烦躁，或伴有呕吐，小便量少，多属重证。若见皮肤干枯，囟门凹陷，啼哭无泪，尿少或无，面色发灰，精神萎靡等症状，则为泄泻的危重变证。

（3）辨虚实：病程短，泻下急暴，量多，伴有腹痛，多为实证；泄泻日久，泻下缓慢，腹胀喜按，多为虚证；迁延日久难愈，泄泻或急或缓，腹痛拒按者，多为虚中夹实。

2. 治疗原则 本病病位主要在脾胃，基本病机为脾虚湿盛。因此，运脾化湿为本病的基本治法，随证治以祛风散寒、温中散寒、清热利湿、消食导滞、健脾益气、温肾健脾。

3. 辨证推拿

（1）风寒泻

证候：大便带有泡沫，色淡，无明显臭气，肠鸣腹痛，或伴有鼻塞，流涕，身热。舌苔白腻，脉滑有力。

治法：疏风散寒，运脾化湿。

处方

疏风散寒：四大手法，揉一窝风、外劳宫，推三关。

运脾化湿：补脾经，运内八卦，捏脊。

随症加减：腹痛甚者，加拿肚角、揉足三里。

（2）寒湿泻

证候：大便清稀多泡沫，色淡不臭，肠鸣腹痛，面色淡白，口不渴，小便清长。舌淡，苔白腻，脉濡，指纹色红。

治法：温中散寒，化湿止泻。

处方

温中散寒：推三关，揉外劳宫、一窝风。

化湿止泻：补脾经，补大肠，推上七节骨，捏脊。

随症加减：腹痛甚者，加拿肚角、摩丹田。

（3）湿热泻

证候：腹痛即泻，暴注下迫，大便黄褐热臭，或伴有少许黏液，身热，烦躁口渴，小便短赤，肛门灼热而痛。舌红苔黄腻，指纹色紫。

治法：清热利湿，调中止泻。

处方

清热利湿：清补脾经，清大肠，清小肠，推四横纹。

调中止泻：揉天枢、大肠俞、龟尾，捏脊。

随症加减：腹痛甚者，加拿肚角；口渴者，加揉二马、清胃经。

（4）伤食泻

证候：大便稀溏，腹痛腹胀，泻前哭闹，泻后痛减，大便量多，气味酸臭，口臭纳呆，或伴呕吐酸馊。舌红苔厚或垢腻，脉滑，指纹紫红而滞。

治法：消食导滞，健脾和中。

处方

消食导滞：揉板门，推四横纹，清大肠。

健脾和中：补脾经，顺运内八卦，揉足三里，捏脊。

随症加减：腹痛甚者，加拿肚角、揉一窝风；腹胀者，加揉天枢、中脘。

（5）脾虚泻

证候：大便溏薄，水谷不化，食后即泻，色淡不臭，时轻时重，肌肉消瘦，神倦乏力，面色萎黄。舌淡苔白，脉沉无力，指纹沉色淡。

治法：健脾益气，温阳止泻。

处方

健脾益气：补脾经，顺运内八卦，揉脾俞、足三里，捏脊。

温阳止泻：推三关，补大肠，揉外劳宫、百会，推上七节骨。

随症加减：腹痛甚者，加拿肚角、揉脐；腹胀者，加揉天枢、中脘。

（6）脾肾阳虚泻

证候：久泄不止，食入即泻，粪质清稀，完谷不化，或见脱肛，精神萎靡，形寒肢冷，面色㿠白，睡时露睛。舌淡苔白，脉细弱。

治法：温肾健脾，温阳止泻。

处方

温肾健脾：补脾经，补肾经，揉脾俞、肾俞，捏脊。

温阳止泻：推三关，揉外劳宫、百会，补大肠，推上七节骨。

随症加减：久泄不止者，加灸神阙；腹胀者，加揉足三里、中脘。

【预防护理】

1. 预防

（1）注意饮食卫生，饭前、便后要洗手，不暴饮暴食，不食用变质食品。

（2）提倡母乳喂养，不宜在夏季及小儿生病时断母乳。

（3）注意气候变化，及时增减衣服，防止腹部着凉。

2. 护理

（1）适当控制饮食，减轻胃肠负担，吐泻严重及伤食泻患儿可暂时禁食 6 ～ 8 小时，但不禁

止饮水。随着病情好转，逐渐增加饮食量，忌食油腻、生冷及不易消化的食物。

（2）勤换尿布，保持皮肤清洁干燥，便后宜用温水清洗臀部，并扑爽身粉，防止发生红臀。

【临证提要】

1. 推拿治疗期间避免食用甜食及凉性水果。临证时应注意与痢疾、生理性腹泻、乳糖不耐受所致腹泻等相鉴别。

2. 若排除细菌性腹泻，可不使用抗菌药，但病毒性腹泻大便常规也可见有少量白细胞，故难以排除细菌感染。若用抗菌药物，头孢三代治疗细菌性腹泻优于二代。

第二节 呕吐

呕吐（vomiting）是指乳食由胃中上逆，经口吐出的一种病证。本病多发生于婴幼儿，一年四季均可发病。

西医学认为，呕吐原因较多，如消化道功能紊乱、消化道感染性疾病、消化道器质性梗阻、全身感染性疾病、代谢紊乱、中枢神经系统感染及颅内病变等疾病皆可导致呕吐，临证时应注意鉴别。

【病因病机】

1. 外邪犯胃 外感六淫，或秽浊之气客于肠胃，引起胃气上逆而致呕吐。因寒邪易伤中阳，影响脾胃气机升降，故临床以风寒之邪引起呕吐居多。在长夏季节，因暑湿之邪犯胃亦可导致呕吐。

2. 乳食停滞 小儿脾常不足，调护失宜、饮食不节或过食油腻生冷等不易消化的食物，可导致宿食停滞中焦，气机升降失常，引起胃气上逆而致呕吐。

3. 胃中蕴热 乳母或小儿过食滋腻、辛辣、厚味之品，积滞化热，或温热时邪，蕴伏肠胃，导致胃气上逆而致呕吐。

4. 脾胃虚寒 小儿脾胃素虚，或寒凉克伐太过，损伤脾胃，或乳母饮冷，乳汁寒薄，导致脾胃受寒，或过食瓜果生冷，使中阳不运，胃寒不纳，导致胃气上逆而致呕吐。

5. 胃阴不足 热病耗伤胃津，气阴未复；或反复呕吐，胃阴耗损；或误服温燥之药，使胃阴耗伤，导致胃气上逆而致呕吐。

6. 肝气犯胃 小儿情志不和，肝气犯胃，胃失和降，气逆于上而致呕吐；亦可因肝胆郁热，木火犯胃，导致呕吐。

7. 跌仆惊恐 小儿神气怯弱，骤见异物，耳闻异声，暴受惊恐，惊则气乱，导致胃气上逆而致呕吐；或小儿素蕴痰热，偶遇跌仆惊恐，引起气机逆乱，痰热上涌而致夹惊呕吐。

【临床诊断】

1. 病史 有乳食不节、情志不畅等病史。

2. 临床表现 胃内容物从胃中上涌，经口而出，常伴嗳腐吞酸、恶心、纳呆、胃脘胀闷等症状。

3. 辅助检查 大小便常规和血常规检查，有助于明确呕吐病因。反复呕吐者，应进行血清电解质、酸碱平衡紊乱的各项检查，必要时可检测尿素氮、肌酐、尿酮体等。若怀疑神经系统感染，应做脑脊液常规检查。

【鉴别诊断】

消化系统疾病及其他各系统疾病均可引起呕吐。因此，必须辨识呕吐的病因，及时对因治疗。

1. 辨呕吐物性质　呕吐物为黏液、乳汁，新生儿应考虑食管闭锁或食管气管瘘；呕吐物为乳汁、乳凝块、食物而无胆汁，多见于幽门痉挛及梗阻、贲门失弛缓症、十二指肠上端梗阻；呕吐物含有胆汁，多见于胆道蛔虫症及高位小肠梗阻；呕吐物含有粪汁，多见于下段或更低位的肠梗阻。呕吐物含有较多血液，多见于消化道溃疡、食管下端静脉曲张；呕吐物含有咖啡色血液，多见于胃内渗血或有小血管破裂。

2. 辨呕吐方式　溢乳多因哺乳量过多或贲门松弛所致，一般呕吐常伴有恶心，呕吐物量多少不定。喷射状呕吐，除医生检查咽部按压舌面不当或家长喂药刺激外，多见于吞入大量空气、先天性肥厚性幽门狭窄及中枢神经系统疾病。

【辨证论治】

1. 辨证思路

（1）辨病因：食入即吐，呕吐频繁，多为胃热呕吐；食久方吐，吐物不化，多为脾胃虚寒；吐物酸馊，吐后觉舒，多为乳食积滞。跌仆受惊之后呕吐清涎者，多为惊恐所致；嗳气泛酸而呕吐，多为肝气犯胃。

（2）辨虚实：实证呕吐的特点为发病急、病程短，多因外邪犯胃、饮食积滞、胃中蕴热、跌仆惊恐、肝气犯胃所致；虚证呕吐的特点为发病缓、病程长，多因脾胃虚寒、胃阴不足所致。

2. 治疗原则　本病病位在脾胃，基本病机为胃气上逆。因此，和胃降逆为本病的基本治法。实证以祛邪为主，随证治以疏邪解表、消食导滞、清泄蕴热、疏肝理气、镇静安神；虚证以扶正为主，随证治以温胃散寒、养胃生津。

3. 辨证推拿

（1）外感呕吐

证候：猝然呕吐，伴流涕，喷嚏，恶寒，发热，头身不适。舌质淡，苔白，脉浮，指纹红。

治法：疏邪解表，和胃降逆。

处方

疏邪解表：四大手法，揉小天心、一窝风。

和胃降逆：清胃经，顺运内八卦，横纹推向板门，推天柱骨。

随症加减：外感风寒，加推三关；外感风热，加清天河水；暑湿呕吐，加清补脾经、推四横纹。

（2）伤食呕吐

证候：呕吐酸馊乳块或不消化食物，口气臭秽，不思乳食，腹胀腹痛，吐后觉舒，大便秘结或泻下酸臭。舌红苔厚腻，脉滑实，指纹紫滞。

治法：消积导滞，和胃降逆。

处方

消积导滞：揉板门，逆运内八卦，清大肠，掐揉四横纹。

和胃降逆：清胃经，分腹阴阳，横纹推向板门，顺时针摩腹。

随症加减：腹痛，加拿肚角、捏脊；腹胀，加揉天枢；大便秘结，加退六腑。

（3）胃热呕吐

证候：呕吐频繁，食入即吐，吐物酸臭，口渴喜饮，身热烦躁，唇干面赤，大便臭秽或秘结，小便短赤。舌红而干，苔黄腻，脉数，指纹色紫。

治法：清热和胃，降逆止呕。

处方

清热和胃：清胃经，清板门，清大肠，清天河水。

降逆止呕：横纹推向板门，顺时针摩腹，揉内关、中脘、足三里。

随症加减：小便短赤，加清小肠、揉小天心；唇干面赤，加掐揉四横纹。

（4）胃寒呕吐

证候：食久方吐或朝食暮吐，遇寒加重，呕吐不消化食物或清稀痰涎，不酸不臭，伴面色皖白，精神倦怠，四肢欠温，食少不化，或腹痛绵绵，喜温喜按，大便溏薄，小便清长。舌淡苔白，脉沉细无力，指纹色青。

治法：温中散寒，和胃降逆。

处方

温中散寒：推三关，揉一窝风、外劳宫，擦脾俞、胃俞。

和胃降逆：顺运内八卦，分腹阴阳，顺时针摩腹，横纹推向板门。

随症加减：腹痛，加拿肚角；大便溏薄，加清补大肠。

（5）胃阴不足

证候：反复干呕，饥不欲食，口燥咽干，唇红，大便干结如羊屎。舌红少津，少苔，脉细数，指纹细紫。

治法：滋阴养胃，降逆止呕。

处方

滋阴养胃：分阴阳，补肾经，揉二马、脾俞、胃俞。

降逆止呕：分腹阴阳，揉中脘、足三里、内关，顺运内八卦。

随症加减：大便干，加清大肠；饥不欲食，加揉板门、推四横纹、顺时针摩腹。

（6）肝气犯胃

证候：呕吐酸苦，或嗳气频频，胸胁胀痛，精神郁闷，易哭易怒。舌红，苔薄腻，脉弦，指纹青紫。

治法：疏肝理气，和胃降逆。

处方

疏肝理气：清肝经，掐揉合谷、太冲，搓摩胁肋。

和胃降逆：顺时针摩腹，揉中脘，横纹推向板门。

随症加减：呕吐酸苦，加清胃经、按揉行间、肝俞。

（7）惊恐呕吐

证候：呕吐清涎，面色忽青忽白，心神烦乱，睡卧不安，或惊惕哭闹。舌质淡，苔薄，脉弦，指纹青紫。

治法：镇静安神，和胃止呕。

处方

镇静安神：清肝经，捣小天心，掐揉五指节。

和胃止呕：分腹阴阳，顺时针摩腹，揉中脘，搓摩胁肋。

随症加减：呕吐清涎，加补脾经；睡卧不安，加揉百会、印堂。

【预防护理】

1. 预防

（1）哺乳时不宜过急，以防吞咽大量空气。哺乳后应将小儿竖抱，轻拍背部使吸入的空气得以排出。

（2）喂养小儿时，食物宜新鲜清洁而富有营养，宜定时定量，忌食生冷、肥甘、煎炸、炙烤、辛辣之品。

2. 护理

（1）呕吐患儿应由专人护理，保持环境安静，消除恐惧心理。

（2）呕吐时，抱患儿取坐位，头向前倾，用手托扶前额，使呕吐物吐出畅通，防止呛入气管。

（3）呕吐较轻者，可进食少量易消化的流质或半流质食物；呕吐严重者，可暂予禁食，但不可禁水。

【临证提要】

1. 小儿呕吐的原因非常复杂，某些消化系统疾病、先天畸形、感染、虫证、颅脑疾患、中毒、急腹症以及肝肾疾病等均可引起呕吐，临证时应明确诊断，对因、对症处理。

2. 推拿治疗小儿呕吐具有较好的疗效，年龄较大的患儿治疗取穴以经穴为主。

第三节　厌食

厌食（anorexia）是以小儿较长时间食欲不振、见食不贪、不思饮食甚至拒食为主要表现的一种病证。各年龄段均可发病，以 1 ～ 6 岁小儿最为常见。一年四季均可发病，以夏季暑湿之时多见。本病治疗得当，预后良好；重症或长期不愈者，可转为疳证。

西医学认为，厌食可能与下丘脑“食欲调节网络”相关，并与脑肠肽水平、不良饮食习惯、B 族维生素及微量元素锌缺乏等有密切关系。

【病因病机】

1. 喂养不当　小儿脾常不足，若调护失宜，饮食不节，过热过寒，过饱过饥，进食杂乱，或过食肥甘厚味之品，或恣意索取零食、偏食、嗜食，均可引起脾胃纳运功能失调而致厌食。

2. 病后失调　小儿易感外邪，尤其感受温热病邪之后，津液耗伤；或用药不当，过于寒凉或温燥；或病后调理不当，均可使脾胃气阴耗伤，纳运功能失调而致厌食。

3. 情志失调　小儿神气怯弱，猝受惊吓、凶骂，或所欲不遂及环境改变，均可引起情志不舒，肝气乘脾犯胃而致厌食。

【临床诊断】

1. 病史　有喂养不当、情志失调及病后失调史。

2. 临床表现　长期不思饮食或食量减少（病程超过 1 个月），体重不增或下降，形体消瘦。

部分患儿可伴有倦怠乏力，面色萎黄或少华，口臭，大便不调等症状。一般精神尚好，活动如常，且无腹胀。

3. 辅助检查 肝功能正常，锌、铜、铁等微量元素含量偏低。

【鉴别诊断】

1. 积滞 有伤乳、伤食史，食欲不振，不思饮食，多伴有嗳气酸腐、脘腹胀满及大便酸臭等证候表现。

2. 疳证 食欲不振或亢进，嗜食异物，伴形体消瘦、体重下降、精神不振或易发脾气等证候表现。

3. 疰夏 以食欲不振为主症，伴有全身倦怠、大便不调、发热等症状，具有"春夏剧、秋冬瘥"的季节特点。

【辨证论治】

1. 辨证思路 若伴有嗳气，恶心，苔腻，食后腹胀、呕吐，多属脾失健运；若食而不化，大便偏稀，伴面色少华、形体偏瘦、多汗易感者，多属脾胃气虚；若食少饮多，大便干结，伴面色萎黄、皮肤不润者，多属胃阴不足。

2. 治疗原则 本病病位主要在脾胃，可涉及心、肝、胆、肠等脏腑。基本病机为脾胃纳运失常，故运脾开胃为其基本治法，随证治以消食导滞、健脾益气、益胃养阴、疏肝健脾。

3. 辨证推拿

（1）脾失健运

证候：食欲不振，或拒进饮食，面色少华，形体偏瘦。舌淡红，苔薄白或白腻，指纹淡。

治法：调脾助运，开胃消食。

处方

调脾助运：补脾经，顺运内八卦，揉足三里。

和胃消食：顺时针摩腹，揉中脘、板门，推四横纹，捏脊。

随症加减：大便干，加清大肠；腹胀，加分腹阴阳、掐揉新设。

（2）脾胃气虚

证候：食欲不振、少食，面色萎黄，懒言乏力，大便不实或夹不消化食物残渣。舌淡，苔薄白，指纹淡。

治法：健脾益气，和胃消食。

处方

健脾益气：补脾经，推三关，揉脾俞、胃俞。

和胃消食：顺时针摩腹，揉中脘、足三里，推四横纹，捏脊。

随症加减：大便不实，加揉外劳宫、清补大肠。

（3）脾胃阴虚

证候：不欲进食，或欲进食但食量不多，伴口舌干燥，食少饮多，皮肤干燥，大便偏干，小便短赤。舌红少津，苔少或花剥，指纹红紫。

治法：滋阴养胃，运脾消食。

处方

滋阴养胃：分阴阳（分阴重），补肾经，揉二马、脾俞、胃俞。

运脾消食：补脾经，顺运内八卦，揉板门，推四横纹，捏脊。

随症加减：大便偏干，加清大肠。

（4）脾虚肝旺

证候：不欲进食或拒食，急躁易怒，好动，多哭，夜寐啮齿，大便不调，小便短赤。舌淡，苔薄白，指纹沉、色淡。

治法：健脾疏肝，行气开胃。

处方

健脾疏肝：补脾经，清肝经，揉足三里、脾俞、肝俞，搓摩胁肋。

行气开胃：顺时针摩腹，揉中脘，推四横纹，捏脊。

随症加减：急躁易怒，加揉太冲；小便短赤，加清小肠。

【预防护理】

1. 预防

（1）养成良好的饮食习惯，纠正不良喂养方法，及时合理添加辅食。

（2）加强户外活动，注意精神调护。

2. 护理

（1）病后要逐渐增加饮食，切勿暴饮暴食而致脾胃复伤。

（2）注意小儿情绪变化，及时进行安抚调整。

【临证提要】

1. 出现食欲不振时，应及时辨识病因，采取针对性的治疗措施。

2. 临床可配合应用微生态制剂，以促进肠道菌群建立，改善食欲。

第四节　腹痛

腹痛（abdominal pain）是指胃脘以下、耻骨联合以上部位发生疼痛的一种病证。根据腹痛部位的不同可分为大腹痛、脐腹痛、少腹痛和小腹痛。胃脘以下、脐部以上称大腹痛；脐周部位疼痛为脐腹痛；小腹两侧或一侧疼痛为少腹痛；若肚脐以下腹部正中疼痛为小腹痛。腹痛可出现在多种内科、外科疾病中，任何年龄均可发生，无季节性。

西医学中的胰腺炎、肝炎、胆道疾病、肠梗阻、肠套叠、阑尾炎、腹膜炎、溃疡病穿孔、肠道寄生虫病、急性肾盂肾炎、泌尿系结石、腹腔淋巴结炎等腹部器官的器质性疾病均可出现腹痛。本节所讨论的腹痛主要指功能性腹痛，多为再发性腹痛，占腹痛患儿总数的 50% ～ 70%。

【病因病机】

1. 感受外邪　由于调护不周，感受外邪或饮食生冷，小儿腹部为寒邪所侵袭，寒邪凝滞肠间，引起气机阻滞不通而致腹痛。

2. 乳食积滞　饮食不节，乳食停滞中焦，气机阻滞不通而致腹痛。

3. 脾胃虚寒　小儿素体脾虚，或久病伤脾，脾阳不振，以致寒湿内停，气机阻滞，出现绵绵不休的虚寒腹痛。

【临床诊断】

1. 病史 有受寒、伤乳或伤食史。

2. 临床表现 胃脘以下、脐周及耻骨联合以上部位疼痛，常反复发作，以阵发性钝痛、隐痛为主，可自行缓解，常伴有啼哭不宁、腹胀、肠鸣、嗳气等症状。

3. 辅助检查 腹部彩超检查显示有少量或大量积气。

【鉴别诊断】

1. 急性胃肠炎 多有饮食不洁或受凉史，表现为弥漫性的痉挛性腹痛，发热，恶心，肠鸣音亢进，腹部弥漫性轻度压痛。

2. 肠梗阻 突然剧烈的腹部绞痛，腹痛时伴肠鸣，疼痛部位常位于脐周，间歇期无疼痛，腹痛时常伴恶心、呕吐，呕吐后腹痛可减轻。

3. 小儿急性阑尾炎 多见于 6 ～ 12 岁儿童，表现为腹痛、呕吐、发热等症状，腹部查体有固定的右下腹压痛、反跳痛，肠鸣音减弱。

【辨证论治】

1. 辨证思路

（1）辨寒热虚实：腹痛急暴，痛无间断，得热则舒，遇寒加剧者，多为寒痛；脘腹胀痛，嗳气频作，嗳后稍舒，痛甚欲便，便后痛减者，多为伤食痛。痛势较剧，伴腹胀、呕逆、拒按者，多为实证；痛势绵绵，喜温喜按者，多为虚证。

（2）辨缓急：突然发病，腹痛较剧者，多因外感时邪，饮食不节所致，属急性腹痛；发病缓慢，病程迁延日久，腹痛绵绵，痛势不甚，多由脏腑虚弱，气血不足所致，属慢性腹痛。

（3）辨腹痛部位：脐以上大腹疼痛，多为脾胃病证；脐以下少腹疼痛，多为膀胱及大小肠病证。右上腹痛，多为胆道蛔虫症、病毒性肝炎以及同侧的胸膜病变或大叶性肺炎；剑突下疼痛多为消化性溃疡；右下腹痛多为阑尾炎及肠系膜淋巴结炎；左下腹痛多为便秘或细菌性痢疾；脐部疼痛多为肠蛔虫症及急性肠炎；全腹剧烈疼痛，伴高热及全身中毒症状者，多为原发性腹膜炎；沿输尿管部位的绞痛，伴腰痛者，多为尿路结石；阑尾炎引起的腹痛最早在脐周及中上腹部，6 ～ 12 小时之后转移至右下腹痛。

（4）辨兼症：腹痛伴恶心、呕吐者，多为脾胃病证；腹痛伴咳嗽、发热者，多为肺系病证；腹痛伴皮肤有出血点、瘀斑者，多为过敏性紫癜、败血症、流行性脑脊髓膜炎等病证；腹痛伴频繁呕吐，不排气、排便者，多为肠梗阻；腹痛伴中毒性休克者，多为胃肠穿孔、急性坏死性肠炎、急性胰腺炎等病证；腹痛伴排便或排尿困难者，多为粪块堵塞或尿路感染、尿路结石等病证。

2. 治疗原则 本病病位主要在胃肠，基本病机为不通则痛、不荣则痛，故“通则不痛”为本病的基本治法。实证以祛邪为主，随证治以消食导滞、温阳散寒；虚证以扶正为主，随证治以健脾益气。

3. 辨证推拿

（1）腹部中寒

证候：腹痛急暴，哭叫不安，阵阵发作，腹痛常在受凉或饮食生冷后发生，遇冷则剧，得热则舒，面色皖白，甚者额冷汗出，唇色紫暗，肢冷，或伴有呕吐，腹泻，小便清长。舌苔白滑，指纹色红。

治法：温中散寒，理气止痛。

处方

温中散寒：揉外劳宫，推三关，擦脾俞、胃俞。

理气止痛：揉一窝风，拿肚角，揉天枢。

随症加减：呕吐加揉中脘、分腹阴阳；腹泻加清补大肠。

（2）乳食积滞

证候：腹部胀痛，拒按，厌食，恶心呕吐，嗳腐吞酸，矢气频作，或腹痛欲泻，泻后痛减，夜卧不安，时时哭闹。舌苔多厚腻。

治法：消食导滞，和中止痛。

处方

消食导滞：揉板门，推四横纹，清大肠，捏脊。

和中止痛：揉中脘、天枢、足三里，拿肚角。

随症加减：腹痛甚者，加重刺激点按脾俞、胃俞。

（3）虚寒腹痛

证候：腹痛绵绵，时作时止，喜温喜按，面色㿠白，精神倦怠，四肢清冷，纳少，或食后作胀，大便稀溏。舌淡苔白。

治法：温补脾肾，益气止痛。

处方

温补脾肾：补脾经，补肾经，推三关，揉外劳宫、一窝风。

益气止痛：揉关元、气海、足三里、合谷。

随症加减：纳少，加顺时针摩腹、推四横纹。

【预防护理】

1. 预防

（1）勿过食生冷，避免腹部着凉。

（2）餐后不要剧烈运动。

2. 护理

（1）剧烈或持续性腹痛者应卧床休息，密切观察病情变化，严防急腹症的发生。

（2）寒性腹痛者，应温服或热服药液；伴呕吐者，药液要少量多次分服。

【临证提要】

1. 婴幼儿出现腹痛时因不能用言语表达，极易造成漏诊、误诊。因此，随时检查腹部体征，并进行必要的其他辅助检查，以明确诊断并及时处理。

2. 注意腹痛与发热的关系。若先发热，后腹痛者多为内科疾病，如上呼吸道感染、扁桃体炎常并发急性肠系膜淋巴结炎；反之，若先腹痛，后发热者多为外科疾病，如急性阑尾炎、继发性腹膜炎等。

第五节　腹胀

腹胀（abdominal distension）是以腹部胀满，按之濡软，触之无形为主要表现的一种病证。

以新生儿最为常见，气胀居多。若持续膨胀不瘪并有张力，即可判定为腹胀。

正常新生儿，尤其是早产儿，在哺乳之后可见轻度或较明显的腹部隆起，并伴有溢乳，但宝宝安静，腹部柔软，未触及肿块，排便正常，生长发育良好，此为“生理性腹胀”。由于新生儿腹壁肌肉薄，张力低下，且消化道产气较多，故食后易腹胀。腹胀涉及的疾病范围较广，许多疾病均可伴有腹胀的症状，本节所讨论的内容主要是指无外科急腹症指征的功能性腹胀。

【病因病机】

1. 肝气犯胃 因情志刺激，肝失疏泄，气机失于调畅，脾胃气机升降失常，气滞中焦，停于胃肠而致腹胀。

2. 脾胃气虚 素体脾胃虚弱，或久病伤脾，脾阳不振，运化失司，水湿滞留，进而壅塞气机而致腹胀。

3. 外感六淫 六淫致病以寒、湿、热邪较为多见。风寒邪气在腹内不散，与脏腑相搏，中阳受损，脾虚气滞而致腹胀；或热入于腹，传于脏，脏气结聚，故致腹胀；或夏秋之间，湿热蕴结脾胃，健运失司，中焦气滞而致腹胀。

4. 乳食积滞 由于乳食不节，暴饮暴食，或恣食油腻之品，停滞中焦，阻碍胃肠气机而致腹胀。

【临床诊断】

1. 病史 有乳食不节、情志不遂或感受时邪史。

2. 临床表现 脘腹胀满，腹胀而触之无积聚。胃气胀，局限于上腹部膨隆；小肠气胀，局限于中腹部，也可见全腹部膨隆。腹胀常反复发作，但可自行缓解。腹胀程度与年龄有关，新生儿期较为明显，某些腹胀随日龄增加可逐渐减轻。伴有纳食减少，或哺乳后吐奶、嗳气等。触诊腹部柔软，叩诊呈鼓音，无肠鸣音亢进。

3. 辅助检查 腹部彩超可见胃肠有不同程度的积气。

【鉴别诊断】

幽门梗阻 上腹疼痛及饱胀感，呕吐宿食，不含胆汁，上腹部可见胃型及蠕动波，有振水音。慢性患者可有营养不良、消瘦、贫血及皮肤干燥松弛等证候表现。

【辨证论治】

1. 辨证思路

（1）*辨病因*：乳食不化，不欲饮食，口中酸腐，或伴有呕吐、腹泻，大便酸臭，口中气热或有酸味，多为食胀；胸腹满闷，腹部随按随起，如按气囊，多为气胀。面色萎黄，唇色淡，体重增加缓慢，多为脾虚；有外感病史，伴有恶寒、发热等症状，多为外感。

（2）*辨虚实*：按之患儿哭闹，腹胀不减，哭声响亮，小便短赤，大便秘结，多为实胀；腹胀时减，腹部冷胀，食后胀甚，倦怠乏力，口淡纳呆，大便稀溏，多为虚胀。

2. 治疗原则 本病病位主要在胃，与脾、肝、大肠关系密切。其基本病机为中焦气滞，故行气导滞为本病的基本治法。实证以祛邪为主，随证治以祛风解表、消食导滞、疏肝理气；虚证以扶正为主，随证治以健脾益气、温补脾肾。

3. 辨证推拿

（1）感受外邪

证候：腹部胀痛，拒按，呕吐，食少纳呆。舌质红，苔白，脉浮，指纹色红。

治法：解表和胃，理气消胀。

处方

解表和胃：四大手法、揉一窝风、外劳宫，揉中脘、足三里。

理气消胀：顺时针摩腹，揉天枢，顺运内八卦，掐揉新设。

随症加减：纳呆，加推四横纹；呕吐，加推天柱骨、分腹阴阳。

（2）脾胃气虚

证候：食则腹胀，喜温喜按，腹部触之发凉，四肢欠温，不思饮食，食少便溏，面色萎黄或青白，唇舌淡白，倦怠乏力。舌苔薄白，指纹青或淡，脉沉细。

治法：健脾益气，和胃消胀。

处方

健脾益气：补脾经，揉脾俞、一窝风，推三关，捏脊。

和胃消胀：分腹阴阳，顺运内八卦，顺时针摩腹，揉中脘、足三里。

随症加减：腹冷，加揉神阙、摩丹田。

（3）乳食积滞

证候：脘腹胀满，食后尤甚，拒按，呕吐酸馊乳块，呕恶不食，口气臭秽，不思乳食，大便不调，臭如败卵，手足心热。舌红苔白厚或白腻，脉数，指纹紫滞。

治法：消积导滞，理气除胀。

处方

消积导滞：揉板门，推四横纹，清大肠，捏脊。

理气除胀：顺时针摩腹，分腹阴阳，揉天枢。

随症加减：不思乳食，加补脾经、揉足三里；手足心热，加清天河水、运内劳宫。

（4）肝气犯胃

证候：腹胀嗳气，胀无定处，时散时聚，哭闹后加重，夜卧不安，烦躁易怒。指纹红或青，脉弦。

治法：疏肝理气，和胃消胀。

处方

疏肝理气：清肝经，揉太冲、揉肝俞，搓摩胁肋。

和胃消胀：顺时针摩腹，揉中脘、足三里，掐揉新设。

随症加减：烦躁易怒，加捣小天心、掐揉五指节。

【预防护理】

1. 预防

（1）食饮有节，忌暴饮暴食，忌食寒凉、肥甘及不易消化的食物。

（2）新生儿宜按时哺乳，避免过度饥饿后哺乳吸入大量空气，适时拍嗝。

（3）注意气候变化，及时增添衣物，防止腹部受凉。

2. 护理

（1）适当控制饮食，忌食油腻、生冷及不易消化的食物。

（2）在进食前及进食过程中，尽量避免情志的影响。

【临证提要】

1. 推拿治疗非器质性病变引起的单纯性腹胀，其在减轻腹胀发作频次及程度方面均有较好的疗效。

2. 引起小儿腹胀的原因较多，临证时须明确诊断，排除禁忌证，确定推拿适应证。

第六节 积滞

积滞（indigestion）是指小儿内伤乳食，停滞中焦，积而不化，气滞不行所导致的一种病证。以不思乳食，食而不化，脘腹胀满，嗳气酸腐，大便酸臭等为主要临床特征。各年龄阶段的儿童均可发病，尤以婴幼儿多见。一年四季均可发生，以夏秋季节、暑湿当令之时多发。本病若治疗及时，一般预后良好。

西医学的消化功能紊乱症可参照本病辨证施术。

【病因病机】

1. 乳食内积 喂养不当或乳食不节，脾胃运化失常，宿食停聚，积而不化而致积滞。伤于乳者，为乳积；伤于食者，为食积。

2. 脾虚夹积 禀赋不足，脾胃素虚；或病后失调伤脾；或过用苦寒攻伐之品，损伤脾胃；或积滞日久，脾胃虚损，致腐熟运化不及，若饮食物稍有增加，即可停滞不化而致积滞。

临床上因滞致虚和因虚致滞常同时存在，相互影响。若积久不消，迁延失治，可损伤脾胃，引起气血生化乏源、营养及生长发育障碍，导致形体日渐消瘦而转为疳证。

【临床诊断】

1. 病史 有伤乳、伤食史。

2. 临床表现 不思乳食，食而不化，脘腹胀满，大便溏泄，臭如败卵，或便秘，可伴有烦躁不安，夜间哭闹或呕吐等症状。

3. 辅助检查 大便常规可见不消化食物残渣或脂肪滴。

【鉴别诊断】

厌食 长期食欲不振，厌恶进食，一般不伴有脘腹胀满、大便酸臭、嗳气酸腐等症状。

【辨证论治】

1. 辨证思路

（1）*辨虚实*：初病多实，积久则虚实夹杂，或实多虚少，或实少虚多。脘腹胀满，疼痛拒按，食入即吐，嗳气酸腐，大便秘结或酸臭，多为实证；食则饱胀，腹满喜按，大便溏薄或夹有不消化食物残渣，面黄肢倦，多为虚中夹实。

（2）*辨寒热*：不思乳食，脘腹胀痛，遇热加重，得凉稍缓，口气臭秽，烦躁易怒，面赤唇红，手足心热，大便秘结或臭秽，舌红，苔黄厚腻，多为热积；脘腹胀满，喜温喜按，神疲肢倦，面白唇淡，四肢欠温，大便溏薄，舌淡，苔白腻，多为寒积。

（3）辨轻重：病势缓，病程较短，症见不思乳食、口气酸腐、腹部略胀、大便酸臭等，多为轻证；病势急或病程较长，症见烦躁拒食、夜卧不安、脘腹胀满、疼痛拒按、呕吐酸腐、大便酸臭、稀溏不化或秘结难下，或面黄消瘦、神倦乏力等，多为重证。若病情进一步发展，可转为疳证。

2. 治疗原则　本病病位主要在脾胃，其基本病机为积而不化，气滞不行，故消食化积、理气行滞为本病的基本治法。积滞轻者，仅需调节饮食，病可自愈。积滞重属实者，治以消食导滞；偏热者，辅以清解积热；偏寒者，佐以温阳助运；积热结聚者，当通腑泄热，攻下导滞。虚实夹杂者，宜消补兼施；积重而脾虚轻，宜消中寓补；积轻而脾虚重，宜补中寓消。

3. 辨证推拿

（1）乳食内积

证候：不思乳食，嗳腐酸馊或呕吐食物、乳片，脘腹胀满或疼痛拒按，大便酸臭，烦躁啼哭，夜卧不安，手足心热。舌质红，苔白厚或黄厚腻，脉弦滑，指纹紫滞。

治法：消食导滞，健脾和胃。

处方

消食导滞：揉板门，清大肠，推四横纹，捏脊。

健脾和胃：补脾经，顺运内八卦，揉中脘、足三里。

随症加减：烦躁不安，加清心经、清肝经；手足心热，加清天河水。

（2）脾虚夹积

证候：不思乳食，食则饱胀，腹满喜按，大便稀溏酸腥，夹有乳片或不消化食物残渣，面色萎黄，形体消瘦，神疲肢倦。舌质淡，苔白腻，脉细滑，指纹淡滞。

治法：健脾助运，消食化滞。

处方

健脾助运：补脾经，顺运内八卦，揉中脘、足三里。

消食化滞：揉板门，推四横纹，捏脊。

随症加减：大便稀溏，加揉外劳宫、清补大肠。

【预防护理】

1. 预防

（1）提倡母乳喂养，乳食宜定时定量，富含营养，易于消化；忌暴饮暴食或过食肥甘熏烤、生冷瓜果、偏食零食或妄加滋补。

（2）添加辅食，按由少到多、由稀到稠、由一种到多种循序渐进的原则进行。辅食既不可骤然添加过多，造成脾胃不适应而致积滞不化，亦不可到期不予添加辅食。

2. 护理

（1）积滞患儿宜暂时控制饮食，减少蛋白质和脂肪的摄入量，宜进食清淡易消化的食物。积滞消除之后，逐渐恢复正常饮食。

（2）呕吐者，可暂时禁食，并给予生姜汁数滴加少许糖水饮服；腹胀者，可顺时针摩腹；便秘者，可予蜂蜜 10 ～ 20mL 冲服，严重者开塞露外用；脾胃虚弱者，可灸足三里。

【临证提要】

1. 推拿治疗积滞具有较好的疗效，但须排除消化道器质性病变、精神障碍及其他系统疾病引

起的积滞。

2. 根据体质特点、发病原因、伴随症状及病程长短，辨识积滞的寒、热、虚、实及病情轻重，尤其是腹部触诊对辨别虚实至关重要。

第七节 便秘

便秘（constipation）是以大便秘结不通，排便次数减少或间隔时间延长，或便意频而大便艰涩、排出困难为主要表现的一种病证。便秘可单独存在，也可继发于其他疾病。一年四季均可发病，可见于任何年龄。本病治疗恰当，一般预后良好，但日久迁延不愈者，可引起肛裂、脱肛、痔疮等疾病。

西医学认为，便秘可分为器质性便秘和功能性便秘两大类。功能性便秘是指未发现明显器质性病变，以功能性改变为主要临床特征的一种病证，约占儿童便秘的 90% 以上。本节主要讨论功能性便秘，其他类型的便秘应明确诊断，并在采取相应治疗措施的基础上，可参照本病进行辨证施术。

【病因病机】

1. 乳食积滞 小儿脾常不足，乳食不知自节。若喂养不当，损伤脾胃，运化失常，停滞中焦，积久化热伤津，肠道失润而致便秘。

2. 邪热伤津 小儿易感温热时邪，邪热稽留，或过食肥甘，灼津伤液，导致肠道失润，而致便秘。

3. 气机郁滞 小儿因生活环境、习惯改变，或情志不舒，或久坐少动，或因排便困难形成恐惧心理，有便意而不愿排便，导致气机郁滞而致便秘。

4. 气血亏虚 小儿禀赋不足，后天失调，或疾病影响、药物克伐等均可造成气血不足，气虚则传导无力，血虚则肠道失润，而致便秘。此外，若病久及肾，耗阴损阳，不能蒸化津液温润肠道，则肠道干涸，而致便秘。

【临床诊断】

1. 病史 有饮食不节史。

2. 临床表现 大便干燥，轻者仅大便前部干硬，重者状如羊屎，排便次数减少，间隔时间延长，2 ～ 3 日排便 1 次，甚者 6 ～ 7 日排便 1 次。或虽排便间隔时间如常，但排便艰涩或时间延长，或便意频频，但难以排出或排净。伴有腹胀、腹痛、食欲不振、排便哭闹等表现，重者可伴有肛裂、便血、痔疮，部分患儿于左下腹部可触及粪块。

3. 辅助检查 腹部平片或肠镜检查可排除结肠、直肠器质性病变及肠腔结构异常。

【鉴别诊断】

先天性巨结肠 初生儿有胎便排出延迟史，腹胀、呕吐，经灌肠方可排便，且排便后症状缓解；然后再次出现腹胀、便秘，应考虑本病。X 线检查可见肠腔胀气，有液平面及扩张的肠袢。

【辨证论治】

1. 辨证思路 腹部胀痛，口臭，舌红，苔黄，多属实证；大便努挣难下，腹痛喜按，面白无

华，多属虚证。

2. 治疗原则　本病病位主要在大肠，与脾、肝、肾三脏相关。其基本病机为大肠传导功能失常，故本病的基本治法为润肠通便，随证治以消导、清热、行气、益气、养血。

3. 辨证推拿

（1）食积便秘

证候：大便秘结，不思乳食，脘腹胀满，或恶心呕吐，手足心热，小便短赤。舌苔黄腻，脉沉有力，指纹紫滞。

治法：消积导滞，清热通便。

处方

消积导滞：揉板门，掐揉四横纹，顺时针摩腹，揉天枢。

清热通便：清大肠，逆运内八卦，退六腑，推下七节骨。

随症加减：小便短赤，加清小肠；恶心呕吐，加横纹推向板门、分腹阴阳。

（2）燥热便秘

证候：大便干结，排出困难，甚则秘结不通，腹胀腹痛，口干口臭，面红身热，小便短赤，或口舌生疮。舌质红，苔黄燥，脉滑数，指纹紫滞。

治则：清热导滞，润燥通便。

处方

清热导滞：退六腑，清大肠，掐揉四横纹，推下七节骨。

润燥通便：补肾经，揉二马，顺时针摩腹，揉天枢、膊阳池、腹结。

随症加减：小便短赤，加清小肠；口舌生疮，加揉总筋、掌小横纹。

（3）气滞便秘

证候：大便秘结，欲便不得，嗳气频作，胁肋、脘腹痞闷胀痛。舌质红，苔薄白，脉弦，指纹滞。

治则：疏肝理气，导滞通便。

处方

疏肝理气：清肝经，掐揉合谷、太冲，搓摩胁肋。

导滞通便：清大肠，逆运内八卦，顺时针摩腹，揉天枢、膊阳池。

随症加减：嗳气频作，加揉中脘、分腹阴阳。

（4）气虚便秘

证候：大便不干，虽有便意，但努挣乏力，难以排出，挣则汗出气短，便后疲乏无力，面色㿠白，神疲懒言。舌淡，苔薄，脉弱，指纹淡。

治则：健脾益气，润肠通便。

处方

健脾益气：补脾经，揉脾俞、足三里，捏脊。

润肠通便：补肾经，揉二马、上巨虚、膊阳池，顺时针摩腹。

随症加减：汗出气短，加补肺经，揉肾顶、气海。

（5）血虚便秘

证候：大便干结，努挣难下，头晕心悸，面白无华，唇甲色淡。舌淡嫩，苔薄白，脉细弱，指纹淡。

治则：滋阴养血，调肠通便。

处方

滋阴养血：补脾经，补肾经，揉二马、脾俞、足三里、三阴交。

调肠通便：揉大肠俞、膊阳池、天枢，顺时针摩腹。

随症加减：头晕心悸，加揉印堂、内关。

【预防护理】

1. 预防

（1）忌食香燥、辛热之品，纠正偏食和吃零食的习惯，多吃蔬菜、水果、豆类、红薯、土豆等食物。

（2）牛奶所含的酪蛋白与钙质较母乳多，人工喂养儿更易便秘。因此，可酌减牛奶总量，或在牛奶中增加糖量至 8% ～ 10%；或喂果汁或白菜水，以刺激肠蠕动。

2. 护理

（1）大便干结严重者，可用蜜煎导，或开塞露，或小片肥皂条用水润湿后插入婴儿肛门；或用小指戴橡皮指套后涂上凡士林插入肛门内。以上方法只可急则治其标，不可常用。

（2）因进食减少而多日未排便者，不必急于通便，待饮食增加后，大便自可排出。

【临证提要】

1. 小儿食积停滞易于化热，内外合邪导致津亏肠燥，无水行舟，故小儿便秘以热证居多。因此，治疗当以滋阴通便、理气调肠为基本大法。

2. 本病不可乱用泻下药，否则反使便秘加重。治疗时宜多法并举、内外合治、食药同治。

第八节　疳证

疳证（infantile chronic malnutrition）是由于喂养不当或疾病影响，导致脾胃运化失常，气血津液耗伤，不能濡养脏腑、经脉、筋骨、肌肤而形成的一种慢性消耗性疾病。临床以饮食异常、大便不调、形体消瘦、面色无华、毛发干枯、精神萎靡或烦躁为主要临床特征。本病无明显季节性，多见于 5 岁以下小儿。若治疗恰当，绝大多数患儿均可治愈，仅少数严重者预后较差。

西医学的儿童慢性营养不良综合征可参考本病辨证施术。

【病因病机】

1. 喂养不当　小儿脾常不足，乳食不知自节，或喂养不当，或乳食太过或不及，均可损伤脾胃而致疳证。

2. 疾病影响　小儿久病吐泻，或反复外感，或罹患时行热病、肺痨诸虫，失于调治或误用攻伐，使脾胃受损而致疳证。

3. 禀赋不足　小儿胎禀不足，或早产、多胎，或孕妇孕期久病、药物损伤胎元，元气虚惫，脾胃功能薄弱，气血生化乏源，脏腑肌肤失于濡养而致疳证。

疳积、干疳重症阶段，因脾胃虚衰，气血生化乏源，诸脏失养，常累及其他脏腑，出现各种兼证。若脾病及肝，肝失所养，肝阴不足，不能上承于目，而见视物不清、夜盲目翳者，称为“眼疳”；若脾病及心，心开窍于舌，心火上炎，而见口舌生疮者，称为“口疳”；若脾虚失运，气不化水，水湿泛滥，则出现“疳肿胀”。

【临床诊断】

1. 病史　有喂养不当或病后饮食失调史。

2. 临床表现　饮食异常，大便干稀不调，或脘腹膨胀，形体消瘦，体重低于正常值的15%～40%，面色无华，毛发稀疏枯黄，严重者可见干枯羸瘦；可伴有精神不振，或好发脾气，烦躁易怒，或喜揉眼弄眉，或吮指、磨牙等症状。

3. 辅助检查　因蛔虫引起者，称为“蛔疳”，大便镜检可见蛔虫卵。贫血者，血红蛋白及红细胞减少。营养不良性水肿者，可见肢体浮肿，血清总蛋白量多在45g/L以下，白蛋白多在20g/L以下。

【鉴别诊断】

1. 厌食　长期食欲不振，厌恶进食，无明显消瘦，精神状态尚好，一般预后良好。

2. 积滞　不思乳食，腹胀嗳腐，大便酸臭或便秘，形体消瘦比疳证轻。积滞日久可致疳证，疳夹有积滞者，称为“疳积”，但疳证并非皆由积滞转化而成。

【辨证论治】

1. 辨证思路

（1）辨轻重虚实：疳证初期，厌食，面黄发稀，形体消瘦，易发脾气，病情较轻，虚证不明显；疳证继续发展，则见形体明显消瘦，伴有肚腹膨胀、烦躁易怒、嗜食异物等表现，病情较重，属本虚标实；疳证后期，形体极度消瘦，皮肤干瘪，大肉已脱，甚则突然虚脱，病情严重，为虚极之证。

（2）辨兼证：主要发生在干疳阶段，临床可见眼疳、口疳、疳肿胀等兼证。

2. 治疗原则　本病病位主要在脾胃，可涉及五脏。其基本病机病机为脾胃功能受损，津液耗伤，故治疗以顾护脾胃为基本治法，疳气以和为主，疳积以消为主或消补兼施，干疳以补为主。若出现兼证，应随证治之。

3. 辨证推拿

（1）疳气

证候：食欲不振，或多食多便，形体略消瘦，体重不增，面色少华或微黄，毛发稀疏，好发脾气，大便干稀不调，精神正常或欠佳。舌质略淡，苔薄微腻，脉细有力，指纹浮红。

治法：消积助运，健脾和胃。

处方

消积助运：推四横纹，揉板门、中脘，顺时针摩腹，捏脊。

健脾和胃：补脾经，顺运内八卦，揉脾俞、足三里。

随症加减：大便干，加退六腑；大便稀，加清补大肠。

（2）疳积

证候：食欲不振，肚腹膨胀，甚则青筋暴露，形体明显消瘦，面色萎黄无华，毛发稀疏结穗，困倦思睡或精神烦躁，夜卧不宁，或见揉眉挖鼻，吮指磨牙，动作异常，大便酸臭或夹有不消化食物残渣。舌淡苔腻，脉沉细而滑，指纹沉滞。

治法：消积导滞，运脾和胃。

处方

消积导滞：揉板门，推四横纹，清大肠，顺时针摩腹，捏脊。

运脾和胃：补脾经，顺运内八卦，揉脾俞、足三里、中脘。

随症加减：烦躁，加捣小天心、掐揉五指节；磨牙，加清肝经、清胃经。

（3）干疳

证候：杳不思食，形体极度消瘦，皮肤干瘪起皱，大肉已脱，骨瘦如柴，腹凹如舟，面呈老人貌，面色㿠白，毛发干枯，啼哭无力，精神萎靡，大便稀溏或便秘，或伴有低热。舌淡嫩，少苔，脉细弱，指纹淡红。

治法：益气养阴，运脾和胃。

处方

益气养阴：补肺经，补肾经，推三关，揉二马、气海、三阴交。

运脾和胃：补脾经，顺运内八卦，揉足三里、中脘、脾俞，捏脊。

随症加减：食欲不振，加揉板门、推四横纹；大便不调，加推大肠。

【预防护理】

1. 预防

（1）提倡母乳喂养，小儿喂养应按个体需要定质、定时、定量，纠正贪食零食、饮食偏嗜、饥饱不匀等不良饮食习惯。

（2）对婴儿要按时添加辅食，应从 3 ～ 4 个月起添加易消化的食品，添加时应掌握先稀（菜汤、米汤、果汁）后干（奶糕、鸡蛋黄）、先素（菜泥、豆制品）后荤（鱼泥、肉末）、先少后多的原则。

2. 护理

（1）对重症患儿要注意观察面色、精神、饮食、二便、哭声等情况，防止发生变证。

（2）做好重症患儿的皮肤、口腔、眼部护理，防止发生褥疮、口疳、眼疳。

（3）根据病情需要配制相应食谱，如疳肿胀患儿可进食乌鱼汤，以促进早日康复。

【临证提要】

1. 推拿治疗早期疳证具有较好的临床疗效，临证时应注意与五迟、五软、五硬等病证相鉴别。

2. 喂养不当、疾病影响及先天禀赋不足等均可引起疳证。因此，应辨识病因，审因论治。

第九节　鹅口疮

鹅口疮（thrush）是以小儿口腔黏膜、舌上散在或布满白屑，状如鹅口为主要表现的一种病证。鹅口疮一名，最早见于《诸病源候论》。一年四季均可发病，多见于早产儿、新生儿及久病体弱的小婴儿。若治疗恰当，一般预后良好。

西医学认为，鹅口疮是由白色念珠菌引起的一种口腔黏膜炎症，常见于营养不良、腹泻或长期使用广谱抗生素、糖皮质激素的婴幼儿。

【病因病机】

1. 外感邪毒　先天不足，或久病、久泻之后正气虚弱，或口腔不洁，邪毒乘虚侵入口腔而致鹅口疮。

2. 伤食　小儿乳食不洁，邪毒随之入口，或过食肥甘辛辣之品，脾胃积热上熏于口，夹邪毒而致鹅口疮。

3. 先天因素　孕母喜食辛辣，热留脾胃，或湿热邪毒流注阴部，胎儿在胎中禀受其母热毒，蕴结心脾，生后邪毒上攻口腔而致鹅口疮。

4. 正虚因素　素体阴虚，或久病久泻大伤元气，而致肾阴亏损，水不制火，或热病伤津，或误用汗、吐、下之品，阴津亏耗，虚火上炎而致鹅口疮。

【临床诊断】

1. 病史　有乳食不洁史，或长期使用抗生素等病史。

2. 临床表现　口腔内疼痛，妨碍进食，婴儿表现为拒食、吮乳时啼哭。口腔黏膜上有白色斑块如凝乳、糜粥样，斑块易被刮除，留下微微渗血的创面，不久斑块又重新生出。少数严重者可蔓延至咽喉、气管、食管，甚至侵入血液，导致败血症。

3. 辅助检查　镜检可见白色念珠菌及孢子。

【鉴别诊断】

1. 口疮　多见于婴幼儿、年长儿童，口腔黏膜出现淡黄色或白色溃疡，周围红赤，不能拭去，擦拭后出血，局部灼热疼痛。

2. 白喉　多见于2～6岁的儿童，咽喉部有灰白色假膜，可向前蔓延至舌根上颚，灰白色假膜较为致密，紧附于黏膜，不易剥离，强行剥离易出血。

【辨证论治】

1. 辨证思路

（1）辨轻重：口腔舌上除出现白屑外，无其他症状，多为轻证；白屑蔓延至鼻腔、咽喉、食道，甚至白屑叠叠，壅塞气道，妨碍吮乳，啼哭不止，多为重证。若见脸色苍白或发灰，呼吸急促，哭声不出者，多为危重证候。

（2）辨虚实：病程短，口腔白屑堆积，周围红，烦躁多啼，便干尿赤，舌红者，多属心脾积热之实证；病程长，口腔白屑散布，周围不红，形瘦颧红，手足心热，舌红少苔者，多属虚火上浮之虚证。

2. 治疗原则　本病病位在口腔，其基本病机为积热生疮。因此，本病的基本治法为散结消疮，随证治以清心泻脾、健脾益气、滋阴降火。

3. 辨证推拿

（1）心脾积热

证候：口腔舌上白屑堆积，周边红肿，面赤唇红，烦躁不宁，吮乳啼哭；或伴有发热，口干或口渴，大便秘结，小便短赤。舌质红，脉滑数，指纹紫滞。

治则：清心泻脾，解毒消肿。

处方

清心泻脾：清心经，清天河水，掐揉小天心、四横纹，清大肠。

解毒消肿：退六腑，揉总筋、合谷、掌小横纹。

随症加减：大便秘结，加顺时针摩腹、推下七节骨；小便短赤，加清小肠。

（2）脾虚湿盛

证候：口腔内有少量白腐斑块，口臭不甚，食欲不振，大便溏薄。舌淡红，边有齿痕，苔白而腻，脉濡细。

治法：健脾燥湿，散结消疮。

处方

健脾燥湿：补脾经，揉脾俞、足三里、阴陵泉，顺运内八卦，捏脊。

散结消疮：揉总筋、掌小横纹，推四横纹。

随症加减：食欲不振，加揉板门；大便溏薄，加清补大肠。

（3）虚火上浮

证候：口腔舌上白屑稀布，周围红晕不著，形体怯弱，面白颧红，手足心热，口干不渴，或大便溏。舌嫩红，少苔，脉细数无力，或指纹淡紫。

治法：滋阴降火，散结消疮。

处方

滋阴降火：补肾经，揉二马、涌泉，运内劳宫。

散结消疮：掐揉总筋、掌小横纹、合谷、四横纹。

随症加减：手足心热，加清天河水。

【预防护理】

1. 预防

（1）注意饮食卫生，食物宜新鲜、清洁，乳母不宜过食辛辣刺激之品。

（2）注意小儿口腔清洁卫生，哺乳婴儿的奶瓶、奶嘴、乳母的乳头均应定期清洁消毒。

（3）加强对禀赋不足、久病、久泻婴儿的护理，避免长期使用抗生素引起体内菌群失调。

2. 护理

（1）勤喂水，避免过热、过硬或刺激性食物，防止口腔黏膜损伤。

（2）加强口腔护理，可用消毒棉签蘸冷开水轻轻拭洗患儿口腔。

【临证提要】

1. 推拿配合外治疗法治疗鹅口疮具有较好的疗效，但需告知家长预防调护的注意事项。
2. 本病以湿热上蒸之实证较为多见，后期可见脾虚湿盛之虚实夹杂证。
3. 外治可用制霉菌素加鱼肝油调匀涂抹，每 4 小时 1 次，痊愈之后继续用药 2 ～ 3 天。

第十节　口疮

口疮（aphtha）是以口腔黏膜、舌、唇、齿龈、上腭等处发生溃疡为主要表现的一种病证。发生于口唇两侧者，又称“燕口疮”；满口糜烂，色红作痛者，又称“口糜”。一年四季均可发病，可单独发生，也可伴发于其他疾病之中。任何年龄均可发病，以 2 ～ 4 岁的小儿多见。本病治疗得当，一般预后良好；若患儿体质虚弱，失治误治，可反复发作，迁延难愈，甚则可引起重症。

西医学的口炎、疱疹病毒及葡萄球菌、链球菌、肺炎链球菌等感染所致的急性口炎均可参照本病辨证施术。

【病因病机】

1. 风热乘脾　风热之邪由肌表侵袭，内应于脾胃，或风热邪毒上攻，引动心脾两经积热，蒸于口舌而致口疮。

2. 心脾积热　调护失宜，喂养不当，恣食肥甘厚味，蕴而生热，或喜食煎炒炙烤，内火偏盛，邪热内积心脾，上蒸口舌而致口疮。

3. 虚火上炎　小儿先天禀赋不足，素体虚弱，或生后不久即吐泻并作，久病耗伤阴液，水不制火，虚火上炎而致口疮。

【临床诊断】

1. 病史　有感受时邪或喂养不当史。

2. 临床表现　齿龈、舌体、两颊、上颚等处出现黄白色溃疡点，大小不等，甚至满口糜烂，疼痛流涎。外感引起者，初起可见口腔疱疹，继则破溃成溃疡，常伴发热、颌下淋巴结肿大。

3. 辅助检查　血常规检查可见白细胞总数及中性粒细胞数升高或正常。

【鉴别诊断】

1. 口糜　口腔黏膜糜烂成片状，上附白色腐物如糜粥样，而口疮是指口舌出现点状溃烂。

2. 鹅口疮　多发生于初生儿或体弱多病的婴幼儿，口腔黏膜上出现白屑而不是溃疡，周围有红晕，疼痛不明显。

【辨证论治】

1. 辨证思路

（1）辨虚实：起病急，病程短，口腔溃疡疼痛较甚者，多为实证；起病缓，病程长，或病情反复，迁延日久，口腔溃疡疼痛较轻者，多为虚证。

（2）辨脏腑：口疮见于口颊部、上颚、齿龈、口角，病位在脾胃；见于舌面、舌边、舌尖，病位在心。

2. 治疗原则　本病病位在心、脾，虚证常涉及肾。实证宜清热解毒，清心泻脾；虚证宜滋阴降火，引火归元。治疗均宜配合外治法。

3. 辨证推拿

（1）风热乘脾

证候：外感风热之后，起病急，满口糜烂，疼痛拒食，流涎，口臭，或有发热，大便秘结，小便短赤。舌红，苔薄黄，脉浮数。

治法：疏风清热，散结消疮。

处方

疏风清热：四大手法，清肺经，清肝经，清天河水。

散结消疮：掐揉四横纹，揉总筋、掌小横纹。

随症加减：大便秘结，加清大肠；小便短赤，加清小肠；疼痛流涎，加揉合谷。

（2）心脾积热

证候：舌边、舌尖溃烂，色红疼痛，烦躁不安，口渴欲饮，夜啼，口臭，厌食，小便短赤而痛。舌尖红，苔薄黄。

治法：清心泻脾，解毒消疮。

处方

清心泻脾：清心经，清补脾经，掐揉四横纹、内庭，清大肠，清小肠。

解毒消疮：退六腑，清天河水，揉总筋、掌小横纹。

随症加减：口疮疼痛，加揉合谷；夜啼，加清肝经、掐揉五指节。

（3）虚火上炎

证候：口腔黏膜溃烂成点，溃疡数量较少，一般为1～2个，溃疡面呈灰白色，周围肌膜颜色淡红或不红，溃疡点不融合成片，微有疼痛，饮食时疼痛较明显，反复发作或迁延难愈，神疲颧红，口干不渴。舌红，苔少或花剥，脉细数。

治法：滋阴降火，引火归元。

处方

滋阴降火：补肾经，揉二马、太溪，运内劳宫，清天河水。

引火归原：揉涌泉、气海。

随症加减：神疲，加补脾经、揉三阴交；大便干，加清大肠。

【预防护理】

1. 预防

（1）保持口腔卫生，饮食餐具应定期消毒。

（2）母婴均应少食肥甘厚腻、煎炸之品，多食蔬菜、水果等维生素含量较高的食物，保持大便通畅。

2. 护理

（1）饮食宜清淡，疼痛严重时可以进食流食或半流食。

（2）可用淡盐水漱口，保持口腔清洁，防止溃疡面感染。

【临证提要】

1. 推拿治疗口疮实证具有较好的疗效，虚证治疗疗程较长。

2. 口疮治疗宜采用内外同治，方能取得较好的疗效。

3. 治疗时，风热外感于肺者可取鱼际，心火上炎者可取少府，脾胃蕴热者可取内庭，肾阴不足、阴虚火旺者可取太冲、太溪。

第十一节　滞颐

滞颐（sialorrhea）是指小儿口中涎液不自觉地从口内溢出的一种病证。多见于3岁以下的婴幼儿。本病预后良好，但若失于治疗，重者可迁延数年不愈。因出牙引起流涎过多者，不属病态；若因口腔肿痛糜烂，或虫证、口疮、软瘫、痴呆等疾病而致流涎过多者，应治疗原发病。本节所讨论的主要是指喂养不当引起的流涎。

西医学认为，唾液分泌过多可分为生理性和病理性两大类。生理性流涎是指1岁以内的婴幼

儿因口腔容积小，唾液分泌过多，加之出牙对牙龈的刺激，导致流涎过多，约在1岁左右就会逐渐恢复正常。病理性流涎是指婴儿不正常地流口水，常因口腔炎、面神经麻痹、脑瘫、先天性痴呆等疾病所引起。此外，唾液分泌功能亢进、脾胃功能失调、吞咽障碍、脑膜炎后遗症等疾病均可引起病理性流涎。

【病因病机】

1. 脾胃湿热　乳母平素喜食辛辣炙烤之品，乳汁蕴热，或喂养肥甘厚味，湿热蕴结于脾胃，上蒸廉泉，导致津液外溢而致流涎。

2. 脾气虚弱　患儿平素脾胃虚弱，或未能及时添加辅食，导致气血生化不足，气虚不能摄津而致流涎。

【临床诊断】

1. 病史　有喂养不当或先天不足史。

2. 临床表现　唾液增多，不断流涎，浸渍两颐，日久口腔周围多出现粟粒样红疹或糜烂，全身状况多无异常。

3. 辅助检查　根据病情可进行相关检查，以排除口疮、鹅口疮、疱疹性咽峡炎、痿证、痴呆等疾病。

【鉴别诊断】

先天性痴呆　多为早产儿，流涎不止，与生俱来，发育严重滞后，体重偏低，目无光彩，伴有嗜睡，喂养困难等证候表现。随着年龄增长，智力与运动功能可逐渐好转。

【辨证论治】

1. 辨证思路

（1）*辨流涎*：涎液黏稠，口气臭秽，大便秘结或热臭，小便短赤，多为湿热；涎液清稀，口淡无味，大便稀薄，多为脾虚。

（2）*辨虚实*：病程短，涎液黏稠，伴有食欲不振，腹胀，大便秘结或热臭，小便短赤，脉数而有力，多为实证；病程长，流涎清稀，迁延不愈，伴有肌肉消瘦，面色萎黄，懒言乏力，纳差，便稀，脉虚弱，多为虚证。

2. 治疗原则　本病病位在脾胃，其基本病机为胃失和降，浊气上逆，涎液自溢。因此，本病的基本治法为运脾止涎，随证治以清利湿热、健脾益气。

3. 辨证推拿

（1）*脾胃湿热*

证候：流涎黏稠，口气臭秽，食欲不振，腹胀，大便秘结或热臭，小便短赤。舌红，苔黄腻，脉滑数，指纹色紫。

治法：清利湿热，运脾止涎。

处方

清利湿热：清补脾经，退六腑，清大肠，掐揉四横纹，清小肠。

运脾止涎：揉脾俞、足三里、廉泉、合谷，顺运内八卦。

随症加减：面赤唇红，加清胃经、清板门；烦躁易怒，加清肝经、掐揉五指节。

（2）脾气虚弱

证候：流涎清稀，口淡无味，面色萎黄，懒言乏力，肌肉消瘦，纳差，大便稀薄。舌质淡红，苔薄白，脉虚弱，指纹淡红。

治法：健脾益气，升提固摄。

处方

健脾益气：补脾经，推三关，揉脾俞、足三里，捏脊。

升提固摄：揉合谷、廉泉、百会、外劳宫。

随症加减：五心烦热、盗汗，加运内劳宫，揉肾顶、二马；纳呆泛酸，加清肝经、清胃经。

【预防护理】

1. 预防

（1）勿吻或捏小儿腮部，以免刺激腮腺。

（2）忌食肥甘厚味之品，勿食生冷之品，保证营养均衡。

2. 护理

（1）勤换兜布，用柔软纱布揩拭涎水。

（2）患儿下颌部、前颈部、胸前部宜保持干燥。

【临证提要】

1. 本病治疗难以速效，应积极采用综合疗法进行治疗。

2. 明确诊断，找准病因，切勿耽误原发病的治疗。

第十二节　单纯性肥胖症

肥胖症（obesity）是指体内脂肪组织总含量或（和）局部脂肪组织含量过多的一种临床综合征。即体重超过标准体重 20% 或体重指数（BMI）≥ $30kg/m^2$。小儿肥胖症多为成人肥胖病、高血压、心脏病及糖尿病的先驱，故应及早预防。近年来，由于营养条件改善，儿童单纯性肥胖症日益增多。

西医学认为，95% ～ 97% 肥胖患儿属于单纯性肥胖，不伴有明显的神经、内分泌及遗传代谢性疾病，主要与营养摄入过多、活动量过少有关。

【病因病机】

1. 先天禀赋　肥胖具有遗传性，父母肥胖者，其子女中 2/3 也有肥胖的倾向。

2. 胃强脾弱　小儿素体胃强脾弱，消谷善饥，湿浊内生而致肥胖。

3. 多食少动　多食肥甘厚味之品，户外运动较少，导致水湿痰液内停而致肥胖。

4. 外感湿邪　素体脾虚，湿浊内生，外感湿邪蕴脾，内外相合，化为痰浊而致肥胖。

肥胖症的病机特点为本虚标实，即以脾肾虚弱、津液失常为本，痰湿脂膏积于体内为标。重度肥胖者，湿邪日久入络，或膏脂内聚，浸淫脉络，痰瘀互阻，损伤五脏则百病丛生，可引起胸痹、眩晕等病证。

【临床诊断】

1. 病史　有遗传、饮食不节及劳逸失调史。

2. 临床表现　体态肥胖，皮下脂肪积聚过厚，甚至在腹部、大腿部出现白色或紫色条纹；一般食欲极佳，喜食肥甘厚味之品，体重迅速增长，不喜欢运动，情志抑郁，易疲乏、出汗。重症者，可出现胸闷、气短、眩晕等症状。

3. 辅助检查　血清胆固醇、甘油三酯大多升高；严重者，血清 β 脂蛋白也升高。超声检查可有脂肪肝征象。

【鉴别诊断】

1. 肥胖性生殖无能综合征　继发于下丘脑及垂体病变，如肿瘤。其体脂主要分布在颈、乳房、下肢、会阴及臀部，手指、足趾纤细，身材矮小，第二性征延迟或不出现。

2. 其他内分泌疾病　如肾上腺皮质增生症、甲状腺功能减低症、生长激素缺乏症等内分泌疾病，虽有体脂增多的表现，但均有其特定的临床表现，不难鉴别。

【辨证论治】

1. 辨证思路　肥胖早期以实证为主，后期以虚证为主。虚证以气虚居多，亦可兼有阳虚或阴虚；实证以实热、痰浊、水湿为主，亦可兼有气滞、血瘀。病情轻重，一般可从全身症状进行判断。

2. 治疗原则　本病病位在脾胃，涉及肝、肺、肾；其基本病机为本虚邪实，以脾虚、脾肾两虚为本，痰、湿、瘀、膏、脂为标。因此，本病的基本治法为健脾补肾、涤痰除湿，随证治以清胃通腑、健脾祛湿、平肝清热。

3. 辨证推拿

（1）胃热湿阻

证候：形体肥胖，口臭，口渴喜饮，消谷善饥，怕热多汗，大便秘结，小便短赤。舌质红，苔黄腻，脉弦滑而数，指纹形粗色紫。

治法：清胃通腑，化痰祛湿。

处方

清胃通腑：清胃经，掐揉内庭，顺时针摩腹，清大肠，退六腑。

化痰祛湿：清补脾经，揉中脘、丰隆、阴陵泉。

随症加减：小便短赤，加清小肠；口臭，加掐揉四横纹。

（2）脾虚夹湿

证候：形体肥胖，肢体困重，乏力少动，嗜睡多汗，脘腹胀满，大便溏薄。舌淡胖边有齿痕，苔薄腻，脉细，指纹色淡。

治法：健脾和胃，化痰祛湿。

处方

健脾和胃：补脾经，揉脾俞、中脘、足三里，顺时针摩腹，捏脊。

化痰祛湿：揉丰隆、阴陵泉。

随症加减：汗多，加揉肾顶；肢体困重，加推三关。

（3）肝热夹湿

证候：形体肥胖，面赤，头晕头痛，心悸气短，心烦多啼，睡卧不宁，口苦咽干，小便短赤。舌质红，苔黄或腻，脉弦数，指纹青紫而滞。

治法：清热平肝，健脾化湿。

处方

清热平肝：清肝经，掐揉行间、太冲，清天河水，清大肠。

健脾化湿：清补脾经，揉天枢、丰隆、阴陵泉，推四横纹。

随症加减：头晕头痛，加掐揉百会、四神聪；心悸气短，加揉内关；口苦，加揉内庭。

【预防护理】

1. 预防 控制饮食，均衡营养，少食肥甘；加强体育锻炼，运动可多样化，如慢跑步、易筋经、太极拳、乒乓球等，每日运动量要逐渐增加。

2. 护理

（1）均衡饮食，多食蔬菜水果，晚餐忌食油腻荤腥之品。

（2）多运动，切勿指责患儿的进食习惯，以免发生抵抗心理。对严重肥胖而并发气促、低氧血症者，应及时处理。

【临证提要】

1. 推拿治疗肥胖具有较好的疗效，但需排除肾上腺皮质增生症、甲状腺功能减退症、生长激素缺乏症等内分泌疾病。

2. 治疗重在循序渐进，持之以恒，不可急于求成；可配合针灸、饮食控制、体育锻炼、心理疏导等疗法进行综合治疗。

第九章 心系病证

第一节　夜啼

夜啼（nocturnal crying）是指婴儿入夜啼哭不安，时哭时止，或每夜定时啼哭，甚则通宵达旦，但白天能安静入睡的一种病证。多见于新生儿及6个月之内的小婴儿。本节主要讨论婴儿夜间不明原因的反复啼哭，由于发热或其他疾病而引起的啼哭则不属本病讨论的范围。

西医学认为，新生儿每日睡眠时间约为20小时，即使到了1周岁，每日睡眠时间仍需14～15小时，足够的睡眠是小儿健康成长的重要保证。西医学的儿童睡惊症、佝偻病等可参考本病辨证施术。

【病因病机】

本病主要因脾寒、心热、惊恐所致。寒则痛而啼，热则烦而啼，惊则神不安而啼。因此，寒、热、惊是本病的基本病机。

1. 脾寒气滞　孕妇素体虚寒，恣食生冷，胎禀不足，脾寒乃生；或用冷乳喂养，伤及中阳；或调护失宜，腹部中寒，以致寒邪内生，中焦气滞，不通则痛，因痛而啼。此为导致夜啼的常见原因。

2. 心经积热　孕妇内蕴郁热，恣食辛热动火之食，或过服温热药物，蕴蓄之热遗于胎儿；或婴儿调养过温，积热上扰，心火上炎，则心神不安而致啼哭。

3. 惊恐伤神　小儿神气怯弱，若目见异物或耳闻异声，而致惊恐。惊则伤神，恐则伤志，导致心神不宁，寐中惊惕而啼。

【临床诊断】

1. 病史　孕母有饮食不节史，或婴儿调养过温史。

2. 临床表现　不明原因的入夜啼哭不安，时哭时止，或每夜定时啼哭，甚则通宵达旦，但白天如常。

3. 辅助检查　根据患儿的病情进行相关辅助检查，排除发热、口疮、肠套叠、寒疝等病证引起的啼哭，以免贻误病情。

【鉴别诊断】

1. 不适　小儿夜间喂哺不足或过食，或尿布潮湿未及时更换，或环境过冷或过热，或衣被过

多或过少，或襁褓中夹有异物等，均可引起不适而啼哭。一般采取相应措施之后，啼哭即止。

2. 拗哭 因不良习惯而致夜间拗哭，如夜间开灯而寐，摇篮中摇摆而寐，怀抱而寐，边走边拍而寐。

【辨证论治】

1. 辨证思路 首先要以哭声的强弱、持续时间、兼症的特点来辨识啼哭的寒热虚实。如婴儿夜间啼哭而白天能正常入睡，可能是由喂养不当所致，应给予相应的指导。若确认夜啼无直接病因者，方可按脾寒、心热、惊恐辨治。

2. 治疗原则 本病病位在脾、心、肝，其基本病机为脏腑气血不和。因此，本病的基本治法为安和脏腑、调匀血脉，随证治以温中行气、清心导赤、镇惊安神。

3. 辨证推拿

（1）脾寒气滞

证候：哭声低弱，时哭时止，睡喜蜷曲，腹部喜按，四肢欠温，面色青白，唇色淡红，吮乳无力，胃纳欠佳，大便溏薄，小便清长。舌淡苔薄白，脉紧，指纹淡红。

治法：温中散寒，行气止痛。

处方

温中散寒：补脾经，揉一窝风、外劳宫，推三关。

行气止痛：揉合谷、内关、足三里，拿肚角，捏脊。

随症加减：大便溏薄，加补大肠；面色青白，加揉丹田、气海。

（2）心经积热

证候：哭声响亮，见灯尤甚，哭时面赤唇红，烦躁不宁，身腹俱热，大便秘结，小便短赤。舌尖红，苔薄黄，脉数，指纹色紫。

治法：清心导赤，镇静安神。

处方

清心导赤：清心经，清天河水，清小肠。

镇静安神：捣小天心，清肝经，掐揉五指节。

随症加减：烦躁不宁，加揉内关、神门。

（3）惊恐伤神

证候：夜间突然啼哭，哭声时高时低，时急时缓，似见异物状，神情不安，时作惊惕，紧偎母怀，面色乍青乍白。舌苔正常，脉数，指纹色紫。

治法：镇惊安神，补气养心。

处方

镇惊安神：清心经，清肝经，捣小天心，掐揉五指节。

补气养心：补脾经，揉脾俞、心俞。

随症加减：时作惊惕，加掐揉内关、神门、摩囟门。

【预防护理】

1. 预防

（1）注意防寒保暖，但勿衣被过暖。

（2）孕妇及乳母不可过食寒凉及辛辣之品。

（3）婴儿应养成良好的睡眠习惯，不可将婴儿抱在怀中睡眠或通宵开灯进行哄睡。

2. 护理

（1）保持环境安静，检查衣服、被褥有无异物刺伤皮肤。

（2）婴儿啼哭不止，首先要明确原因，如饥饿、过饱、闷热、寒冷、虫咬、尿布浸渍、衣被刺激等，然后祛除引起啼哭的原因。

【临证提要】

1. 新生儿及婴儿多以啼哭表达要求或痛苦。饥饿、惊恐、尿布潮湿、衣被过冷或过暖等均可引起啼哭。若喂以乳食、安抚亲昵、更换尿布、调整衣被之后，啼哭停止，不属病态。

2. 临证时须详细询问病史，仔细检查，辅以相关辅助检查，辨证与辨病相结合，明确诊断，不可将他病引起的啼哭误作为夜啼。

3. 脏腑和合则神自宁，故祛除病因、调理脏腑为夜啼的治疗原则。

第二节　汗证

汗证（sweating disease）是指小儿在日常环境中或安静状态下，全身或局部汗出过多的一种病证。多见于 2 ～ 6 岁的小儿。汗证有自汗、盗汗之分。睡中汗出，醒时汗止者，称“盗汗”；不分寤寐，无故汗出者，称“自汗”。盗汗多为阴虚，自汗多为气虚，但小儿汗证往往自汗、盗汗并见，故在辨识病机时应综合考虑。

本节主要讨论小儿无故出现自汗或盗汗，若因温热病引起的出汗均不在此节讨论的范围。西医学的自主神经功能紊乱、反复呼吸道感染、甲状腺功能亢进等疾病引起的出汗可参照本病辨证施术。

【病因病机】

1. 肺卫不固　小儿先天禀赋不足或后天脾胃失调，脾肺气虚，表虚不固而致出汗。

2. 营卫失调　小儿营卫之气生成不足，或病后护理不当，营卫失和，使营阴不能内守，卫气不能卫外，则津液从皮毛外泄而致出汗。

3. 气阴虚弱　小儿先天不足，后天失养，或大病久病之后，气阴两虚，气虚不能敛阴，阴亏虚火上炎，迫津外泄而致出汗。

4. 湿热迫蒸　小儿平素嗜食肥甘厚腻，导致积滞内生，郁而化热生湿，湿热熏蒸而致出汗。

【临床诊断】

1. 病史　有久病或大病史。

2. 临床表现　小儿在正常环境或安静状态下，全身或局部出汗过多，甚者大汗淋漓。

3. 辅助检查　进行相关检查，排除维生素 D 缺乏性佝偻病、风湿热、结核感染等疾病引起的出汗。

【鉴别诊断】

1. 维生素 D 缺乏性佝偻病　主要表现为骨骼的改变、肌肉松弛以及非特异性的精神神经症状。多数从 3 个月左右开始发病，早期以精神神经症状为主，表现为睡眠不安、好哭、易出汗

等，出汗后头皮痒而在枕头上摇头摩擦，出现枕部秃发。

2. 肺结核 肺结核早期或轻度肺结核，可无任何症状或症状轻微而被忽视；若病变处于活动进展阶段时，咳嗽、咳痰为最常见的早期症状，痰内带血丝或小血块；多在午后体温升高，一般为 37 ～ 38℃之间，患者常伴有全身乏力或消瘦，夜间盗汗。

【辨证论治】

1. 辨证思路 自汗以气虚、阳虚为主；盗汗以阴虚、血虚为主。头、颈、胸、背多汗，多为肺卫不固；多汗而不温，多为营卫失和；汗出遍身而伴虚热征象，多为气阴亏虚；汗出肤热，多为湿热迫蒸。

2. 治疗原则 汗证以虚为主，补虚为本病的基本治法，随证治以益气固卫、调和营卫、益气养阴、清热利湿。

3. 辨证推拿

（1）肺卫不固

证候：自汗，或伴盗汗，以头部、肩背部汗出为多，动则尤甚，神疲乏力，面色少华，易反复感冒。舌淡，苔薄，脉细弱。

治法：益气固表，敛阴止汗。

处方

益气固表：补脾经，补肺经，补肾经，揉关元、气海。

敛阴止汗：揉二马、肾顶。

随症加减：纳呆便溏，加补大肠、捏脊；汗多，加揉合谷、复溜。

（2）营卫失调

证候：自汗，或伴盗汗，汗出遍身而不温，恶寒怕风，不发热或伴有低热，精神疲倦，胃纳不佳。舌质淡红，苔薄白，脉缓。

治法：调和营卫，固表止汗。

处方

调和营卫：分阴阳，捏脊，补脾经，补肺经。

固表止汗：揉肾顶、合谷、复溜。

随症加减：胃纳不佳，加揉中脘、足三里；尿黄、虚烦不眠，加揉小天心、运内劳宫；汗出恶风或表证未解者，加揉一窝风。

（3）气阴两虚

证候：盗汗，汗出过多，伴自汗，形体消瘦，神萎不振，心烦少寐，寐后汗多，或伴低热，口干，手足心灼热，哭声无力，口唇淡红。舌质淡，苔少或见剥苔，脉细弱或细数。

治法：益气养阴，固表止汗。

处方

益气养阴：补脾经，补肺经，补肾经，揉二马。

固表止汗：揉肾顶、合谷、复溜。

随症加减：食少，加揉中脘、足三里；心烦易惊，加掐揉小天心、五指节。

（4）湿热蒸迫

证候：自汗或盗汗，以头部或四肢为多，肤热汗出，汗渍色黄，口臭，口渴不欲饮，大便臭秽，小便色黄。舌红，苔黄腻，脉滑数。

治法：清利湿热，清心泻脾。

处方

清利湿热：掐揉四横纹，清补脾经，清小肠。

清心泻脾：清心经、清大肠，退六腑。

随症加减：尿赤，加揉中极；口臭，加清胃经、清板门。

【预防护理】

1. 预防

（1）适当进行户外活动和体育锻炼，以增强体质。

（2）加强预防接种工作，积极治疗各种急、慢性疾病。

2. 护理

（1）注意个人卫生，勤换衣被，保持皮肤清洁和干燥，拭汗用柔软干毛巾或纱布，勿用湿冷毛巾，以免受凉。

（2）汗出过多致津伤气耗者，应及时补充水分，进食易消化而富有营养的食物；勿食辛辣、煎炒、炙烤及肥甘厚味之品。

（3）反复上呼吸道感染表虚不固者，常出现自汗、盗汗，若未能及时拭干，则易于感受风邪再次引起上呼吸道感染。

【临证提要】

1. 推拿治疗实证出汗具有较好的临床疗效，但需排除其他疾病引起的出汗。

2. 维生素 D 缺乏性佝偻病及结核病的患儿常见多汗，临证时应注意鉴别，以免贻误病情。

第三节　注意缺陷多动障碍

注意缺陷多动障碍（attention deficit and hyperactive disorder），又称儿童多动症，是指患儿智力基本正常，与同龄儿童相比，以同时有明显的注意力集中困难、注意持续时间短暂及活动过度或冲动为主要临床特征的一种精神障碍，常导致明显的学习与社交能力受损。其发病与遗传、环境、产伤等有一定关系。男孩多于女孩，好发年龄 6 ～ 14 岁，占学龄儿童的 5%～ 10%。本病预后良好，绝大多数患儿到青春期逐渐好转而痊愈。

根据患儿神志涣散、多语多动、易冲动等特点，可将其归于中医学“躁动”“妄动”的范畴。

【病因病机】

1. 肝肾阴虚　小儿先天禀赋不足，肾精亏虚，髓海失充，出现神志涣散、动作笨拙、多动不能自控；或肾阴不足，水不涵木，或脾虚不运，肝血亏虚，肝阳偏亢，可见性情执拗、冲动任性、兴奋不安等症状。

2. 痰火扰心　小儿脾常不足，饮食不节，过食肥甘，聚湿成痰，酿生湿热，或痰热内蕴，痰火扰心，则见多动不宁、心烦易怒、注意力不集中等症状。

3. 心脾两虚　小儿心气不足，心神失养，出现神志不定、反应迟钝、健忘等症状；过食生冷，或病后失养，脾胃受损，气血生化乏力，无以充养心神，心神不宁则见注意力涣散、多动不安等症状。

【临床诊断】

1. 病史 有乳食不节、营养不良或情志不畅等病史，部分患儿有早产史或遗传史。

2. 临床表现 7岁以前起病，病程持续半年以上。注意力涣散，上课时注意力不集中，坐立不安，喜欢做小动作，活动过度；情绪不稳，冲动任性，动作笨拙；学习成绩不稳定，但智力正常或近于正常。体格检查动作不协调，如翻手试验、指鼻试验、指指试验可呈阳性。

3. 辅助检查 可有脑电图及脑诱发电位异常，均无特异性诊断意义，但可排除其他精神发育障碍性疾病。甲皱微循环检测、血或头发中锌、铜、镁、铅含量测定均可辅助诊断。

【鉴别诊断】

1. 儿童精神分裂症 可有活动过多和行为冲动，但有个性改变、情感淡漠、行为怪异及思维离奇等表现。

2. 儿童抽动障碍 是以不自主的突发、快速、重复、非节律性单一或多部位肌肉抽动和（或）发声抽动为特征，其身体的抽动和不自主发声，有时被误认为是多动，但这些症状无法长时间控制。注意缺陷多动障碍儿童的活动过多与抽动障碍相比较，则可在一段时间内控制；两者易于共患。

【辨证论治】

1. 辨证思路

（1）*辨轻重*：轻者多动多语，侵扰他人，烦躁不宁，不听命令，不守纪律；重者惹是生非，打架斗殴，不知危险，任性冒失，易发生意外，不但影响学习，甚至导致少年犯罪，成为社会问题。

（2）*辨虚实*：多动多语，神思涣散，动作笨拙，遇事善忘，思维较慢，形瘦少眠，面色少华，多为虚证。易怒，五心烦热，口干唇红，颧红盗汗，多为肝肾阴虚；面黄不泽，身疲乏力，纳呆便溏，多为心脾两虚。多动任性，易于激动，口干喜饮，胸闷脘痞，唇红口臭，小便短赤浑浊，舌苔黄腻，多为湿热内蕴、痰火扰心；有产伤、脑外伤史，伴舌紫、面暗红、脉涩者，多为正虚夹瘀或痰瘀互结。

2. 治疗原则 本病病位主要涉及心、肝、脾、肾，阴阳失调为本病的基本病机，病性为本虚标实，阴虚为本，阳亢、痰浊、瘀血为标。调和阴阳为本病的基本治法，随证治以滋肾养肝、补益心脾、清热涤痰。虚实夹杂者治以攻补兼施，急则治其标，缓则治其本，或标本兼顾。

3. 辨证推拿

（1）*肝肾阴虚*

证候：多动多语，急躁易怒，冲动任性，难以自抑，神思涣散，难以静坐，注意力不集中，两颧潮红，五心烦热，口干咽燥，盗汗，喜食冷饮。舌质红，少苔或无苔，脉细数或弦细。

治法：滋肾养肝，潜阳定志。

处方

滋养肝肾：补肾经，揉二马，揉肝俞、肾俞、太溪。

潜阳定志：清肝经，清心经，捣小天心，掐揉五指节、太冲、百会。

随症加减：暴躁多动，加掐揉行间、内关；不寐健忘，加揉印堂、神门；夜寐盗汗，加揉肾顶；大便秘结，加清大肠、退六腑。

2. 心脾两虚

证候：心神涣散，注意力不集中，或虽能集中但时间短暂，活动过多，动作行为杂乱、无目的性，精神倦怠，气短，自汗，记忆力差，心悸，夜寐不宁，多梦夜惊，口吃，面色皖白少华，纳差。舌质淡红，苔薄白，脉虚或细弱。

治法：补益心脾，养血安神。

处方

补益心脾：补脾经，揉脾俞、心俞、足三里、三阴交，捏脊。

安神定志：揉印堂、神门、内关，掐揉百会、四神聪。

随症加减：注意力不集中，加掐揉小天心、清肝经；夜寐不安，加分阴阳。

3. 痰火扰心

证候：多动难静，烦躁不宁，冲动任性，难以约束，神思涣散，注意力不能集中，胸中烦热，懊恼不眠，纳少，尿赤，口渴，大便燥结或溏而不爽。舌质红，苔黄厚腻，脉浮滑数。

治法：清热涤痰，安神定志。

处方

清热涤痰：清补脾经，揉丰隆，退六腑，清大肠，掐揉四横纹。

安神定志：清心经，清肝经，捣小天心，掐揉四神聪、百会。

随症加减：食欲不振、胸闷恶心，加揉板门、中脘；大便秘结，加顺时针摩腹、推下七节骨。

【预防护理】

1. 预防

（1）加强围生期保健，防止妊娠期疾病及产伤，不得近亲结婚。

（2）出生后注意饮食调理，增强体质；家长应营造一个和谐、温馨的家庭氛围和生活环境。

（3）合理安排作息时间，养成良好的生活及学习习惯。

2. 护理

（1）要循循善诱、耐心教导患儿，调其情志，切不可歧视、打骂。

（2）给予良好的教育和正确的心理疏导，不可在精神上施加压力，以免引起对立情绪。

（3）饮食清淡而富有营养，忌过食甜品及肥腻、辛辣之品。

【临证提要】

1. 推拿治疗本病具有一定的疗效，但要与正常顽皮儿、儿童抽动障碍、儿童精神分裂症、精神发育迟滞、小舞蹈病、癫痫、孤独症及脑炎后遗症等病证进行鉴别。

2. 推拿治疗本病配合针灸、心理疏导等疗法进行综合治疗，以提高疗效。

第四节　吐舌、弄舌

吐舌（protruding tongue）是指患儿把舌头伸出口外而又舒缓回收，或久而不收；弄舌（frequent protruding and wagging tongue）是指患儿把舌头时时伸出口外，又立即收回口内，或上下左右伸缩不停，或舐口唇四周。吐舌多为心脾积热，弄舌多为心脾积热或夹有肝风。多见于1～3岁小儿。先天痴呆患儿亦会出现吐舌、弄舌现象，不在本病所讨论的范围之内。

【病因病机】

舌属心、脾二经，舌为心之苗窍、脾之外候，吐舌、弄舌多因心脾积热所致。

1. 吐舌 小儿饮食不节，或乳母食用辛辣、炙烤、油腻之品，使母热子热，导致心脾积热，上攻舌窍而致吐舌。

2. 弄舌 小儿饮食不节，或乳母食用辛辣、炙烤、油腻之品，使母热子热，导致积热上攻口舌而致弄舌；或热病伤津，使肝肾阴虚，肝风内动而致弄舌。

【临床诊断】

1. 病史 有热病治疗不当或长期饮食不节史。

2. 临床表现

（1）吐舌：舌吐口外，不能即回，伴有面红唇赤，手足心热，烦躁不宁，睡眠欠安或入睡困难，纳差，大便秘结，小便短赤。舌红绛，苔黄厚，指纹紫暗。

（2）弄舌：舌头时露时收，左右摇动或不停玩弄，伴有面红唇赤，睡卧不宁，口渴喜饮，大便秘结，小便短赤。舌红，苔白，指纹青紫。

3. 辅助检查 一般未见异常，但需排除脑瘫、智力障碍等疾病。

【鉴别诊断】

儿童智力障碍 小儿先天禀赋不足导致智力低下，也会表现为吐舌、弄舌，需与本病相鉴别。

【辨证论治】

1. 辨证思路

（1）辨虚实：满面红赤，脾气暴躁，大便秘结，小便短赤，多为实热；两颧潮红，五心烦热，盗汗，多为阴虚。

（2）辨轻重：发病时间长，频率高，提示病情较重；反之病情为轻。

2. 治疗原则 心脾积热为吐舌、弄舌的基本病机，清心泻脾为其基本治法，随证治以滋阴潜阳、平肝息风等。

3. 辨证推拿

（1）吐舌

证候：舌吐口外不收或经常张口伸缩舌体，伴面红唇赤，口渴喜饮，大便秘结，小便短赤，或五心烦热，盗汗，睡卧不宁。舌红，苔白，指纹青紫。

治法：清心泻脾，滋阴潜阳。

处方

清心泻脾：清心经，清补脾经，清天河水，清大肠，掐揉四横纹。

滋阴潜阳：分阴阳（分阴重），补肾经，揉二马。

随症加减：小便短赤，加清小肠；五心烦热，加运内劳宫。

（2）弄舌

证候：舌头时露时收，左右摇动或时时玩弄，伴面红唇赤，烦躁不安，手足心热，纳差，夜卧不安，拒食辛热食物，大便秘结，小便短赤，口渴喜饮。舌红绛，苔黄厚，指纹紫暗。

治法：清心泻脾，平肝息风。

处方

清心泻脾：清心经，清补脾经，清大肠，掐揉四横纹。

平肝息风：清肝经，掐揉合谷、太冲、百会。

随症加减：小便短赤，加清小肠；手足心热，加运内劳宫、擦涌泉。

【预防护理】

1. 预防

（1）饮食清淡，忌食辛热、厚味之品。

（2）母乳喂养者，母亲宜饮食清淡。

2. 护理

（1）适当控制饮食，治疗期间禁食辛热之物。

（2）密切观察病情变化，对症处理。

【临证提要】

1. 推拿治疗吐舌、弄舌具有较好的疗效，但需排除儿童智力障碍及其他疾病引起的吐舌、弄舌。

2. 推拿治疗期间应注意调整乳母的饮食。

第十章
肝系病证

第一节　儿童抽动障碍

儿童抽动障碍（tic disorder）是以不自主的、反复的、快速的单一部位或多部位肌肉运动抽动和/或发声抽动为主要表现的一种复杂的慢性神经精神障碍，可伴有注意力不集中、学习困难、多动、强迫性动作和思维或其他行为症状，患儿智力一般无异常。本病病程长，症状时轻时重，抽动部位、频率及强度可随时变化。多起病于儿童和青少年时期，以男孩多见，多于2～12岁之间发病。

本病属中医学"肝风证""慢惊风""抽搐""瘛疭"的范畴。西医学认为，其发病与遗传、中枢神经结构功能异常以及精神、代谢紊乱等有关。

【病因病机】

儿童抽动障碍与先天因素、后天因素及诱发因素有关。先天因素多为先天禀赋不足，或生产异常（如早产、窒息、产伤等）；后天因素多与情志失调、饮食不节有关；诱发因素多为感受外邪、劳累疲乏等。

1. 阴虚风动　素体阴虚，或久病及肾，肾阴亏虚，水不涵木，虚风内动而致抽动。

2. 气郁化火　小儿情志失调，气郁而化火，引动肝风而致抽动。

3. 痰火扰心　小儿饮食不节，过食辛辣、肥甘、厚味之品，酿生痰热，痰热扰心，心神受扰而致抽动呼叫。

4. 脾虚肝旺　小儿素体脾虚，或饮食伤脾，或久病失养，脾失健运，水湿聚而成痰，肝风夹痰上扰，痰阻心窍，而致口中异声、口唇蠕动。

【临床诊断】

1. 病史　有感受外邪、情志刺激或过劳史。

2. 临床表现

（1）多发性抽动：抽动常从眼、面开始，逐渐发展至颈、肩、上肢、躯干及下肢，如眨眼、挤眉、噘嘴、摇头、耸肩、冲动性触摸物体、下蹲及膝部弯曲等症状，可因情绪激动、紧张而加重，睡眠时明显减轻。

（2）发声抽动：最常见部位是喉部，抽动时呈爆破音、呼噜音、咳嗽或清嗓动作声响。

（3）其他表现：部分患儿有秽语表现，还伴有行为紊乱。轻者躁动不安、过分敏感、易激惹或行为退缩，重者表现为难以摆脱的强迫行为、注意力不集中、破坏行为及学习困难等。患儿一般智力正常，体格及神经系统检查未见异常。

3. 辅助检查　脑电图正常，或约有 1/3 患儿出现脑电图非特异性异常。

4. 临床分类

（1）短暂性抽动障碍：为一种或多种运动性和（或）发声性抽动，持续至少 4 周，但不超过 12 个月；不符合慢性运动、发声抽动障碍或 Tourette 综合征（又称抽动 – 秽语综合征）的诊断标准。

（2）慢性抽动障碍：为一种或多种运动性抽动或发声性抽动，病程中不同时出现，病程超过 1 年，但其无抽动间歇期不超过 3 个月；有上述抽动或发声，但不符合 Tourette 综合征。

（3）多发性抽动症或 Tourette 综合征：病程中具有多种运动性抽动及一种或多种发声性抽动，然而不一定在同一时间出现；抽动可每天发作多次（通常为阵发性）或间歇发作；病程超过 1 年，但其无抽动的间歇期连续不超过 3 个月。

（4）其他：尚未界定的抽动障碍，包括不符合上述诊断标准的抽动障碍，发病持续不足 4 周或 18 岁以后起病。

【鉴别诊断】

1. 风湿性舞蹈病　6 岁以后多见，女孩居多，是风湿热主要临床表现之一。表现为四肢较大幅度、无目的、不规则的舞蹈样动作，生活经常不能自理，常伴肌张力减低，并伴有风湿热其他症状，抗风湿治疗有效。

2. 肌阵挛　此为癫痫中的一个类型，往往是一组肌群突然抽动。患儿可表现为突然的前倾和后倒，肢体或屈或伸，每次持续时间短暂，常伴意识障碍，脑电图异常，抗癫痫药治疗有效。

3. 儿童多动症　多动症无抽搐，一般也无发声抽动，整体表现为难以入静，多动、好动、冲动。

【辨证论治】

1. 辨证思路　素体较胖，起病较急，病程较短，抽动频繁有力者属实，多为肝亢风动或痰火扰心；形瘦体弱，起病较缓，病程较长，抽动无力，时作时止者属虚，多为脾虚肝旺。

2. 治疗原则　本病病位在肝，常涉及心、脾、肾三脏，其基本病机为肝风内动；平肝息风为本病的基本治法，随证治以清肝泻火、清心祛痰、益气健脾、滋阴潜阳等。

3. 辨证推拿

（1）气郁化火

证候：皱眉眨眼，张口歪嘴，摇头耸肩，发作频繁，抽动有力，口出异声秽语，面红耳赤，烦躁易怒，大便秘结，小便短赤。舌红苔黄，脉弦数。

治法：清肝泻火，镇惊息风。

处方

清肝泻火：清肝经，清心经，清大肠，掐揉行间。

镇惊息风：掐揉合谷、太冲、百会、五指节，捣小天心。

随症加减：小便短赤，加清小肠；大便秘结，加退六腑。

（2）痰火扰心

证候：头面、四肢肌肉抽动，频繁有力，喉中痰鸣，口中怪叫，时有秽语，烦躁不安。舌红，苔黄腻，脉滑数。

治法：泻火涤痰，清心安神。

处方

泻火涤痰：退六腑，清天河水，掐揉四横纹，揉丰隆。

清心安神：清心经，捣小天心，掐揉四神聪，摩囟门。

随症加减：面部抽动，加点按面部抽动部位的相关穴位；四肢抽动，加点按上、下肢抽动部位的相关穴位。

（3）脾虚肝旺

证候：肌肉抽动，时轻时重，胸闷作咳，喉中声响，面黄体瘦，倦怠乏力，食少纳呆。舌质淡，苔白或腻，脉沉弦无力。

治法：益气健脾，平肝息风。

处方

益气健脾：补脾经，顺运内八卦，揉脾俞、足三里，捏脊。

平肝息风：掐揉百会、合谷、太冲，清肝经。

随症加减：胸闷作咳，加揉膻中、肺俞；喉中声响，加揉丰隆、拘点天突。

（4）阴虚风动

证候：局部抽动，口出秽语，挤眉眨眼，耸肩摇头，肢体震颤，咽喉不利，清嗓频频，形体消瘦，两颧潮红，五心烦热，性情急躁，睡眠不宁，大便干结。舌质红绛，舌苔光剥，脉细数。

治法：滋阴潜阳，柔肝息风。

处方

滋阴潜阳：补肾经，揉二马、涌泉、百会。

柔肝息风：揉肝俞，清肝经，掐揉合谷、太冲。

随症加减：咽喉不利，加捏挤新建、掐揉照海；大便干结，加揉天枢、顺时针摩腹、清大肠。

【预防护理】

1. 预防

（1）注意围生期保健，孕妇应保持心情舒畅，作息规律，营养均衡，避免造成胎儿发育异常。

（2）重视儿童的心理状态，保证儿童生活作息有规律，培养良好的生活习惯。

2. 护理

（1）关爱患儿，给予安慰鼓励，避免情绪波动。

（2）患儿饮食宜清淡，多食蔬菜及粗粮等，忌食煎炸、辛辣食品。

（3）患儿应注意休息，不要长时间看电视、玩电脑及游戏机。

【临证提要】

1. 推拿治疗本病疗效确切，既可改善患儿抽动症状，长期坚持又可调养患儿体质。

2. 本病来渐去缓，且易反复，需要较长时间的治疗。治疗过程中父母应关爱孩子，创造良好的家庭环境。

3. 树立信心、坚持治疗、养成良好的生活习惯是治疗本病的关键，可配合针灸、心理治疗等

方法进行综合治疗。

第二节　麦粒肿

麦粒肿（hordeolum），又称“针眼”“睑腺炎”，是指睫毛毛囊附近的皮脂腺或睑板腺的急性化脓性炎症，以眼睑肿硬，形如麦粒，易于溃破出脓为主要表现。素体虚弱、过于疲劳、屈光不正及有不良卫生习惯者，常易罹患，本病可发生于任何年龄。

眼睑有两种腺体，分别为皮脂腺和睑板腺。在睫毛根部者为皮脂腺，其开口于毛囊；另一种靠近结膜面埋藏于睑板内者为睑板腺，开口于睑缘。本病为睫毛毛囊周围的皮脂腺或睑板腺受金黄色葡萄球菌急性感染所致。

【病因病机】

胞睑属五轮学说中的肉轮，内应于脾。胞睑位于目珠前部，外易受六淫之邪侵袭，内因恣食肥甘厚味，可使脾胃郁遏湿热，上壅胞睑，导致胞睑红肿、疼痛、酿脓溃变。

1. 感受外邪　外感六淫邪气，客于胞睑而化热，灼烁津液，酿生疮疡，而致麦粒肿。

2. 伤于饮食　患儿喜食辛辣、炙煿之品，脾胃积热，火热毒邪循经上攻，引起胞睑化热酿脓，而致麦粒肿。

3. 病后体虚　外感之后余邪未清，或素体虚弱，卫外不固，又感风热之邪，则可引起麦粒肿反复发作。

【临床诊断】

1. 病史　有饮食不节、外感热病史。

2. 临床表现

（1）眼睑局限性红、肿、热、痛，邻近球结膜水肿。

（2）外麦粒肿发生在睫毛根部皮脂腺，表现在皮肤面；内麦粒肿发生在睑板腺，表现在结膜面。当脓液局部积聚时，出现黄色脓头，破溃排脓后疼痛缓解，红肿消退。

（3）重者伴有耳前、颌下淋巴结肿大及压痛或全身畏寒、发热等症状。

3. 辅助检查　眼科常规检查可排除眼部其他疾患。

4. 麦粒肿分型　可分为内麦粒肿和外麦粒肿。

（1）*外麦粒肿*：为蔡氏腺（睫毛毛囊所属的皮脂腺）的急性化脓性炎症。初起睑缘部呈局限性充血肿胀，2～3日后形成硬结，胀感与压痛明显，3～5日后硬结逐渐软化，在睫毛根部形成黄色脓疱，溃破排脓迅速。重症者，可伴有畏寒、发热等全身症状。

（2）*内麦粒肿*：睑板腺的急性化脓性炎症。其临床表现不如外麦粒肿病势急，因处于发炎状态的睑板腺被牢固的睑板组织所包围，在充血的睑结膜表面常隐约露出黄色脓块，可自行溃破排脓于结膜囊内；睑板腺开口处可有轻度隆起、充血，亦可沿睑腺管排出脓液，少数亦有从皮肤溃破排脓。如果睑板未能溃破，同时致病病毒的毒性又强烈，则炎症扩大，侵犯整个睑板组织，形成眼睑脓肿。

【鉴别诊断】

1. 霰粒肿　是在睑板腺排出管道阻塞及分泌物潴留的基础上形成的睑板腺慢性炎性肉芽肿，

先有无痛不肿的结节或肿块，后出现红、肿、痛等感染症状。

2. 眼眶蜂窝织炎 临床主要表现为眼部胀痛、眼睑肿胀、结膜充血水肿、眼球活动受限、眼球突出等，其涉及的范围较大，可累及半侧或整个面部。而麦粒肿仅表现于眼睑局部，根据症状不难鉴别。

【辨证论治】

1. 辨证思路

（1）辨表里：胞睑局部微肿、微痒、微痛，舌苔薄白，脉浮数，多为风热外袭；胞睑红肿明显，出现较大硬结，灼热疼痛，舌红苔黄，脉数，多为脾胃伏热；麦粒肿日久不愈或反复发作，胞睑红肿不甚，纳差，神疲乏力，舌质淡，苔薄，脉细，多为脾胃虚弱。

（2）辨虚实：起病急，病程短，胞睑红肿热痛明显，多为实证；起病缓，病程长，胞睑红肿热痛不甚，但反复发作，多为虚证。

2. 治疗原则 热毒壅滞为本病的基本病机，故清热解毒、通络散结为其基本治法。风热外袭，治以疏风清热、解毒散结；脾胃蕴热，治以清热解毒散结；脾胃气虚，治以健脾益气、扶正解毒。未成脓者，应退赤消肿，促其消散；已成脓者，当促其溃脓，溃破之后应收敛生肌。

3. 辨证推拿

（1）风热外袭

证候：局部微有红肿痒痛，伴有头痛、发热、全身不适。苔薄黄，脉浮数。

治法：疏风清热，解毒散结。

处方

疏风清热：清肺经，清肝经，清天河水。

消肿止痛：掐揉太阳、合谷、攒竹、鱼腰、丝竹空、肾纹。

随症加减：发热重，加清天河水；红肿痒痛甚，加捣小天心或点刺耳尖出血少许。

（2）脾胃蕴热

证候：眼睑局部红肿，硬结较大，灼热痛，伴口渴喜饮，便秘溲赤。苔黄，脉数。

治法：清泻胃热，解毒散结。

处方

清泻胃热：清胃经，清大肠，清板门，掐揉四横纹、内庭。

解毒散结：掐揉太阳、合谷、肾纹。

随症加减：大便秘结，加退六腑、推下七节骨、顺时针摩腹；口舌生疮，加清心经、揉总筋。

（3）脾胃气虚

证候：眼睑局部红肿不甚，微感痛痒，或反复发作，此起彼伏，或溃后脓少，疮小难消，伴面色苍白，胃纳不佳，大便不实。舌淡，苔薄，脉细无力。

治法：健脾益气，扶正解毒。

处方

健脾益气：补脾经，揉足三里、脾俞，顺运内八卦。

扶正解毒：捏脊，掐揉四横纹、肾纹、太阳、合谷。

随症加减：胃纳不佳，加揉板门、顺时针摩腹。

【预防护理】

1. 预防

（1）注意眼部卫生，保持眼部清洁，不要用脏手揉眼、擦眼；饮食结构合理，避免偏食，增强体质。

（2）应及时治疗睑缘炎、结膜炎或沙眼等病证。

2. 护理

（1）患儿应避免汗出当风，预防感冒，以免外感邪毒。

（2）患儿应多饮水，保持大便通畅；患处不要随意捏挤，以防感染扩散。

【临证提要】

1. 未成脓期可配合湿热敷，以助肿核消散，睡前可涂抗生素眼膏。

2. 对于因气血虚弱，复感风毒，或余邪未清，热毒内伏而致复发者，在肿核消退之后，应结合全身情况进行对因治疗，以免复发。

3. 推拿治疗本病时未成脓期以消散为主，辨风热或脾胃热毒而分别施治；脓成期以托为主，促其溃脓，溃破后以敛为主，促其生肌敛疮。

第三节　霰粒肿

霰粒肿（chalazion），又称“睑板腺囊肿”，是指在睑板腺排出管道阻塞和分泌物潴留的基础上形成的睑板腺特发的无菌性慢性炎性肉芽肿，表现为眼睑表面皮肤隆起，可触及坚硬无痛肿块。本病进展缓慢，可反复发作，是儿科常见病。本病属中医学“目疣”“胞生痰核”“眼胞痰核”的范畴。

【病因病机】

患儿平素多喜食肥甘厚腻，聚湿生痰，或脾失健运，郁而化痰，而致此病。明代傅仁宇认为，本病的病机为痰火结滞。《审视瑶函》曰：“凡是脾生痰核，痰火结滞所成，皮外觉肿如豆，皮内坚实有形，或有不治自愈，或有壅结为瘿。”

西医学认为，本病可能是由于慢性结膜炎或睑缘炎引起睑板腺的阻滞和内在的新陈代谢障碍，使皮脂腺和汗腺的分泌功能过盛，或由于维生素 A 缺乏形成的腺上皮组织的过度角化，导致睑板腺阻塞而致本病。

【临床诊断】

1. 病史　有饮食不节史。

2. 临床表现　胞睑皮下可触及大小不等的圆形核状硬结，按之不痛，皮肤推之可移，核大者皮肤稍隆起，睑内呈紫红色。自行破溃者可在睑内排出胶状物，并可在睑内形成肉芽，引起摩擦疼痛。核小者无不适，核大者有重坠感。若复感外邪，局部可出现红、肿、痛。

3. 辅助检查　眼科检查可排除其他眼部疾病。

【鉴别诊断】

麦粒肿 多因金黄色葡萄球菌感染睑板腺、皮脂腺所致。除了眼睑肿胀外，多伴疼痛，可与霰粒肿相鉴别。

【辨证论治】

1. 辨证思路

（1）*辨轻重*：眼睑触及单个圆形肿块，小至米粒、绿豆，多为轻症；眼睑触及多个圆形肿块，大至黄豆、樱桃，多为重症。

（2）*辨虚实*：病程短，肿势急迫，多属实证；病程长，肿势不剧，多属虚证。

2. 治疗原则 本病的基本病机为痰阻目窍，其基本治法为化痰散结，随证治以温脾化痰、清热化痰等。

3. 辨证推拿

（1）*痰湿结聚*

证候：胞睑内生硬结、隆起，不红不痛，皮肤推之可移，病程缓慢，逐渐增大。舌苔薄腻，脉滑。

治法：温脾化痰，消肿散结。

处方

温脾化痰：补脾经，揉一窝风、脾俞、足三里，按揉丰隆。

消肿散结：掐揉四横纹、肾纹、合谷、太阳。

随症加减：食欲不振，加揉板门。

（2）*痰热搏结*

证候：痰核处皮色微红肿，初硬渐软，按之疼痛，对应的睑结膜呈紫红色。舌红，苔薄黄腻，脉滑数。

治法：清热化痰，消肿散结。

处方

清热化痰：清补脾经，掐揉四横纹，清大肠，揉丰隆。

消肿散结：掐揉肾纹、合谷、太阳。

随症加减：大便秘结，加退六腑、推下七节骨。

【预防护理】

1. 预防

（1）喂养小儿时，应注意饮食清淡，保持大便通畅。

（2）注意用眼卫生，以防用眼过度。

2. 护理

（1）保持眼睛周围的清洁，避免继发感染。

（2）应让患儿早睡，缓解眼部疲劳，患儿忌食辛辣食物。

【临证提要】

1. 治疗本病时初期以清热解毒、活血消痰散结为主；后期以健运脾胃、调理脏腑为主，以防复发。

2. 本病易复发，治愈后宜饮食清淡，保持大便通畅。

第四节　近视

近视（myopia）是指在无调节状态下，平行光线进入眼内，经屈光系统屈折后，在视网膜前方形成焦点，以视近清楚、视远模糊为主要表现的一种病证。本病多发生于学龄儿童及青少年时期。本病古称“能近怯远症”，清代黄庭镜在《目经大成》中始称之为“近视”。因先天禀赋体质导致，近视程度较高，经常眯眼视物者，又称“近觑”。

近视的发生受遗传和环境等多种因素的影响，其确切的发病机制尚不明确。视近过度可能是中小学生单纯性近视的主要原因。临床上，轴性近视最为常见，是由于眼球前后径延长，眼轴长度超过正常范围所致。本病发病缓慢，多诉有远距离视物模糊或体检时发现。由于西医学尚无可靠、有效治疗眼轴延长的方法，故其病程漫长而难以逆转，严重者可致盲。

【病因病机】

本病多因先天禀赋不足，或后天发育不良，劳心伤神，心阳耗损，使心肝肾不足，导致睛珠异常而发病；或因过近距离夜读，书写姿势不当，光线不足，使目络瘀阻，目失所养而致病。

1. 心阳不足　心主血脉，内寓君火，心阳衰弱，目窍失于温养，神光不得发越于远处而致近视。

2. 肝肾亏虚　肝藏血，开窍于目，目得血而能视，肾藏精，精生髓，久视伤目或过劳伤肾，髓海空虚，目失所养而致近视。

3. 脾胃气虚　脾虚气弱，气血生化不足，脾气失于升清，目失所养而致近视。《兰室秘藏》曰：“夫五脏六腑之精气，皆禀受于脾，上贯于目。脾者，诸阴之首也；目者，血脉之宗也。故脾虚则五脏之精气皆失所司，不能归明于目矣。”

【临床诊断】

1. 病史　有用眼不卫生或遗传史。

2. 临床表现　视远模糊，视近清晰，或伴有视疲劳症状。高度近视者，眼前常有黑影飘动，眼球突出。

3. 辅助检查　主觉验光法与他觉验光法可确诊。眼底检查：轻度近视一般眼底无明显变化。高度近视，因眼轴过度伸长，可引起眼底的退行性改变。

4. 近视分类

（1）根据临床病理，可分为单纯性近视（其近视度数很少超过 6D，眼底不发生退行性改变，视力可以配镜矫正）、病理性近视（除高度近视眼外，伴有飞蚊症、夜盲、弓形盲点）、轴性近视（眼轴较长但眼的屈光力正常）、屈光性近视（眼轴在正常范围内，眼的屈光力增强）及其他类型近视眼。

（2）根据近视度数与程度，可分为轻度（3D 和 3D 以下的近视）、中度（6D 和 6D 以下的近视）、重度（6D 以上的近视）。

【鉴别诊断】

散光 是指眼睛屈光不正常的一种状况，与角膜的弧度有关。造成散光的原因是由于角膜厚薄不均或角膜的弯曲度不均而使角膜各子午线的屈折率不一致，导致经过子午线的光线不能汇聚于同一焦点，光线便不能准确地聚焦于视网膜形成清晰的物象。

【辨证论治】

1. 辨证思路 辨脏腑经络：由于短时用眼过度或者在光线比较暗淡之地用眼，多为局部眼络不通，病在经络；目睛失养而成的近视，伴有脏腑精气不足的表现，病在脏腑。

2. 治疗原则 治疗以补为主，以眼为主，合理选择具体治法。补泻结合、局部与整体同治为本病的治疗原则。补法，随证治以养心安神、补益脾胃、滋补肝肾；泻法，随证治以理气解郁、活血利湿。

3. 推拿治疗

（1）基本操作：局部治疗为主，以疏通眼络，濡养目睛。

①一指禅推眼眶：患儿取仰卧位，双目微闭。术者坐其头侧，用轻快的一指禅偏峰推法从睛明推至攒竹穴，再沿眼眶作横“∞”形施术，操作 1 ～ 3 遍。

②推、抹面部：术者以双拇指开天门（从印堂至神庭穴交替推动），抹前额（先自印堂→鱼腰→瞳子髎，再沿额中→阳白→太阳，最后自神庭→头维），抹眉弓、眶上缘、眼球、眶下缘，分抹颧髎一线（睛明→迎香→巨髎→颧髎→下关），操作 2 ～ 3 遍。

③按揉经穴：术者以拇指或中指按揉睛明、翳明、攒竹、鱼腰、丝竹空、百会、头维、神庭、承泣、四白、巨髎、颧髎、下关、颊车、太阳、角孙、率谷等穴，每穴操作 0.5 ～ 1 分钟。

④擦、扫胆经：术者以双手中指按揉两侧耳周发际线，操作 2 ～ 3 遍；然后用食、中二指上下擦耳前后胆经，操作 2 ～ 3 遍；最后扫散胆经 2 ～ 3 遍。

⑤搓掌熨目：术者双手掌搓热熨目 2 ～ 3 次。

⑥分推头部经脉：术者以双手拇指自前向后沿头部督脉、两侧足太阳膀胱经分别进行分推，操作 2 ～ 3 遍。

⑦按揉头部经穴：术者以双拇指自前向后沿头部督脉、两侧足太阳膀胱经分别交替点按至头顶部，操作 2 ～ 3 遍；最后掐揉百会、四神聪穴，操作 2 ～ 3 遍。

⑧拿五经及项后肌群：术者一手托住患儿枕后，另一手自前向后拿五经，然后自下而上拿揉项后大筋，操作 2 ～ 3 遍。

⑨抹、点项后部：术者以双掌交替托抹项后部，点按风池、风府穴，然后弹拨天柱穴，操作 2 ～ 3 遍；最后，按揉合谷、养老、光明穴结束治疗，操作 1 分钟。

（2）辨证加减

①心阳不足

证候：视近清楚，视远模糊，全身无明显不适，或伴有心悸，神倦乏力，面色㿠白。舌淡，脉细弱。

治法：补心益气，安神定志。

处方

补心益气：揉中脘、足三里、心俞，捏脊。

安神定志：揉印堂、内关、神门。

随症加减：心悸、神倦乏力，加揉膈俞、关元、气海。

②脾胃气虚

证候：视近清晰，视远模糊，眼底或见视网膜呈豹纹状改变，或伴视物易疲劳，面色少华，神疲乏力。舌淡苔薄白，脉细弱。

治法：健脾益气。

处方

健脾益气：揉脾俞、胃俞、足三里、中脘，捏脊。

随症加减：神疲乏力，加揉关元、气海。

③肝肾亏虚

证候：年幼即视近清晰，视远模糊，或眼前黑影飘动，初发时眼底可无明显变化，或见玻璃体混浊，或视网膜呈豹纹状改变，或伴视物易疲劳，少动懒言或头晕乏力，不耐立行或腰膝酸软，食少眠差。舌淡，脉细弱。

治法：滋补肝肾。

处方

滋补肝肾：揉肝俞、肾俞、太溪、三阴交。

随症加减：食少，加揉中脘、足三里、捏脊；眠差，加揉印堂、神门。

【预防调护】

1. 预防

（1）教室应自然采光，人工照明要符合卫生要求。

（2）注意用眼卫生，提倡“二要二不要”。二要：即读书、写字姿势要端正，读书距离保持33cm；连续看书1小时后，要休息片刻。二不要：不要在光线暗弱和直射阳光下看书；不要躺着或在晃动的车厢内看书。

（3）坚持做眼保健操，增加户外活动及体育锻炼；营养均衡，克服偏食等不良习惯。

2. 调护

（1）嘱患儿尽可能避免接触电视机、游戏机、移动电子设备等。

（2）纠正不良书写姿势，保持眼睛与书本的适当距离。

（3）可适当进食猪肝、羊肝，少吃辛辣、油腻食物，减少甜食摄入量。

【临证提要】

1. 由于睫状肌痉挛，晶状体的屈光力增强，称为假性近视。青少年近视眼大多数属于假性近视，若不及时进行解痉矫治，日久可发展为真性近视。推拿治疗假性近视效果较好，且年龄越小其治愈率越高，以12岁以下的患儿疗效最为显著。

2. 若保守治疗效果不佳，可散瞳验光，佩戴合适的眼镜，必要时可进行眼底检查及眼轴测定以明确诊断。

3. 近视目前尚无较好的治愈手段，因此，应重视该病的预防。避免用眼过度、养成良好的用眼及学习习惯、及时减轻或消除眼疲劳等症状，是防治本病的基本措施。

第十一章
肾系病证

第一节　遗尿

遗尿（enuresis）是指5岁以上的小儿睡中小便自遗，醒后方觉的一种病证。男孩发病多于女孩，多有家族史。病程较长，病延日久可影响儿童的生长发育和身心健康。

婴儿排尿主要是通过脊髓反射进行控制，随着大脑皮层发育完善，膀胱排尿逐渐由大脑皮层控制。因此，凡年满3岁，特别是5岁以上的小儿，睡眠中常发生遗尿者，即为病态。遗尿有原发和继发两种。前者是指自幼开始遗尿，没有明显尿路或神经系统器质性病变；后者是指曾经有过长达6个月或更长不尿床期后再次出现的遗尿。西医学的原发性、继发性遗尿症，可参照本病辨证施术。

【病因病机】

遗尿多因肺、脾、肾三脏功能失调，膀胱失约，水液统摄无权而致。其中，与肾关系最为密切。

1. 肾气不足　肾主闭藏，开窍于二阴，职司二便，与膀胱相表里。因先天肾气不足，下元虚冷，不能温养膀胱，膀胱气化失职，不能制约水道而致遗尿。

2. 脾肺气虚　饮食入胃，经脾的运化散精，上归于肺，通调水道，下输膀胱。若久病体弱引起脾肺气虚，则水道制约无权而致遗尿。

3. 肝经湿热　肝主疏泄，可调畅气机，通利三焦水道，足厥阴肝经“环阴器，抵小腹”。肝经湿热可导致疏泄失常，膀胱失约而致遗尿。

4. 心肾失交　外感热病或情志郁结化火，心火独亢，或久病失调，伤及肾阴，导致水火不济，心火亢于上，肾水亏于下，膀胱失约，而致梦中遗尿。

西医学认为，某些顽固性遗尿可与隐性脊柱裂有关，此类遗尿推拿治疗效果较差。

【临床诊断】

1. 病史　有反复尿床史。

2. 临床表现　发病年龄在5周岁以上，睡眠较深，不易唤醒，每夜或隔几夜发生一次尿床，甚则一夜尿床数次。

3. 辅助检查　尿常规及尿培养多无异常发现。X线摄片检查，部分患儿可见隐性脊柱裂。B超可见膀胱容量减小。

【鉴别诊断】

1. 尿频（神经性尿频） 白昼尿频、尿急，尿量少，无尿痛，入睡后尿频消失，无尿床现象。多因体虚下元不固所致。多发生于学龄前儿童，女孩多于男孩，好发于寒冷季节。

2. 尿失禁 尿液自遗而不分寐寤，不论昼夜，出而不禁，多为先天发育不良或脑病后遗症所致。

【辨证论治】

1. 辨证思路

（1）辨虚实：遗尿日久，小便清长，量多次频，形寒肢冷面白，神疲乏力，自汗，多为虚寒，多因肾虚不固，气虚不摄，膀胱虚冷所致；遗尿初起，小便短赤，形体壮实，睡眠不宁，多为实热，多因肝经湿热所致。虚实夹杂者，多因心肾不交所致。

（2）辨轻重：睡中经常遗尿，轻者数日一次，重者一夜数次。

2. 治疗原则 本病多与肺、脾、肾三脏功能失调有关，以虚证居多。本病的基本治法为固涩止遗，随证治以温补脾肾、固涩下元、健脾补肺、清热利湿、清心滋肾。

3. 辨证推拿

（1）肾气不固

证候：睡中遗尿，小便清长，熟睡不易叫醒，面色淡白，形寒肢冷，精神不振。舌质淡，苔白，脉沉迟无力，指纹淡红。

治法：温补肾阳，升提固涩。

处方

温补肾阳：补肾经，揉关元、丹田、太溪，擦肾俞、八髎。

升提固涩：揉夜尿点、百会、外劳宫。

随症加减：形寒肢冷，加推三关；小便清长，加揉气海；不易叫醒，加掐揉四神聪、摩囟门。

（2）脾肺气虚

证候：睡中遗尿，尿频量多，面色无华，神疲乏力，食欲不振，大便溏薄。舌质偏淡，脉缓细，指纹淡。

治法：补脾益肺，升提固涩。

处方

补脾益肺：补脾经，补肺经，揉肺俞、脾俞、足三里，捏脊。

升提固涩：揉夜尿点、外劳宫、百会。

随症加减：神疲乏力，加揉关元、气海；食欲不振，加揉板门；自汗，加揉肾顶。

（3）肝经湿热

证候：睡中遗尿，尿频量少，手足心热，唇红而干，性情急躁。舌质红，苔黄，脉弦滑，指纹紫滞。

治法：清热利湿，调脬止遗。

处方

清热利湿：揉中极，清肝经，清补脾经，清小肠，掐揉四横纹。

调脬止遗：揉夜尿点、三阴交、膀胱俞、曲骨。

随症加减：性情急躁，加揉太冲、行间；手足心热，加揉涌泉、运内劳宫。

（4）心肾失交

证候：梦中遗尿，寐不安宁，多梦易惊，烦躁叫扰，多动少静，记忆力差，或五心烦热，形体较瘦。舌红苔少，脉沉细数。

治法：清心滋肾，安神固脬。

处方

清心滋肾：清心经，清小肠，清天河水，补肾经，揉二马。

安神固脬：捣小天心，揉夜尿点、三阴交、神门。

随症加减：五心烦热，加运内劳宫、揉涌泉；记忆力差，加掐揉四神聪、百会。

【预防护理】

1. 预防

（1）让患儿养成按时排尿和睡前排尿的良好习惯。

（2）积极防治能够引起遗尿的疾病。

2. 护理

（1）要耐心教育引导患儿，切忌打骂、责罚，鼓励患儿消除怕羞和紧张情绪；注意饮食，晚餐宜少盐饮食，睡前不宜过度饮水。

（2）对患儿进行唤醒训练。首先掌握孩子排尿规律，在尚未尿床前唤醒孩子，一定令孩子清醒后自行下床如厕排尿，经多次反复训练，使其能自觉醒来排尿，不要一夜多次叫醒孩子，应把叫醒孩子时间逐渐往后延，叫醒后观察孩子排尿量，若尿量少，叫醒时间再往后拖延，直至孩子一夜不排尿。

【临证提要】

1. 推拿治疗小儿遗尿具有较好的疗效，可配合针灸、激光、外治等治疗方法进行综合治疗。
2. 若因膀胱炎、尿道炎及附近器官炎症、脊髓炎等引起的遗尿，需积极治疗原发病。
3. 麻黄具有开窍醒神之功，研末敷脐，对于夜间不易唤醒的遗尿患儿具有一定的效果。

第二节　尿频

尿频（frequent urination）是以小便次数增多为主要表现的一种病证。其特点是总尿量一般正常，白天症状明显，夜间症状消失。一年四季均可发病，但以寒冷季节多发。常见于学龄前儿童，女孩发病率高于男孩。急性发病者，若治疗及时，多获痊愈；慢性发病或反复发作者，常迁延日久，影响患儿的身心健康。

西医学认为，小儿 1 岁时每日排尿 15 ～ 16 次，到 6 岁之后每日 6 ～ 7 次。若小儿每日排尿次数超过正常范围，且尿势急迫者，则称为“尿频”“尿急”。西医学的泌尿系感染、神经性尿频可参考本病辨证施术。

【病因病机】

1. 湿热下注　湿热之邪客于膀胱，湿阻热郁，气化不利，开阖失司，膀胱失约而致尿频。

2. 脾肾气虚　肾气虚则下元不固，气化不利，开阖失司；脾气虚则运化水液失常，水失制约。故脾肾气虚均可使膀胱失约而致尿频。

3. 阴虚内热　肾阴不足，虚热内生，虚火客于膀胱，膀胱失约而致尿频。

若病程日久不愈则易生变证。湿热日久，损伤膀胱血络则为血淋；煎熬尿液，结为砂石，则为石淋；耗气伤阴，致肾阴肾阳不足，则为虚实夹杂。脾肾气虚日久，损伤阳气，阳不化气，气不化水，水湿内停，可致水肿。

【临床诊断】

1. 病史　有外阴不洁、坐地嬉戏等湿热外侵病史，或有尿频反复发作史。

2. 临床表现　起病急，小便频数，淋漓涩痛，或伴发热、腰痛；小婴儿往往尿急、尿痛等局部症状不突出而表现为高热等全身症状。或醒时尿频，次数较多，甚者数分钟 1 次，点滴淋漓，但入寐消失，反复发作，无明显其他不适。

3. 辅助检查　尿常规检查可见白细胞增多、白细胞管型或脓细胞。中段尿培养检查可见尿细菌培养阳性。

【鉴别诊断】

1. 石淋　小便刺痛艰难，有时尿路中断，尿中夹有砂石，伴有腰痛、腹痛，小便短赤，时有血尿。

2. 尿崩症　又称“垂体加压素缺乏症”，表现为多尿、烦渴、多饮及低比重尿，甚者出现脱水。可发生于任何年龄，男性比女性多见，是小儿时期较常见的内分泌疾病之一。

【辨证论治】

1. 辨证思路

（1）辨虚实：病程短，起病急，小便频数短赤，尿道灼热疼痛，多属实证；病程长，起病缓，小便频数，淋漓不尽，无短赤热痛，多属虚证。

（2）辨病机：小便频数短赤，尿道灼热疼痛，或伴发热恶寒、烦躁口渴、恶心呕吐，多为湿热下注。小便频数，淋漓不尽，无尿热尿痛，伴神疲乏力、面白形寒、手足不温、眼睑浮肿，多为脾肾气虚；伴低热、盗汗、颧红、五心烦热，多为阴虚内热。

2. 治疗原则　本病病位主要在肾与膀胱，其基本病机为膀胱气化失常。因此，助膀胱气化为本病的基本治法。随证治之：脾肾气虚，治以益脾补肾、升提固摄；肺脾气虚，治以补脾益肺、升提固摄；阴虚内热，治以滋阴清热；脏腑积热或湿热内蕴，治以清热利湿、通利膀胱。

3. 辨证推拿

（1）湿热下注

证候：起病急，小便短赤，尿道灼热疼痛，尿液淋漓浑浊，小腹坠胀，腰部酸痛，婴儿时时啼哭不安，常伴有发热、烦躁口渴、头痛身痛、恶心呕吐。舌红，苔薄腻微黄或黄腻，脉数有力，指纹紫滞。

治法：清热利湿，通利膀胱。

处方

清热利湿：揉中极，推箕门，掐揉小天心，清小肠，清补脾经。

通利膀胱：揉三阴交、曲骨、膀胱俞。

随症加减：发热，加清天河水、退六腑；烦躁易怒，加清肝经。

（2）肾气不足

证候：小便频数，点滴而下，体弱神疲，面白少华，少气懒言，手足不温，便溏溲清，或见方颅、鸡胸、齿迟。舌质淡边有齿痕，苔白，脉沉细无力。

治法：温肾化气，固涩下元。

处方

温肾化气：补肾经，揉二马、肾俞、太溪，擦八髎。

固涩下元：揉关元、气海，摩丹田。

随症加减：手足不温，加推三关；大便稀薄，加补大肠、补脾经。

（3）肺脾气虚

证候：小便频数，淋漓不尽，面色㿠白或萎黄，四肢不温，纳呆，大便稀薄，精神倦怠。舌质淡或有齿痕，苔薄白，脉细弱，指纹淡红。

治法：补脾益肺，升提固摄。

处方

补脾益肺：补脾经，补肺经，揉脾俞、肺俞、足三里。

升提固摄：揉百会、外劳宫。

随症加减：四肢不温，加推三关；大便稀薄，加补大肠。

（4）阴虚内热

证候：小便频数，或频频不能自禁，口干，五心烦热，夜热盗汗，大便干结。舌红，苔薄黄，脉细数，指纹淡紫。

治法：滋阴补肾，通调水道。

处方

滋阴补肾：补肾经，揉二马、肾俞、太溪。

通调水道：揉中极、三阴交、曲骨。

随症加减：五心烦热，加运内劳宫；烦躁不安，加捣小天心、清肝经；大便秘结，加清大肠。

【预防护理】

1. 预防

（1）妇女在怀孕期间，应做到休作有时，有助于胎儿的先天发育。

（2）注意患儿局部清洁卫生，勤换内裤，养成良好的排尿习惯。

2. 护理

（1）尿道口发红者，可用清水清洗或用野菊花、黄柏、苦参煎汤外洗。

（2）家长应多陪孩子玩耍，分散其注意力，避免精神紧张。

（3）注意饮食调理，营养均衡，加强锻炼，增强体质。

【临证提要】

1. 推拿治疗神经性尿频具有较好的疗效，伴尿路感染者应采用中西医结合治疗。

2. 不良习惯、包皮过长、尿路感染、精神因素及蛲虫症等均可引起尿频。因此，临证时应明确病因，辨证施术。

第三节　五迟、五软

五迟（five retardations）是指立迟、行迟、语迟、发迟、齿迟；五软（five infantile flaccidity）是指头项软、口软、手软、足软、肌肉软。五迟以发育迟缓为特征，五软以痿软无力为特征，两者既可单独出现，也可互为并见，均属于小儿生长发育障碍。大多数患儿是因先天禀赋不足所致，病情较重，预后不良；少数患儿是由后天因素所致，症状较轻，若治疗恰当，多可康复。

西医学的脑发育不全、智力低下、脑性瘫痪、佝偻病等疾病均可参照本病辨证施术。

【病因病机】

五迟、五软主要是因先天禀赋不足所致，亦有因后天失于调养所致者。

1. 五迟　齿为骨之余，若肾精不足，可见牙齿迟出。发为血之余、肾之华，若血虚失养，肾气不充，可见发稀而枯或发迟。言为心声，脑为髓海，若心气不足，肾精不足，髓海不充，则见言语迟缓、智力低下。

2. 五软　肝主筋，肾主骨，脾主肌肉，人能站立行走，需要筋骨的协调运动。若肝肾脾不足则筋骨失养，项软无力，不能抬举；手软无力下垂，不能握举；足软无力，难以行走。脾开窍于口，主肌肉，若脾气不足，则见口软乏力，咀嚼困难，肌肉软弱，松弛无力。

【临床诊断】

1. 病史　有产伤、窒息、早产及孕期用药不当史，或有家族及近亲结婚史。

2. 临床表现　2～3岁小儿尚不能站立行走，多为立迟、行迟；初生无发或少发，随年龄增长，头发仍稀疏难长，多为发迟；牙齿12个月时未出或出之甚少，多为齿迟；1～2岁小儿尚不会说话，多为语迟。小儿周岁前后头项软弱下垂，多为头项软；咀嚼无力，时流清涎，多为口软；手臂不能握举，多为手软；2～3岁小儿尚不能站立行走，多为足软；肌肉松软无力，多为肌肉软。五迟、五软之症不一定悉具，但见上述症状之一者即可做出相应诊断。

3. 辅助检查　根据小儿生长发育规律，尽早发现生长发育迟缓的变化，并进行相关检查以辅助诊断。

【鉴别诊断】

1. 智力低下　智能明显低于同龄儿童正常水平，同时存在适应功能缺陷或损害，如社会技能、交谈、日常生活料理、独立能力等缺陷或损害。某些疾病引起的智力低下，如苯丙酮酸尿症者，尿三氯化铁试验阳性；唐氏综合征（先天性愚型）者，染色体检查有助诊断；甲状腺功能减退者，骨骼X线检查提示发育迟缓，甲状腺功能检查提示甲减。

2. 脑性瘫痪　中枢性运动障碍及姿势异常，表现为多卧少动，颈项、肢体关节活动不利，常伴有智力迟缓、学习困难以及视、听、感觉障碍。

3. 婴儿型脊髓性肌萎缩　出生时一般情况可，3～6个月后出现症状，肢体活动减少，上下肢呈对称性无力，进行性加重，膝腱反射减弱，肌张力低下，肌肉萎缩，但智力正常。

4. 进行性肌营养不良　是一组遗传性肌肉变性疾病，表现为进行性的肌无力和肌萎缩。血清酶检查可见CK升高，肌电图显示肌源性损害，肌肉活检可见肌营养不良改变。

【辨证论治】

1. 辨证思路

（1）辨虚实：肢体痿软，发育迟缓，多为虚证；若伴易惊，夜卧不安，多为肝肾不足；伴语言迟钝，精神呆滞，智力低下，四肢痿软，口角流涎，多为心脾两虚。若伴意识不清，或吞咽困难，口流痰涎，喉间痰鸣，夹痰夹瘀多为实证，证属痰瘀阻滞。

（2）辨轻重：五迟、五软并见，病情较重；五迟、五软仅见一二症者，病情较轻。

2. 治疗原则 本病的基本病机为五脏不足，气血虚弱，精髓不充，导致生长发育障碍。因此，其基本治法为补益脏腑、促进发育，随证治以补肾养肝、健脾养心、化痰逐瘀。

3. 辨证推拿

（1）肝肾亏虚

证候：发育迟缓，以五迟为主，如坐、立、行及出牙等迟于同龄正常小儿，头项痿软，易惊，夜卧不安。舌淡，苔少，脉沉细无力，指纹淡。

治法：补肾填髓，柔肝养筋。

处方

补肾填髓：补肾经，揉二马、肾俞、太溪。

柔肝养筋：揉肝俞、阳陵泉、足三里、三阴交。

随症加减：辨部位，配拿揉上、下肢；夜啼，加捣小天心、掐揉五指节。

（2）心脾两虚

证候：语言迟钝，精神呆滞，智力低下，头发生长迟缓，发稀萎黄，四肢痿软，肌肉松弛，口角流涎，咀嚼吮吸无力，或见吐舌弄舌，纳食欠佳，大便稀溏或秘结。舌淡苔少，脉细，指纹色淡。

治法：健脾养心，补益气血。

处方

健脾养心：补脾经，顺运内八卦，揉心俞、脾俞，捏脊。

补益气血：推三关，揉气海、三阴交、足三里。

随症加减：口角流涎，加揉百会、合谷；四肢无力，加拿揉上、下肢；纳差，加推四横纹、揉中脘。

（3）痰瘀阻滞

证候：失聪失语，反应迟钝，意识不清，或吞咽困难，口流痰涎，喉间痰鸣，或有癫痫发作。舌体胖，有瘀斑瘀点，苔腻，脉沉涩或沉滑，指纹紫滞。

治法：涤痰开窍，活血通络。

处方

涤痰开窍：揉丰隆，清补脾经，推四横纹，掐揉四神聪，摩囟门。

活血通络：揉合谷、膈俞、血海、三阴交，拿肩井。

随症加减：吞咽困难，加揉廉泉、哑门；大便干燥，加清大肠、退六腑。

【预防调护】

1. 预防

（1）大力宣传优生优育知识，禁止近亲结婚；婚前须进行健康检查，避免发生遗传性疾病。

（2）孕妇注意养胎、护胎，加强营养，定期检查，不滥服药物。

（3）婴儿应合理喂养，注意防治各种急、慢性疾病。

2. 护理

（1）重视功能锻炼，加强智力训练教育。

（2）加强营养，科学调护。

（3）教给患儿家长一些简易的推拿法，如按摩痿软肢体，以防肌肉萎缩。

【临证提要】

1. 掌握小儿各个时期的生长发育规律，发现异常应立即干预；尤其是在囟门未闭合前，通过摩囟门可直接刺激大脑皮层，对调节中枢神经系统有特殊作用。

2. 推拿时宜配合语言交流，帮助患儿开启心智。

3. 目前该病仍是儿科难治病证，应告知家长。本病病程长，应坚持长期治疗，治疗效果取决于病情程度、干预时机及患儿体质。

第十二章
其他病证

第一节 胎黄

胎黄（fetal jaundice）是指婴儿出生后以全身皮肤、黏膜、巩膜发黄为主要特征的一种病证。因与胎禀因素有关，故又称“胎黄”或“胎疸”。本病治疗得当，预后良好。若出现重症，则预后较差，甚则可出现胆红素脑病等重症。

西医学称其为“新生儿黄疸”，包括新生儿生理性黄疸和血清胆红素增高的一系列疾病，如溶血性黄疸、胆道畸形、胆汁淤阻、肝细胞性黄疸等。

【病因病机】

1. 湿热郁蒸 孕母素体湿盛或内蕴湿热之毒，遗于胎儿，或胎产时或出生后，患儿感受湿热邪毒，肝失疏泄，胆汁外溢而致黄疸。热为阳邪，故黄色鲜明如橘。若湿热化火，热毒炽盛，邪陷厥阴，黄疸可迅速加深，出现神昏、抽搐之症；若正气虚弱，阳气虚衰，可导致虚脱危证。

2. 寒湿阻滞 小儿先天禀赋不足，脾阳不足，湿浊内生，或生后为湿邪所侵，湿从寒化，导致寒湿阻滞，肝失疏泄，胆汁外溢而致黄疸。寒湿为阴邪，故黄色晦暗如烟熏。

3. 气滞血瘀 小儿禀赋不足，脉络阻滞，或湿热蕴结肝经日久，导致气血瘀滞而发黄。气机不畅，脉络瘀阻，故黄色晦暗伴腹胀、右胁下痞块。

【临床诊断】

1. 病史 有遗传或感受湿热病史。

2. 临床表现 黄疸出现早（出生 24 小时内），发展快，黄色明显，也可于消退之后再次出现，或黄疸出现迟，持续不退，日渐加重，精神倦怠，不欲吮乳，大便或呈灰白色。体格检查可触及肝脾肿大。

3. 辅助检查 血清胆红素、黄疸指数显著升高，尿胆红素阳性，尿胆原试验阳性或阴性。母子血型测定，可检测 ABO 或 Rh 血型不合引起的溶血性黄疸。肝功能可正常。肝炎综合征可做肝炎相关抗原抗体系统检查。

【鉴别诊断】

1. 生理性黄疸 一般情况良好，50% ～ 60% 足月儿和 80% 的早产儿可出现生理性黄疸。足月儿出生后 2 ～ 3 天可出现黄疸，4 ～ 5 天达高峰，5 ～ 7 天消退，最迟不超过 2 周。早产儿多于生后 3 ～ 5 天出现黄疸，5 ～ 7 天达高峰，7 ～ 9 天消退，最长可延迟到 3 ～ 4 周。

2. 继发性黄疸 临床应鉴别由不同疾病引起的黄疸。如溶血性黄疸可出现不同程度的贫血、肝脾肿大等，重者可出现抽搐、角弓反张，甚至呼吸暂停；胆道闭锁引起的黄疸，可见大便呈灰白色；肝炎引起的黄疸，可伴有转氨酶升高；感染引起的黄疸，可出现发热或体温不升、体温波动，同时伴有感染中毒症状。新生儿黄疸鉴别诊断，见表 12–1。

表 12–1 新生儿黄疸鉴别诊断

疾病名称	黄疸开始时间	黄疸持续时间	血清胆红素	黄疸类型	临床特征
生理性黄疸	生后 2 ～ 3 天	约 1 周	非结合胆红素升高为主	溶血性及肝细胞性	无临床症状
新生儿溶血症	生后 24 小时内或第 2 天	1 个月或更长	非结合胆红素升高为主	溶血性	贫血，肝脾大，严重者并发胆红素脑病，母婴血型不合
母乳性黄疸	生后 4 ～ 7 天	2 个月左右	非结合胆红素升高为主	非溶血性及肝细胞性	无临床症状
新生儿败血症	生后 3 ～ 4 天或更晚	1 ～ 2 周或更长	早期以非结合胆红素增高为主，晚期以结合胆红素增高为主	溶血性，晚期合并肝细胞性	感染中毒症状
G–6–PD 缺乏症	生后 2 ～ 4 天	12 周或更长	非结合胆红素升高为主	溶血性	贫血，常有发病诱因
新生儿肝炎	生后数日至数周	4 周或更长	结合胆红素升高为主	阻塞性及肝细胞性	黄疸和大便颜色有动态变化，GPT 升高，激素可退黄
先天性胆道梗阻	生后 1 ～ 3 周	持续升高不退	结合胆红素升高	阻塞性及肝细胞性	早期一般情况良好，晚期发生胆汁性肝硬化

【辨证论治】

1. 辨证思路 首先要区分生理性黄疸和病理性黄疸，然后再针对病理性黄疸辨阴黄与阳黄。若出现变证，应注意鉴别胎黄动风与胎黄虚脱。

2. 治疗原则 本病病位主要在脾胃、肝胆，其基本病机为脾胃湿热或寒湿内蕴，导致肝失疏泄，胆汁外溢。本病的基本治法为利湿退黄，随证治之：阴黄治以温中化湿退黄，阳黄治以清热利湿退黄，气滞血瘀治以化瘀消痞退黄。

3. 辨证推拿

（1）湿热熏蒸

证候：面目、皮肤发黄，色泽鲜明如橘，哭声响亮，口渴唇干，或有发热，不欲吮乳，大便秘结，小便深黄。舌质红，苔黄腻，指纹色紫。

治法：清热利湿，利胆退黄。

处方

清热利湿：清补脾经，清大肠，清小肠，退六腑，揉阴陵泉。

利胆退黄：清肝经，揉肝俞、胆俞，搓摩胁肋。

随症加减：大便秘结，加推下七节骨；小便深黄，加揉中极、推箕门。

（2）寒湿阻滞

证候：面目、皮肤发黄，色泽晦暗，持续不退，四肢欠温，精神萎靡，纳少腹胀，大便溏薄色灰白，小便色黄而长。舌质淡，苔白腻，指纹色红。

治法：温中化湿，利胆退黄。

处方

温中化湿：补脾经，揉外劳宫、一窝风，擦脾俞、胃俞。

利胆退黄：揉肝俞、胆俞，搓摩胁肋。

随症加减：四肢欠温，加推三关。

（3）气滞血瘀

证候：面目、皮肤发黄，颜色逐渐加深，晦暗无华，右胁下痞块质硬，肚腹膨胀，青筋暴露，或见瘀斑、衄血，唇色暗红。舌见瘀点，苔黄，指纹紫而滞。

治法：活血化瘀，利胆退黄。

处方

活血化瘀：揉膈俞、三阴交、血海、期门。

利胆退黄：清肝经，揉肝俞、胆俞，按弦走搓摩。

随症加减：肚腹膨胀，加顺时针摩腹、揉中脘、天枢。

【预防护理】

1. 预防

（1）妊娠期注意饮食卫生，忌食辛热之品，不可滥用药物。

（2）孕母若有肝炎病史，或曾产育过病理性黄疸婴儿者，产检时应检测血清中抗体及动态变化，并采取相应预防性服药措施。

（3）加强围生期保健，防止产前、产时及产后各种高危因素的发生，如窒息、酸中毒等。

2. 护理

（1）密切观察婴儿皮肤颜色的变化，及时了解黄疸出现时间及消退时间。

（2）注意保暖，提早开奶；避免新生儿脐部、臀部及皮肤损伤，防止感染。

（3）注意观察黄疸患儿的全身情况，如有无精神萎靡、嗜睡、吸吮困难、惊惕不安、两目直视、四肢抽搐等症状，以便及时发现重症患儿。

【临证提要】

1. 明确诊断，排除胆道畸形、肝炎、溶血症等引起的病理性黄疸。

2. 推拿治疗生理性黄疸和母乳性黄疸具有较好的临床疗效，可明显缩短病程；推拿治疗继发性黄疸时，应查明病因，配合其他疗法进行综合治疗。

第二节　小儿肌性斜颈

小儿肌性斜颈（infantile congenital muscular torticollis）是指由于一侧胸锁乳突肌挛缩导致的以头颈歪向患侧、颜面转向健侧、颈部活动受限为主要特征的一种病证。多发生于出生后 2 周至 1 个月的婴儿，发病率为 1% ～ 2%，是新生儿、婴幼儿肌肉骨骼系统最常见的病证之一。本病属于中医学“筋挛”“筋缩”“颈筋结聚”的范畴。

【病因病机】

1. 胎位不正　由于胎儿先天不足或胎位不正导致气血运行不畅，脉络阻滞，筋脉失于濡养而致颈部筋结。

2. 胎中损伤　孕妇不慎跌仆闪挫或久坐、侧卧，致胎儿颈部筋脉受损，气血运行不畅，瘀阻筋脉，日久而致颈部筋结。

3. 产伤　分娩时一侧胸锁乳突肌因受产道或产钳挤压或牵拉伤，导致局部筋脉受损，气血运行不畅而致颈部筋结。

【临床诊断】

1. 病史　有产道或产钳挤压损伤史。

2. 临床表现　头颈歪向患侧，颜面转向健侧；颈部多于生后 2 周左右出现肿块，患侧胸锁乳突肌内可触及硬而无痛且边界清晰的梭形肿物；患侧颜面部较健侧小。

3. 辅助检查　超声早期检查可了解肿块的性质和大小，后期检查可了解肌肉纤维化程度。X 线检查可排除枕颈部畸形、自发性寰枢椎旋转性半脱位等引起的斜颈。

【鉴别诊断】

1. 颈部肿块鉴别　肿块无明显压痛者，多见于肌性斜颈或多为颈部淋巴结；若伴有明显压痛者，多见于产伤导致的锁骨骨折、颈部化脓性淋巴腺炎、扁桃体炎合并淋巴腺炎及结核性淋巴腺炎。肿块单发且为核桃大小者，多见于肌性斜颈；若数量较多、呈串珠状者，多为颈部淋巴结；若有压痛，大小不一，不伴有颈部活动障碍者，多为淋巴腺炎。

2. 斜颈鉴别　斜颈伴有运功功能障碍、反射异常、斜视、眼球震颤、肌肉僵硬等表现，多为神经性斜颈，如颅后窝肿瘤、脊髓空洞等；斜颈伴有斜视、眼球外上方肌肉麻痹者，多为眼性斜颈；颈部姿势异常伴有活动受限、无包块者，多为骨性斜颈；颈部倾斜但无包块，被动矫正可达中立位者，多为习惯性斜颈；颈部偶见歪斜，每次发作时间不等，伴有躯体侧弯，多为良性阵发性斜颈。

【辨证论治】

1. 辨证思路　首辨肿块与非肿块型。肿块型常有产伤史，胸锁乳突肌肿块较大，质稍硬，边界清，旋转受限明显，小月龄患儿多见；非肿块型常有胸锁乳突肌挛缩，头部歪斜严重，两侧肩背部力量差别较大，稍大月龄患儿多见。

2. 治疗原则　本病的基本病机为气血瘀滞，筋肉结聚，多与肝、肾、脾有关；其基本治法为舒筋通络、松解粘连，肿块型治以舒筋散结，非肿块型治以舒筋通络。

3. 辨证推拿

（1）肿块型

临床表现：头部歪向患侧，颜面转向健侧，头颈向患侧旋转受限，患侧颈部可触及梭形肿块，患侧的颜面、眼睛较健侧小。

治法：活血化瘀，舒筋散结。

操作：①患儿取仰卧位，术者以拇指推揉、拨揉患侧胸锁乳突肌肿块处，操作3～5分钟。②术者一手扶住患侧肩部，另一手扶住患儿头顶，使患儿头颈缓慢向健侧侧屈并微旋转，以抻展患侧胸锁乳突肌，操作3～5遍。③术者以拇、食二指拿揉患侧胸锁乳突肌，操作1～3分钟。

（2）非肿块型

临床表现：头颈歪向患侧，颜面转向健侧，头颈向患侧旋转或伴有受限，患侧颈部可触及较硬的肌束，可见患侧的颜面、眼睛较健侧小。

治法：活血化瘀，舒筋通络。

操作：①患儿取仰卧位，术者于患侧胸锁乳突肌施用推揉法，重点在胸锁乳突肌起止处施术，操作1～3分钟；然后以拇指弹拨胸锁乳突肌起止点1～2分钟。②术者一手扶住患侧肩部，另一手扶住患儿头顶，使患儿头颈缓慢向健侧侧屈并微旋转，以抻展患侧胸锁乳突肌，操作3～5遍。③术者以拇、食二指拿揉患侧胸锁乳突肌，操作1～3分钟。

【预防护理】

1. 预防

（1）孕期不宜久坐及长时间侧卧。

（2）注意观察婴幼儿的头颈姿势，做到早发现、早诊断、早治疗、早康复。

2. 护理

（1）推拿治疗后，应避风寒，患儿睡姿宜取仰卧位。

（2）尽量让患儿做与斜颈方向相反方向的运动，有助于矫正康复。

【临证提要】

1. 辨识肿块型与非肿块型，明确诊断，以辨证施术。

2. 推拿治疗肌性斜颈临床疗效显著，可作为本病的首选保守疗法；但推拿治疗前应排除骨性斜颈、眼性斜颈及神经性斜颈。

3. 若保守治疗无效，病程超过1年且胸锁乳突肌出现挛缩、纤维化者，应建议手术治疗。

第三节　小儿桡骨头半脱位

小儿桡骨头半脱位（infantile radial head subluxation），又称“牵拉肘”，是指前臂在牵拉外力的作用下，桡骨小头自环状韧带处脱出，肱桡关节囊、环状韧带嵌顿在肱桡关节间隙，引起肘部疼痛、功能活动障碍的一种病证。多见于3岁以内的小儿。本病与关节的一般脱位不同，仅是桡骨头略微离开正常解剖位置，无严重的软组织损伤。因此，手法复位比较容易。

【病因病机】

1. 内因　婴幼儿桡骨头发育不完善以及附着于桡骨头的环状韧带发育不全是小儿桡骨头半脱

位发生的解剖学基础。小儿的肱桡关节囊和环状韧带较成人松弛，故在前臂的牵拉状态下易发生半脱位。

2. 外因　多因婴幼儿在肘关节伸直时腕部受到牵拉所致，如穿脱衣服、跌倒时成人牵拉其腕部等。由于肘部突然受到牵拉，肱桡关节间隙加大，关节内负压骤增，关节囊和环状韧带被吸入到肱桡关节间隙，桡骨头被环状韧带卡住，阻碍其回位而致桡骨头半脱位。

【临床诊断】

1. 病史　有肘部牵拉损伤史，部分患者受伤时或可闻及肘部“弹响”声。

2. 临床表现　肘部受到牵拉后，患儿立即哭闹不安，肘部疼痛，拒绝触碰；患侧肘关节呈半屈曲位，前臂处于旋前位，旋后抬举或握物受限；桡骨头处压痛，局部无明显肿胀或畸形。

3. 辅助检查　X 线检查未见异常表现。

【鉴别诊断】

1. 桡骨头骨折　多发生于幼儿摔倒时，肘部疼痛、肿胀，桡骨头局部压痛，不能旋转前臂，伸肘疼痛加重。X 线检查可见骨折表现。

2. 尺骨鹰嘴骨折　多见于成人，无移位骨折者可见肿胀、压痛；伴有移位骨折及合并脱位骨折者，肿胀范围较广泛；肘后方可触及凹陷、骨折块或闻及骨摩擦音，肘关节功能活动丧失。

【辨证论治】

1. 辨证思路　根据病史、疼痛部位、性质及功能活动受限等临床表现可进行定位、定性诊断。患侧握力减退及前臂抬举受限是本病的主要诊断依据，但应注意排除上肢及锁骨骨折。

2. 治疗原则　本病的基本治法为理筋整复，辅以后期的防护。

3. 推拿治疗

（1）*手法复位*：家长抱患儿正坐，术者与患儿相对。以右侧为例，术者左手拇指置于桡骨头外侧处，右手握其腕部，慢慢地将前臂旋后，大多数患儿在旋后过程中常可复位。若尚不能复位，右手可稍加牵引至肘关节伸直旋后位，左手拇指加压于桡骨头处，然后屈曲肘关节，常可闻及轻微的入臼声或触及入臼感；或屈肘 90°向旋后方向来回旋转前臂亦可复位。

（2）*复位后处理*：复位后患儿肘部疼痛立即消失，停止哭闹，屈肘自如，前臂能抬举取物。若无明显肿胀，一般不用做任何处理，并嘱家长在小儿穿脱衣服时多加注意，避免牵拉患肢，以防形成习惯性脱位。

【预防护理】

1. 预防　嘱患儿家长避免过度牵拉小儿的肘部。

2. 护理　家长给儿童穿脱衣物时应轻柔，避免暴力牵拉小儿腕部；玩耍时，避免各种过伸肘关节的动作。

【临证提要】

1. 推拿治疗该病效果显著，复位后，患儿肘部疼痛立即消失，活动自如，一般不需固定及药物治疗。

2. 对于习惯性脱位的患儿，家长平时应避免牵拉患侧手臂，养成穿衣时先穿患侧、后穿健侧

以及脱衣时先脱健侧、后脱患侧的习惯，以防复发。

第四节　小儿髋关节损伤

小儿髋关节损伤（infantile hip injury），又称“小儿髋关节错缝”，是以小儿单侧髋关节疼痛或不适为主要特征的一种病证。常伴有跛行或不愿行走、膝部疼痛、髋部肿胀及功能活动受限等症状。多见于4～10岁儿童，男孩多于女孩。若治疗得当，预后良好；若失治误治，可导致小儿髋关节的发育异常。

西医学认为，小儿髋关节损伤与单一动作超量运动、去甲肾上腺素一过性分泌增多等多种因素有关。

【病因病机】

小儿髋关节损伤大多与外伤、劳逸不当及正气不足有关，其基本病机为气滞血瘀。

1. 损伤　劳损或外伤使经脉损伤，血溢脉外，离经之血聚于髋部，久而因瘀生热，湿热相搏，血行不畅而致髋部疼痛、功能活动障碍。

2. 外感风寒　感受风寒，寒邪入里，阻滞经络，气血运行不畅而致髋部疼痛、功能活动障碍。

3. 正气不足　正气亏虚，风寒湿邪乘虚侵袭机体，邪滞经络，不通则痛，出现髋部肿痛、肢体活动不利等症状。

【临床诊断】

1. 病史　有下肢外伤史或过度活动史。

2. 临床表现　腹股沟及髋部疼痛，疼痛部位较深，局部多无红肿。部分患儿伴有膝关节、大腿中部疼痛感，出现疼痛性跛行。若患儿年龄较小，则可出现夜啼、体温升高等症状。

3. 辅助检查　骨盆正位片可见患侧髋关节囊阴影膨胀，积液过多时，股骨头有侧方移位，关节间隙增宽。彩超检查可见患侧与健侧股骨颈前间隙差值＞1～2mm。实验室检查可见白细胞计数及血沉正常，关节液细菌培养为阴性。

【鉴别诊断】

1. 滑膜型髋关节结核　慢性起病，无明显原因的髋部疼痛、跛行，反复发作，结合结核接触史、肺部病灶及全身中毒症状可进行鉴别。

2. 急性化脓性髋关节炎　急性起病，体温＞39℃，局部肿胀，压痛明显，髋关节活动受限，Thomas征（髋关节屈曲挛缩试验）阳性，关节液内可见大量脓细胞，涂片可见金黄色葡萄球菌。

【辨证论治】

1. 辨证思路

（1）辨病因：本病多因外伤、外感寒邪所致。

（2）辨病位：根据腹股沟、髋部疼痛部位，可辨明病位。

（3）辨虚实：疾病早期，起病较急，多为实证；部分迁延不愈者，多为虚证。

2. 治法 理筋整复，活血止痛。

3. 推拿治疗

（1）接揉髋部：患儿取俯卧位，术者先用㨰法在环跳、秩边、居髎穴操作1～2分钟；然后以掌按揉髋部1～3分钟。

（2）拔伸髋部：患儿取俯卧位，术者双手握住患儿双踝，先牵引1～3分钟，使患儿的髋关节倾斜得到纠正。

（3）整复髋部：患儿取仰卧位，术者立于床侧，一手置于患儿膝部，另一手握住患儿踝部，屈膝屈髋使患侧大腿紧贴其腹部，足跟触及臀部，做内收、内旋动作，当听到咔嗒声或触及关节弹跳感后，再伸直下肢。

（4）抖动患肢：双手握住患侧踝关节，使下肢略伸直，进行小幅度的上下轻巧抖动1分钟。

【预防护理】

1. 预防

（1）适当进行体育锻炼，避免长期剧烈运动。

（2）注意保暖，避免髋部着凉。

2. 护理

（1）患儿治疗后不能负重，需卧床休息2～3天。

（2）多食富含维生素、蛋白质及清淡易消化的食物，避免食用辛辣、肥腻之品。

【临证提要】

1. 推拿治疗小儿髋关节损伤具有较好的疗效，但需排除小儿类风湿性关节炎、髋关节结核、先天性髋关节脱位、股骨头无菌性坏死（多见于6～8岁儿童）等疾病。

2. 推拿治疗时应保证患髋的绝对休息，嘱患儿勿站立行走，以减轻关节压力，解除髋周肌痉挛，有助于髋关节囊、肌腱的修复。

第五节 脑瘫

脑性瘫痪（cerebral palsy）是指自受孕开始至出生后一个月内各种原因的非进行性脑损伤和发育缺陷所导致的脑功能异常，主要表现为中枢性运动障碍及姿势异常。症状在婴儿期出现，常伴有智力低下、癫痫、行为异常、精神障碍及视觉、听觉和语言障碍等症状。

西医学认为，本病病因复杂，多种产前、产时或产后因素，如脑缺氧、颅内出血、感染、脑发育畸形、胆红素脑病等均可导致患儿不同程度的大脑皮质萎缩、脑回变窄、脑沟增宽等病理改变，从而引起脑性瘫痪。具有早产、低出生体重、多胎、母亲高龄等特征者，脑瘫患病率较高，国内发病率为1.8‰～4‰。本病属中医学“五迟”“五软”的范畴。

【病因病机】

1. 先天因素 孕妇调摄失宜，胎元在发育过程中，孕母受热毒、外邪、外伤、惊吓、药物等不良因素刺激，导致胎儿髓海不充，脑发育障碍；或堕胎不成而成胎者，脑髓未充，筋骨失养而致脑瘫。

2. 后天因素 多与产伤或新生儿染疾有关。如难产、产伤后颅内出血，或脐带绕颈、产中胎

盘早剥，或出生后窒息、中毒、护理不当，导致瘀阻经络，筋脉失养，气血不能输布于脑和四肢；或因高热惊厥、昏迷造成脑髓损伤；或因喂养不当，导致脾胃虚弱，精髓不充，而致脑瘫。

【临床诊断】

1. 病史　有孕期、围生期及新生儿期脑损伤史。

2. 临床表现　婴儿期内出现中枢性瘫痪，伴有智力低下、惊厥、行为异常、感知障碍及其他异常；排除进行性疾病所致的中枢性瘫痪及正常小儿一过性运动发育迟缓。

3. 辅助检查　MRI 在病因学诊断上优于 CT。伴有癫痫发作时，需进行脑电图（EEG）检查。肌电图对于区分肌源性或神经源性瘫痪，特别是对上、下运动神经元损伤的鉴别诊断具有重要意义。

4. 脑瘫分类

（1）依据神经病理学、临床症状及体征分类

①痉挛型：最常见，病变部位主要在锥体束系统，表现为肌张力高、腱反射亢进，严重者有踝阵挛，2 岁以后巴氏征仍呈阳性。早期表现为握持反射增强，不对称性颈紧张反射至生后 5 个月仍存在。患儿站立时全身紧张，双上肢屈曲，双下肢交叉呈剪刀样，足跟不能着地，髋、膝关节屈曲、挛缩；严重者，伴有关节畸形、挛缩、废用性肌萎缩等表现。

②手足徐动型：病变部位主要在锥体外系，表现为竖头困难、四肢不自主运动。

③共济失调型：此型少见。

④混合型：此型少见。

（2）脑瘫按活动度将运动障碍分为 3 级

①轻度：能独立行走，但登梯时可能需要辅助器具。

②中度：活动受限，需要辅助器具。

③重度：不能活动，需要轮椅并且需要他人推动。

【鉴别诊断】

痉挛型脑瘫应与脑白质营养不良、缓慢生长的大脑半球肿瘤进行鉴别，痉挛型双下肢瘫应与脊髓病变引起的截瘫进行鉴别，共济失调型应与缓慢进行的小脑退行性变进行鉴别，肌张力低下者应与婴儿型脊髓性肌萎缩进行鉴别。

【辨证论治】

1. 辨证思路

（1）辨病因：发育迟缓，筋骨痿弱，惊惕不安，夜啼，多为肝肾亏损；肌肉松弛，倦怠乏力，面白无华，厌食，多为心脾两虚；喉间痰鸣，舌胖有瘀斑瘀点，多为痰瘀阻滞；手足震颤，四肢抽动，面色萎黄，神疲乏力，大便稀溏，多为脾虚肝旺。

（2）辨虚实：发育迟缓，肢体痿软，多为虚证；反应迟钝，步态不稳，吞咽困难，喉间痰鸣，舌胖有瘀斑瘀点，多为实证。

2. 治疗原则　先天因素所致的脑髓不充或后天因素所致的脑髓受损是本病的基本病机。因此，本病的基本治法为健脑益智，疏通经络。若髓海不满、气血亏虚，治以补肾填精、健运脾胃；脾虚肝旺，治以扶土抑木；心脾两虚，治以补益气血、养心安神；痰浊内生以及外伤、久病入络者，治以化痰逐瘀。

3. 推拿治疗

（1）基本操作

①头面部操作：患儿取仰卧位，术者坐其头侧。

抹面部：术者以双手拇指开天门，抹前额（上、中、下三条线），抹眉弓、眶上缘、眼球、眶下缘，分抹颧髎一线（睛明、迎香、巨髎、颧髎、下关），分抹人中、承浆。操作 2 ～ 3 遍。

按揉经穴：术者按揉睛明、承泣、四白、巨髎、颧髎、下关、颊车、耳门、听宫、听会、太阳、头维、角孙、率谷等穴。操作 2 ～ 3 遍。

分推头部经脉：术者以双拇指自前向后分推头部督脉、两侧足太阳膀胱经。操作 2 ～ 3 遍。

按揉头部经穴：术者以双拇指自前向后沿头部督脉、两侧足太阳膀胱经分别交替点按至头顶部，然后掐揉百会、四神聪。操作 2 ～ 3 遍。

搔、叩头部：术者用搔法沿头部督脉、足太阳膀胱经进行施术，然后用中指尺侧叩击神庭、百会穴，最后用五指尖叩击头部督脉、两侧足太阳膀胱经。操作 2 ～ 3 遍。

擦、扫颞侧胆经：术者以食中二指直擦颞侧胆经，然后用五指扫散颞侧胆经。操作 2 ～ 3 遍。

拿五经及项后肌群：术者一手托住患儿枕后，另一手自前向后拿五经；然后于项后部自下而上拿揉项后大筋。操作 2 ～ 3 遍。

抹、点项后部：术者以双掌交替托抹项后部，然后依次点按风池、风府、天柱穴。操作 2 ～ 3 遍。

②背腰部及下肢后侧操作：患儿取俯卧位，术者站其体侧。

㨰背腰及下肢部：术者沿斜方肌、肩胛骨周围、冈下窝往返施术，然后沿背腰部及下肢部膀胱经往返施术，最后沿下肢外侧足少阳胆经往返施术。操作 2 ～ 3 遍。

按揉背腰部：术者用按揉法沿背腰部及下肢部膀胱经往返施术。操作 2 ～ 3 遍。

点按经穴：术者以拇指点按肩井、天宗、肾俞、背腰部夹脊、环跳、秩边、承扶、殷门、居髎、风市、委中、承山、太溪、昆仑等穴。操作 3 ～ 5 分钟。

拿下肢：术者拿下肢后侧至足跟。操作 2 ～ 3 遍。

推背腰下肢部：术者用掌推法沿背腰下肢部膀胱经进行施术，操作 2 ～ 3 遍；然后用刨推法施术于胁肋部及双下肢。操作 2 ～ 3 遍。

拍背腰下肢部：术者以虚掌自上而下竖拍两侧足太阳膀胱经、督脉三条线，然后拍打下肢膀胱经及胆经，最后横拍腰骶部。操作 2 ～ 3 遍。

③上肢部操作：患儿取仰卧位，术者站其体侧。

㨰肩部：术者先㨰肱二头肌、肘窝、前臂掌侧，然后㨰三角肌、肱三头肌、前臂背侧。操作 2 ～ 3 遍。

拿上肢：术者先拿肱二头肌、前臂尺侧，然后拿肱三头肌、前臂桡侧，最后拿三角肌。操作 2 ～ 3 遍。

按揉经穴：术者以拇指按揉云门、中府、肩前、肩髃、肩髎、曲池、手三里、外关、合谷、中渚等穴。操作 1 ～ 3 分钟。

摇上肢关节：术者先摇肩关节，然后摇肘关节、腕关节，最后捻理十指。操作 2 ～ 3 遍。

④下肢部前侧操作：患儿取仰卧位，术者站其体侧。

㨰下肢前侧及外侧：术者用㨰法沿下肢足阳明胃经、足少阳胆经往返施术。操作 2 ～ 3 遍。

掌揉下肢：术者先用掌根揉法沿股四头肌往返施术；然后让患儿屈髋屈膝，术者以双掌合揉下肢内、外侧。操作 2 ～ 3 遍。

拿下肢：术者先用五指拿法沿股四头肌、股内收肌往返施术；然后让患儿屈膝屈髋，术者以食、中、无名三指拘拿腓肠肌。操作 2 ～ 3 遍。

按揉下肢经穴：术者以拇指按揉髀关、伏兔、血海、梁丘、风市、足三里、丰隆、三阴交、绝骨、太溪、解溪、内庭、太冲、涌泉等穴。操作 1 ～ 3 分钟。

推下肢：术者用掌推法沿股前侧或股外侧、小腿前外侧至踝部进行施术。操作 2 ～ 3 遍。

摇下肢关节：术者先摇髋关节，然后摇膝关节，最后摇踝关节。操作 2 ～ 3 遍。

（2）辨证推拿

①肝肾亏损

证候：发育迟缓，筋骨痿弱，立迟、行迟、发迟，五硬（头项硬、口硬、手硬、足硬、肌肉僵硬）明显，惊惕，夜啼，烦躁，肢体强直，关节屈伸不利。舌淡，少苔，脉沉细无力。

治法：滋补肝肾，健脑益智。

处方

滋补肝肾：补肾经，揉二马、肝俞、肾俞、太溪。

健脑益智：摩囟门，掐揉百会、四神聪，捏脊。

随症加减：惊惕、夜啼，加清肝经、捣小天心、揉印堂。

②心脾两虚

证候：肌肉松弛，五软明显，智力低下，神情倦怠，咀嚼无力，唾液多，发稀疏，面白无华，厌食，大便稀溏或秘结。舌质胖，苔少，脉细弱、指纹淡红。

治法：补益气血，养心安神。

处方

补益气血：补脾经，揉脾俞、足三里、三阴交。

养心安神：揉神门、心俞、膈俞，摩囟门，掐揉百会、四神聪。

随症加减：大便稀溏，加捏脊、补大肠。

③痰瘀阻滞

证候：五硬，肢体麻木不遂，关节强硬、屈伸不利，语言不利，耳窍不聪，反应迟钝，步态不稳，吞咽困难，喉间痰鸣。舌胖有瘀斑瘀点，苔厚腻，脉沉涩，指纹暗滞。

治法：豁痰开窍，逐瘀通络。

处方

豁痰开窍：清补脾经，揉丰隆、阴陵泉，掐揉百会、四神聪。

逐瘀通络：点合谷、天宗、环跳、阳陵泉、血海、三阴交、膈俞。

随症加减：语言不利，加点按廉泉、哑门；耳窍不聪，加揉耳门、听宫、听会。

④脾虚肝旺

证候：偏脾虚，以五软为主；偏肝旺，以五硬为主。手足震颤，肢体扭转，表情怪异，四肢抽动，时作时止，运动无力，口角流涎，面色萎黄，神疲乏力，不思饮食，大便稀溏。舌淡，苔白，脉弦细，指纹淡红。

治法：平抑肝木，健脾益智。

处方

健脾益智：补脾经，揉脾俞、足三里，摩囟门，掐揉百会、四神聪，捏脊。

平抑肝木：按揉合谷、太冲、肝俞，搓摩胁肋，清肝经。

随症加减：纳差，加掐揉四横纹；口角流涎，加按揉廉泉。

【预防护理】

1. 预防

（1）避免脑瘫的危险因素，如产时窒息、低出生体重、新生儿期感染及外伤等。

（2）孕母要远离风疹、弓形体病、李司忒菌病患者，以防感染；避免外伤、早产及难产，及时防治新生儿母子血型不合溶血病。

2. 护理

（1）管理好饮食，防止营养不良、消化不良，预防褥疮；吞咽困难者缓慢进食，给予易于下咽的食物。

（2）重视心理调护，防止患儿出现自悲情绪，增强克服困难的信心。

（3）加强教育训练，积极锻炼动作和语言。

【临证提要】

1. 本病应早发现，早诊断，早治疗，年龄越小，疗效越好。推拿治疗小儿脑瘫，可促使瘫痪肌肉恢复功能或减轻肌肉痉挛，尤适用于 5 岁以下的患儿。针对 5 岁以上的患儿，除推拿之外，还应配合矫形治疗。

2. 对于肌张力偏高的患儿，手法以轻柔为宜；而对于肌张力低下的患儿，手法以重刺激为宜。

3. 采取药物、针灸、推拿等多种疗法进行综合治疗，配合合理的教育和功能训练以及充足的营养供给，是本病获取最佳疗效的关键。

第六节　特发性脊柱侧凸

生长发育期间原因不明的脊柱侧凸，称为“特发性脊柱侧凸”（idiopathic scoliosis）。好发于青少年，女孩多于男孩。本病早期不易被发现，侧凸较轻者一般不会出现严重并发症，侧凸较重者可对患儿造成较严重的心理和生理影响。如胸段脊柱侧凸可导致胸廓发育畸形，胸腔容积变小，从而影响心肺发育以及肺活量。

【病因病机】

1. 遗传因素　特发性脊柱侧凸与遗传因素有关。父母均有侧凸者，其子女患病可能性是正常人的 50 倍。

2. 激素影响　特发性脊柱侧凸可能与生长激素有关。如女性患儿的身高常比同龄正常女孩高。

3. 结缔组织发育异常　患儿的结缔组织中存在胶原和蛋白多糖质与量的异常，此是侧凸的原发因素还是继发因素，目前尚不清楚。

4. 神经 – 平衡系统功能障碍　人体平衡系统有控制作用于人体上的各种重力和维持人体在各种不同状态下平衡的功能。在这个平衡系统反射弧中的某个反射环节上出现功能障碍，脊柱就有可能发生侧凸来调整或建立新的平衡。

5. 神经 – 内分泌系统异常　血清褪黑素的降低可能是发生脊柱侧凸的重要始动因素，并与脊柱侧凸的进展有关。

6. 其他因素 高龄母亲的后代易患特发性脊柱侧凸，且进展较快。此外，铜代谢异常在特发性脊柱侧凸的发病中亦起着某种作用。

【临床诊断】

1. 病史 部分患儿有长期不良习惯性姿势史。

2. 临床表现 冠状面脊柱侧凸，矢状面脊柱生理弯曲改变、椎体旋转。早期征象为双髋不等高，腰部不对称，一侧肩膀比另一侧明显凸出或增大，出现“剃刀背”，女孩双乳发育不均等，平卧时双下肢不等长。较明显的患儿，可发现两侧肩胛高低不在同一个平面或体态畸形。严重畸形者可有内脏功能紊乱表现，如心肺发育不良、肺活量低以及活动时出现胸闷、心悸、气促等症状。

3. 辅助检查

（1）X线检查：X线检查是诊断特发性脊柱侧凸的主要手段，站立位脊柱正位X线片的脊柱弯曲角度大于10°即可确诊。

（2）CT检查：经各椎体椎弓根平面的CT平扫，有助于了解各椎体的旋转情况。

4. 特发性脊柱侧凸分型

（1）年龄分型：根据发病年龄一般将特发性脊柱侧凸分为三种类型：婴儿型（0～3岁）、少儿型（3～10岁）、青少年型（10岁之后）。

（2）解剖分型：根据脊柱侧凸顶椎所在的解剖位置可分为颈弯（顶椎在C_1～C_6之间）、颈胸弯（顶椎在C_7～T_1之间）、胸弯（顶椎在T_2～T_{11}之间）、胸腰弯（顶椎在T_{12}～L_1之间）、腰弯（顶椎在L_2～L_4之间）、腰骶弯（顶椎在L_5或S_1）。

【鉴别诊断】

1. 胸椎结核 疼痛常是最先出现的症状，表现为脊柱后凸、背痛，下胸椎病变者可表现为腰骶部疼痛。起病缓慢，伴有低热、疲倦、消瘦、盗汗、食欲不振及贫血等症状。

2. 先天性脊柱侧凸 由于脊柱胚胎发育异常所致，发病较早，大部分在婴幼儿期被发现，发病机理为脊椎的结构性异常和脊椎生长不平衡，鉴别诊断并不困难，X线摄片可发现脊椎有结构性畸形。

3. 神经肌源性脊柱侧凸 可分为神经性和肌源性两种。前者包括上运动神经元病变的脑瘫、脊髓空洞等和下运动神经元病变的小儿麻痹症等；后者包括肌营养不良、脊髓性肌萎缩症等。这类侧凸是因神经系统和肌肉失去了对脊柱躯干平衡的控制调节作用所致，其病因常需仔细的临床检查才能发现，有时需用神经－肌电生理或神经－肌肉活检才能明确诊断。

【辨证论治】

1. 辨证思路

（1）辨病因：本病多因先天不足、后天失养及长期姿势不正引起，需要根据病史、临床表现及X线检查确定侧凸类型之后，方能选择相适宜的治疗方法。

（2）辨病位：根据临床表现、X线检查确定病变部位，方能辨病位施术。

2. 治法 舒筋通络，理筋整复，矫正畸形。

3. 推拿治疗

（1）滚背腰部：患儿取俯卧位，术者先用滚法沿斜方肌、肩胛骨周围、冈下窝往返施术，然后沿背腰部膀胱经往返施术。操作 2 ～ 3 遍。

（2）按揉背腰部：术者用按揉法沿背腰、下肢部膀胱经往返施术。操作 2 ～ 3 遍。

（3）弹拨背腰部：术者用弹拨法沿斜方肌、肩胛骨内侧缘、冈下肌进行施术，然后弹拨第三腰椎横突处、臀中肌。操作 2 ～ 3 遍。

（4）点按经穴：术者以拇指点按天宗、肾俞、居髎、委中、承山、太溪、背腰夹脊、环跳、秩边，以得气为度。操作 1 ～ 3 分钟。

（5）整复胸腰椎：术者用胸椎扳法、腰椎扳法施术于胸椎、腰椎，左右各操作 1 次。

（6）错位椎体矫正手法：患儿取俯卧位。第一助手立于患者足部床边，双手紧握双踝，并根据病变节段调整双下肢高度；第二助手立于患者床头，双手握持患儿双侧腋下。术者一手拇指按于错位椎体上一节的棘突旁约 2cm 处，另一手拇指按于错位椎体棘突的对侧旁约 2cm 处。嘱患儿深呼吸，于呼气末时，两助手同时用力朝相反方向牵拉，术者双拇指同时向对侧做轻巧推按。操作 1 ～ 2 次。

（7）推背腰部膀胱经：术者用掌推法沿背腰部膀胱经进行施术。操作 2 ～ 3 遍。

（8）叩击腰背部：术者以小鱼际横向叩击腰背部膀胱经，然后以拳背击大椎、八髎穴。操作 2 ～ 3 遍。

（9）拍背腰部：术者以虚掌从上向下竖拍膀胱经、督脉三条线，然后横拍腰骶部。操作 2 ～ 3 遍。

【预防护理】

1. 预防

（1）端正坐姿：日常生活中患儿要注意保持身形正直，不可歪斜趴于桌面。写字看书保持“三个一”，即眼睛离桌面一尺，胸离桌子一拳，手离笔尖一寸。

（2）挺拔站姿：从正面看时，两目正视，两肩平齐，两臂自然下垂，两脚平行，身体重心落于两腿正中；从侧面看时，两目平视，下颌微收，挺胸收腹，身体呈自然的“S”曲线。

2. 护理

（1）睡眠时可使用高低合适的枕头垫起患儿背部进行矫正。

（2）患儿写作业及使用电脑时注意姿势正确，家长帮助患儿进行背部正确姿势拉伸。

【临证提要】

1. 推拿治疗强调筋骨并调，重视调整胸肋，改善胸廓畸形，以恢复脊柱力学平衡。

2. 早期诊治具有较好的疗效，患儿应在青春发育期前接受推拿治疗。

3. 对因姿势不良而导致的患儿，应嘱家长督促其纠正不良姿势；对侧凸明显的患儿，早期可穿塑料背心或石膏背心等器具进行矫正。若保守治疗无效或患先天性脊柱侧凸，建议手术矫正。

第七节　儿童自闭症

儿童自闭症（infantile autism），又称“孤独症”，起病于婴幼儿期，是以不同程度的人际交往障碍、言语发育障碍、兴趣狭窄和行为方式刻板为主要特征的广泛性发育障碍。以男童多见，男女比例为（4 ～ 10）∶ 1，国内发病率约为 1%。

西医学认为，其病因可能与家族遗传、母体孕产期失调、环境影响、染色体改变、神经及脑

改变等诸多因素有关。本病属中医学“五迟”“五软”“胎弱”的范畴。

【病因病机】

1. 肾精亏虚 孕母感受外邪，跌仆损伤，精神刺激，误服药物等损伤胎元，或父母体质欠佳，孕母素体虚弱，高龄妊娠，导致胎儿禀赋不足，肾精亏虚不能化髓充脑，元神不得滋养而致本病。

2. 心窍不通 心主神志，主藏神。若心神失养不能藏神，心窍不通，则见表情淡漠、神志痴呆、言语不清等表现。

3. 肝失条达 肝主疏泄，具有调畅气机和情志的作用。患儿由于其特殊的行为方式，常易受到责备，故肝失条达，气机郁滞。病程日久，可出现肝郁化火，引起情志活动异常而致本病。

【临床诊断】

1. 病史 大部分患儿无特殊既往病史，少数患儿有抑郁症、自闭症等精神障碍性遗传病史。

2. 临床表现 主要表现为社会交往障碍、言语障碍和兴趣与行为异常三个方面。

（1）社会交往障碍：患儿经常回避目光接触，对他人的声音缺乏反应和兴趣，呼其姓名常无明显反应，缺乏与同龄儿童玩耍或交往的兴趣，不能与同龄儿童建立伙伴关系。没有期待被抱起的姿势，或抱起时身体僵硬、不愿与人贴近。对父母不产生依恋，不会与他人分享快乐，遇到不愉快或受到伤害时也不会向他人寻求安慰。对社交常情缺乏理解，对他人情绪缺乏反应，交往方式存在问题，不能根据社交场合调整自己的行为。

（2）语言与交流障碍：语言与交流障碍是多数患儿就诊的主要原因。多数患儿有语言发育迟滞或障碍，通常到 2 ～ 3 岁时仍然不会说话。或者在正常语言发育后出现语言倒退，在 2 ～ 3 岁以前有表达性语言，随着年龄增长逐渐减少，甚至完全丧失，终身沉默不语或在极少数情况下使用有限的语言。

（3）兴趣范围狭窄：患儿对正常儿童所热衷的游戏、玩具都不感兴趣，而喜欢一些非玩具性的物品，如一个瓶盖或观察转动的电风扇等，并且可以持续数十分钟甚至几个小时而没有厌倦感。

（4）行为方式刻板：患儿的日常活动程序常固执不变，如上床睡觉时间、所盖的被子都要保持不变，外出时要走相同的路线等。若这些活动被制止或行为模式被改变，患儿会表现出不愉快和焦虑情绪，甚至出现反抗行为。患儿可有重复刻板动作，如反复拍手、转圈、重复蹦跳、跺脚等。

（5）其他表现：约 3/4 患儿存在精神发育迟滞，4% ～ 42% 患儿合并癫痫。部分患儿在认知发展不平衡的同时可出现“自闭症才能”，如在计算、推算日期、音乐、机械记忆和背诵等方面呈现超常表现。

3. 辅助检查 CT、MRI 检查，脑部结构未见特异性表现。

【鉴别诊断】

1. 智力残疾 此病属于精神发育迟滞（一般智商＜ 70 且社会适应行为较差）。在感知、社交、兴趣、语言等方面的发展与智商呈正比，发展的次序正常，愿意沟通交往，只是能力有限。

2. 注意缺陷多动障碍 与同龄儿童相比，以同时有明显的注意力集中困难、注意持续时间短暂及活动过度或冲动为主要特征的一种精神障碍。呈多基因遗传，常导致明显的学习与社交能力

下降。但随着年龄的增长和教育干预，症状可逐渐减轻或消失。

3. 听觉障碍　自闭症儿童一般无听力损失，发音器官功能正常，也可以说话，但主要是交往障碍，缺乏交往欲望。

4. 精神分裂症　自闭症与精神分裂症的症状有相似之处，如眼神不谋合、兴趣范围狭小等。但自闭症患儿以男童多见，精神分裂症患儿的男女发病比例相当。从遗传方面来看，精神分裂症有明显家族遗传倾向，常有幻听、妄想等症状，而自闭症患儿很少出现。

【辨证论治】

1. 辨证思路

（1）辨虚实：发育迟缓，神志痴呆，面色苍白，语言迟滞，多为虚证；动作过多，急躁易怒，情绪冲动，多为实证。

（2）辨病位：情绪不宁，多梦烦躁，病位在心；好动不静，冲动任性，常不能自控，病位在肝；言语不清，表情淡漠，病位在脾；发育迟缓，骨骼痿软，智力低下，病位在肾。

2. 治疗原则　本病病位在脑，与心、肝、脾、肾均有着密切关系；其为形神共病，治宜形神共治，以调和脏腑、醒脑开窍为基本治法，随证治以清心平肝、豁痰开窍、填精益髓。

3. 辨证推拿

（1）心肝火旺

证候：急躁易怒，任性固执，听而不闻，不易管教，情绪不宁，高声叫喊，跑跳无常，面赤口渴，狂躁谵语，夜不成寐，时有便秘溲黄，口干。舌尖红，苔黄，脉弦数。

治法：清心平肝，安神定志。

处方

清心平肝：清心经，清肝经，捣小天心，掐揉五指节，按揉合谷、太冲、行间。

安神定志：四大手法，按揉心俞、肝俞、内关、神门。

随症加减：狂躁谵语，加掐揉百会、四神聪。

（2）痰迷心窍

证候：神志痴呆，口角流涎，言语不清或喃喃自语，表情淡漠，对医生及父母的指令充耳不闻。舌体胖大，苔白腻。

治法：健脾益气，豁痰开窍。

处方

豁痰开窍：清补脾经，揉丰隆，掐揉百会、四神聪、内关。

健脾益气：揉脾俞、胃俞、中脘、足三里，捏脊。

随症加减：表情淡漠，加揉二马、摩囟门。

（3）肾精亏虚

证候：发育迟缓，身材矮小，囟门迟闭，骨骼痿软，动作迟缓，语言发育差，智力低下，精神呆钝，面色苍白，消瘦，营养发育欠佳。舌淡，苔白。

治法：补肾益髓，填精益智。

处方

补肾益髓：补肾经，揉二马、肾俞、太溪，捏脊。

填精益智：摩丹田，揉足三里，掐揉百会、四神聪。

随症加减：骨骼痿软，加揉大杼、绝骨。

【预防护理】

1. 预防

（1）注意围生期保健，孕妇应保持心情舒畅，生活有规律。

（2）科学喂养，饮食结构合理，保证营养均衡，适当参加户外活动。

2. 护理

（1）合理安排患儿的生活，积极与患儿互动，给予安慰和鼓励，避免精神刺激。

（2）加强语言及行为教育训练，对患儿的进步应及时给予表扬、鼓励，教育要循序渐进，切勿急躁，更勿训斥、打骂。

（3）加强管理，谨防患儿攻击性、破坏性、危险性行为的发生。

【临证提要】

1. 推拿治疗初期患儿若不配合，可调整推拿操作的顺序，以患儿能够接受为度。
2. 部分自闭症儿童的临床表现复杂，往往“虚实夹杂”，临证时应辨证精准，整体治疗。

实训与保健篇

第十三章

小儿推拿手法与穴位实训

第一节　小儿推拿手法实训

一、小儿推拿基本手法实训

小儿推拿基本手法是临床常用的手法，实训时应按照每个手法的操作规范与动作要领，反复进行实训练习，达到要领准确，动作灵活，手法娴熟。

（一）推法

【实训操作】

1. 直推法练习　术者和受术者采取合适的体位与姿势。术者以拇指或食、中二指螺纹面，进行清天河水、推大肠、开天门、推三关、退六腑、推脾经、清胃经、推箕门等操作的实训练习。

2. 旋推法练习　术者和受术者采取合适的体位与姿势。术者以拇指螺纹面，进行旋推脾经、肺经、肾经等操作的实训练习。

3. 分推法练习　术者和受术者采取合适的体位与姿势。术者以双手拇指螺纹面，进行分推腹阴阳、手阴阳、膻中、坎宫及肩胛骨等操作的实训练习。

4. 合推法练习　术者和受术者采取合适的体位与姿势。术者以双手拇指进行合推手阴阳的实训练习。

（二）揉法

【实训操作】

1. 定点练习　术者和受术者采取合适的体位与姿势。术者于百会、神庭、印堂、太阳、曲池、合谷、中脘、足三里等穴进行指揉法的实训练习。

2. 走线练习　术者和受术者采取合适的体位与姿势。术者以右手拇指沿印堂至太阳一线做往返走线练习，紧揉慢移；或以右手大鱼际或掌根沿前额或背腰部膀胱经，做往返走线练习，紧揉慢移。

（三）按法

【实训操作】

1. 定点练习　术者和受术者采取合适的体位与姿势。术者于百会、攒竹、阳白、头维、肩井、肺俞、膻中、合谷、肾俞、足三里等穴进行指按法的实训练习。

2. 走线练习　术者和受术者采取合适的体位与姿势。术者用拇指按法或掌按法沿背部两侧膀胱经或夹脊穴一线自上而下进行按法的走线练习。

（四）掐法

【实训操作】

术者和受术者采取合适的体位与姿势。术者以拇指指甲于威灵、精宁、十宣、四横纹、五指节等穴进行掐法的实训练习。

（五）摩法

【实训操作】

1. 经穴摩法练习　术者和受术者采取合适的体位与姿势。术者于中脘、脐、丹田等穴进行指摩法的实训练习。

2. 腹部摩法练习　术者和受术者采取合适的体位与姿势。术者于腹部进行顺时针或逆时针摩腹的实训练习。

（六）运法

【实训操作】

运法练习　术者和受术者采取合适的体位与姿势。术者以拇指或中指于太阳、内八卦、外八卦、内劳宫、运土入水、运水入土等穴进行运法的实训练习。

（七）拿法

【实训操作】

1. 拿法定点练习　术者和受术者采取合适的体位与姿势。术者于风池、肩井、曲池、委中、肚角等穴及颈项部进行拿法的定点练习。

2. 拿法走线练习　术者和受术者采取合适的体位与姿势。术者于风府至大椎一线，或上肢部，或下肢部，做拿法的走线练习。

（八）搓法

【实训操作】

搓法练习　术者和受术者采取合适的体位与姿势。术者于腰背、胁肋及四肢部进行搓法的实训练习。

（九）挤法

【实训操作】

挤法练习　术者和受术者采取合适的体位与姿势。术者用双手拇、食二指于印堂、天突、人迎、扶突、膻中、肺俞、大椎、太阳、曲泽、尺泽、委中等穴进行挤法的实训练习。

（十）捣法

【实训操作】

捣法练习　术者和受术者采取合适的体位与姿势。术者用中指端或指节背侧突起部于小天心穴进行捣法的实训练习。

二、小儿推拿复式手法实训

【实训操作】

术者和受术者采取合适的体位与姿势。术者按照操作规范及动作要领，反复进行凤凰展翅、苍龙摆尾、黄蜂入洞、打马过天河、水底捞月、猿猴摘果、飞经走气、按弦走搓摩、摇抖肘、二龙戏珠、赤凤点头、揉脐及龟尾并擦七节骨及按肩井法的实训练习，达到要领准确，动作灵活，手法娴熟。

三、小儿推拿特色手法实训

小儿推拿特色手法临床应用非常广泛，具有特定的操作方法和独特的疗效。此类手法必须经过刻苦训练，方能应用自如。因此，实训时应按照每个手法的操作规范与动作要领，反复进行实训练习，力求达到要领准确，动作灵活，手法娴熟。

（一）捏脊法

【实训操作】

1. 二指捏脊法　受术者取俯卧位。术者以拇指与食指中节桡侧面相对用力，将脊柱部位的皮肤夹持、提起，并沿长强到大椎方向交替捻搓向前直线移动。

2. 三指捏脊法　受术者取俯卧位。术者以拇指与食、中二指指面相对用力，沿长强至大椎方向，将脊柱部位的皮肤夹持、提起，并交替捻搓向前直线移动。

（二）小儿桡骨头半脱位整复手法

【实训操作】

术者和受术者采取合适的体位与姿势。术者面向患儿，一手握住其肘部，拇指按压在桡骨小头处，另一手握住腕部。两手用力拔伸牵引前臂，然后使前臂旋后，再屈曲肘关节；一般拇指下感觉有错动感，提示手法整复成功。

（三）小儿髋关节错缝整复手法

【实训操作】

患儿取仰卧位，双腿伸直。术者立于患侧，先用按揉法放松患侧髋周肌群 2 ～ 3 分钟；然后术者一手握住患侧小腿下端，一手握持患者膝部，先被动屈膝屈髋 2 ～ 3 次后，再顺势稍向上缓缓牵引抖动，接着再屈曲髋膝关节至最大限度，使患儿膝部靠近其胸腹部，足跟接触臀部。最后分型施术：外展型（患肢增长），屈髋向内做内收内旋、伸直髋关节；内收型（患肢缩短），屈髋向外做外展外旋、伸直髋关节。

（四）调五经法

【实训操作】

受术者取坐位或仰卧位。术者以一手拇指与食指捏住患儿小天心和一窝风，另一手拇指和食指相对，依次捻揉拇、食、中、无名、小指螺纹面，捻揉 3 ～ 5 遍，然后再拔伸五指 1 次；最后再从拇指依次至小指掐揉十宣 3 ～ 5 次。

（五）肃肺法

【实训操作】

受术者取坐位，术者以双掌分别置于患儿前胸与后背，然后由上而下依次做推抹、搓揉 5 ～ 8 遍，然后振拍前胸与后背 3 ～ 5 遍。

（六）推胸法

【实训操作】

受术者取坐位或仰卧位。术者以拇指或中指指腹按揉膻中穴 50 ～ 100 次；然后用两手拇指或中指从膻中穴向左右分推至两乳头 30 ～ 50 次；再以食、中、无名指三指指腹从小儿胸骨上窝向下直推至剑突 30 ～ 50 次；最后以食、中二指分别按压第 1~5 肋间的前正中线与锁骨中线之间的部位 3 ～ 5 遍。

（七）推背法

【实训操作】

受术者取坐位。术者用双手拇指分别按揉两侧肺俞穴 50 ～ 100 次；然后用两拇指从风门、肺俞穴沿肩胛骨内缘呈“八”字形分推至肩胛骨下角 50 ～ 100 次；继而从肺俞穴呈“||”形直推至膈俞穴 50 ～ 100 次；最后以中指蘸盐沿肩胛骨内缘由上而下过肺俞呈“八”字形斜擦，以皮肤微微发红为度。

（八）推腹法

【实训操作】

受术者取仰卧位，术者以中指于其中脘穴做顺时针方向揉转 100 ～ 200 次；然后以中指在中脘穴做逆时针方向揉转 100 ～ 200 次；最后以食、中二指指腹自小儿剑突至肚脐轻轻直推 50 ～ 100 次。

第二节　小儿推拿常用穴位实训

一、头颈部小儿推拿常用穴位实训

（一）天门、坎宫、太阳、耳后高骨、迎香、山根、印堂、囟门、百会

【实训示范】

受术者仰卧，教师首先进行天门、坎宫、太阳、耳后高骨、迎香、山根、印堂、囟门、百会等穴位的准确定位；然后用适合穴位操作的手法进行上述穴位的操作示范。

【实训操作】

1. 分组操作　学生分成两人一组。受术者仰卧，术者先在人体上进行穴位的准确定位，然后按照操作规范及要领进行开天门 100 次、推坎宫 100 次、运太阳 100 次、揉耳后高骨 100 次、揉迎香 100 次、掐山根 10 次、揉印堂 100 次、掐印堂 10 次、摩囟门 2 分钟、揉囟门 100 次、推囟门 30 次、揉百会 100 次的实训练习。

2. 角色互换　每组学生互换角色进行练习。

【实训要求】

1. 应仔细观察教师的穴位定位及手法操作示范，尤其注意开天门、推坎宫、运太阳、揉耳后高骨、揉迎香、掐山根、揉印堂、掐印堂、摩囟门、揉囟门、推囟门、揉百会的手法操作规范。

2. 操作时要注意掌握不同穴位的手法操作方向、力度、频率及柔和度，最终达到要领准确，动作灵活，手法娴熟。

（二）风池、天柱骨、桥弓

【实训示范】

受术者取坐位，教师首先进行风池、天柱骨、桥弓等穴位的准确定位；然后用适合穴位操作的手法进行上述穴位的操作示范。

【实训操作】

1. 分组操作 学生分成两人一组。受术者取坐位，术者先在人体上进行穴位的准确定位，然后按照操作规范及要领进行揉风池 100 次、拿风池 5 次、推天柱骨 80 次、揉桥弓 100 次、拿桥弓 10 次的实训练习。

2. 角色互换 每组学生互换角色进行练习。

【实训要求】

1. 应仔细观察教师的穴位定位及手法操作示范，尤其注意揉风池、拿风池、推天柱骨、揉桥弓、拿桥弓的手法操作规范。

2. 操作时要注意掌握不同穴位的手法操作方向、力度、频率及柔和度，最终达到要领准确，动作灵活，手法娴熟。

二、上肢部小儿推拿常用穴位实训

（一）脾经、肝经、心经、肺经、肾经

【实训示范】

受术者取坐位，教师首先进行脾经、肝经、心经、肺经、肾经等穴位的准确定位；然后用适合穴位操作的相应手法进行上述穴位的操作示范。

【实训操作】

1. 分组操作 学生分成两人一组。受术者取坐位，术者先在人体上进行穴位的准确定位，然后按照操作规范及要领进行补脾经 200 次、清肝经 200 次、清心经 200 次、补肺经 200 次、清肺经 100 次、补肾经 200 次的实训练习。

2. 角色互换 每组学生互换角色进行练习。

【实训要求】

1. 应仔细观察教师的穴位定位及手法操作示范，尤其注意补脾经、清肝经、清心经、补肺经、清肺经、补肾经的手法操作规范。

2. 操作时要注意掌握不同穴位的手法操作方向、力度、频率及柔和度，最终达到要领准确，动作灵活，手法娴熟。

（二）四横纹、小横纹、掌小横纹、阴阳、肾纹、大肠、胃经、板门、内八卦

【实训示范】

受术者取坐位，教师首先进行四横纹、小横纹、掌小横纹、阴阳、肾纹、大肠、胃经、板门、内八卦穴的准确定位；然后用适合穴位操作的相应手法进行上述穴位的操作示范。

【实训操作】

1. 分组操作　学生分成两人一组。受术者取坐位，术者先在人体上进行穴位的准确定位，然后按照操作规范及要领进行掐四横纹 10 次、推四横纹 100 次、推小横纹 100 次、揉掌小横纹 200 次、分阴阳 50 次、合阴阳 50 次、揉肾纹 100 次、补大肠 200 次、清大肠 200 次、清胃经 200 次、揉板门 200 次、推板门 200 次、顺运内八卦 200 次、逆运内八卦 200 次的实训练习。

2. 角色互换　每组学生互换角色进行练习。

【实训要求】

1. 应仔细观察教师的穴位定位及手法操作示范，尤其注意掐四横纹、推四横纹、推小横纹、揉掌小横纹、分阴阳、合阴阳、揉肾纹、补大肠、清大肠、清胃经、揉板门、推板门、顺运内八卦、逆运内八卦的手法操作规范。

2. 操作时要注意掌握不同穴位的手法操作方向、力度、频率及柔和度，最终达到要领准确，动作灵活，手法娴熟。

（三）内劳宫、小天心、总筋、小肠、三关、天河水、六腑、二扇门、外劳宫、二人上马、一窝风

【实训示范】

受术者取坐位，教师首先进行内劳宫、小天心、总筋、小肠、三关、天河水、六腑、二扇门、外劳宫、二人上马、一窝风等穴位的准确定位；然后用适合穴位操作的相应手法进行上述穴位的操作示范。

【实训操作】

1. 分组操作　学生分成两人一组。受术者取坐位，术者先在人体上进行穴位的准确定位，然后按照操作规范及要领进行运内劳宫 100 次、揉小天心 100 次、揉总筋 100 次、清小肠 200 次、推三关 200 次、清天河水 200 次、退六腑 200 次、掐揉二扇门 10 次、揉外劳宫 100 次、揉二人上马 200 次、揉一窝风 100 次的实训练习。

2. 角色互换　每组学生互换角色进行练习。

【实训要求】

1. 应仔细观察教师的穴位定位及手法操作示范，尤其注意运内劳宫、揉小天心、揉总筋、清小肠、推三关、清天河水、退六腑、掐揉二扇门、揉外劳宫、揉二人上马、揉一窝风的手法操作规范。

2. 操作时要注意掌握不同穴位的手法操作方向、力度、频率及柔和度，最终达到要领准确，动作灵活，手法娴熟。

三、胸腹、腰背及下肢部小儿推拿常用穴位实训

（一）天突、膻中、乳根、乳旁、腹、脐、丹田、肚角、胁肋

【实训示范】

受术者取仰卧位，教师首先进行天突、膻中、乳根、乳旁、腹、脐、丹田、肚角、胁肋等穴的准确定位；然后用适合穴位操作的相应手法进行上述穴位的操作示范。

【实训操作】

1. 分组操作 学生分成两人一组。受术者取仰卧位，术者先在人体上进行穴位的准确定位，然后按照操作规范及要领进行按天突 1 分钟、揉天突 100 次、揉膻中 200 次、分推膻中 50 次、擦膻中以透热为度、揉乳根 100 次、揉乳旁 100 次、摩腹 5 分钟、分推腹阴阳 30 次、揉脐 100 次、抖脐 1 分钟、摩丹田 200 次、按肚角 1 分钟、拿肚角 5 次、搓胁肋（按弦走搓摩）5 遍的实训练习。

2. 角色互换 每组学生互换角色进行练习。

【实训要求】

1. 应仔细观察教师的穴位定位及手法操作示范，尤其注意按天突、揉天突、揉膻中、分推膻中、擦膻中、揉乳根、揉乳旁、摩腹、分推腹阴阳、揉脐、抖脐、摩丹田、按肚角、拿肚角、搓胁肋（按弦走搓摩）的手法操作规范。

2. 操作时要注意掌握不同穴位的手法操作方向、力度、频率及柔和度，最终达到要领准确，动作灵活，手法娴熟。

（二）脊柱、七节骨、龟尾、箕门、足三里、丰隆、涌泉

【实训示范】

受术者取仰卧位或俯卧位，教师首先进行脊柱、七节骨、龟尾、箕门、足三里、丰隆、涌泉等穴的准确定位；然后用适合穴位操作的相应手法进行上述穴位的操作示范。

【实训操作】

1. 分组操作 学生分成两人一组。受术者取仰卧位或俯卧位，术者先在人体上进行穴位的准确定位，然后按照操作规范及要领进行推脊 50 次、捏脊 10 次、推七节骨 200 次、揉龟尾 100 次、推箕门 100 次、揉足三里 200 次、揉丰隆 100 次、揉涌泉 100 次的实训练习。

2. 角色互换 每组学生互换角色进行练习。

【实训要求】

1. 应仔细观察教师的穴位定位及手法操作示范，尤其注意注意推脊、捏脊、推七节骨、揉龟

尾、推箕门、揉足三里、揉丰隆、揉涌泉的手法操作规范。

2. 操作时要注意掌握不同穴位的手法操作方向、力度、频率及柔和度，最终达到要领准确，动作灵活，手法娴熟。

第十四章

儿科常见病证的推拿操作常规实训

一、发热

【实训示范】

1. 外感风寒

（1）疏风散寒：四大手法，揉一窝风、风池，掐揉二扇门，推三关。

（2）宣肺解表：清肺经，拿列缺，黄蜂入洞，拿肩井。

2. 外感风热

（1）疏散风热：四大手法，清肝经，清肺经，清天河水，推脊。

（2）宣肺利咽：揉合谷、曲池，捏挤新建、大椎，清板门。

3. 气分热炽

（1）清气分热：清天河水，清板门，清肺经，清胃经，退六腑，推脊。

（2）养阴安神：揉二马，运内劳宫，捣小天心，分手阴阳（分阴重）。

4. 食积发热

（1）消积导滞：揉板门、足三里，掐揉四横纹，逆运内八卦，捏脊。

（2）清泄积热：退六腑，清大肠，推下七节骨，清天河水。

5. 阴虚发热

（1）滋阴补肾：补肾经，揉二人上马、复溜、三阴交。

（2）清虚热：揉涌泉，运内劳宫，清天河水，分手阴阳（分阴重）。

【实训操作】

1. 分组操作　学生分成两人一组。术者和受术者采取合适的体位与姿势。术者根据不同证型的穴位处方，按照手法的操作规范与要领，在受术者身上进行实训练习。

2. 角色互换　每组学生互换角色进行练习。

【实训要求】

1. 学生在实训前应注意观摩穴位的定位、手法操作及施术顺序，尤其注意黄蜂入洞、清天河水、运内劳宫、捣小天心的手法操作。

2. 注意捏挤法的操作力度及技巧，切勿粗暴用力，以免损伤皮肤。

二、咳嗽

【实训示范】

1. 外感咳嗽

（1）风寒咳嗽

疏散风寒：四大手法，揉一窝风、风门，推三关，拿列缺。

宣肺止咳：清肺经，揉肺俞、膻中，顺运内八卦。

（2）风热咳嗽

疏风清热：四大手法，清天河水，清板门，揉大椎、合谷、曲池。

宣肃肺气：清肺经，清肝经，顺运内八卦，揉膻中、肺俞。

2. 内伤咳嗽

（1）痰湿咳嗽

健脾燥湿：清补脾经，推四横纹，揉脾俞、足三里，捏脊。

化痰止咳：清肺经，逆运内八卦，揉肺俞、膻中，分推肩胛骨。

（2）痰热咳嗽

清泻肺热：清肺经，清天河水，揉掌小横纹，清大肠，退六腑。

化痰止咳：逆运内八卦，推揉膻中，揉肺俞、丰隆，分推肩胛骨。

（3）阴虚咳嗽

滋阴润肺：分阴阳（分阴重），补肾经，揉二马、肺俞、三阴交，运内劳宫。

止咳化痰：清肺经，顺运内八卦，推四横纹，揉膻中。

（4）气虚咳嗽

补肺健脾：补肺经，补脾经，补肾经，揉脾俞、气海，捏脊。

宣肃肺气：顺运内八卦，揉肺俞、膻中。

【实训操作】

1. 分组操作　学生分成两人一组。术者和受术者采取合适的体位与姿势。术者根据不同证型的穴位处方，按照手法的操作规范与要领，在受术者身上进行实训练习。

2. 角色互换　每组学生互换角色进行练习。

【实训要求】

1. 学生在实训前应注意观摩穴位的定位、手法操作及施术顺序，尤其注意揉掌小横纹、推四横纹、逆运内八卦的手法操作。

2. 注意分推肩胛骨的操作方法及技巧。

三、泄泻

【实训示范】

1. 风寒型

疏风散寒：四大手法，揉一窝风、外劳宫，推三关。

运脾化湿：补脾经，清补大肠，擦脾俞，捏脊。

2. 寒湿型

温中散寒：推三关，揉脐，揉外劳宫、一窝风。

化湿止泻：补脾经，补大肠，推上七节骨，揉龟尾，捏脊。

3. 湿热型

清热利湿：清补脾经，清大肠，清小肠，推四横纹，推箕门，推下七节骨。

调中止泻：顺运内八卦，揉天枢，揉龟尾，捏脊。

4. 伤食型

消食导滞：揉板门，推四横纹，清大肠，推下七节骨。

健脾和中：补脾经，顺运内八卦，揉足三里，捏脊。

5. 脾虚型

健脾益气：补脾经，顺运内八卦，揉脾俞、足三里，捏脊。

温阳止泻：推三关，补大肠，揉外劳宫、百会，推上七节骨。

6. 脾肾阳虚型

温肾健脾：补脾经，揉脾俞、肾俞，补肾经，推三关，捏脊。

温阳止泻：揉外劳宫、百会，逆时针摩腹，补大肠，推上七节骨。

【实训操作】

1. 分组操作 学生分成两人一组。术者和受术者采取合适的体位与姿势。术者根据不同证型的穴位处方，按照手法的操作规范与要领，在受术者身上进行实训练习。

2. 角色互换 每组学生互换角色进行练习。

【实训要求】

1. 学生在实训前应注意观摩穴位的定位、手法操作及施术顺序，尤其注意捏脊、摩腹、揉外劳宫、推箕门、推七节骨的手法操作。

2. 注意擦脾俞的力度与施术技巧，切勿粗暴用力，以免损伤皮肤。

四、厌食

【实训示范】

1. 脾失健运

调脾助运：补脾经，顺运内八卦，揉足三里，推四横纹，捏脊。

和胃消食：清大肠，顺时针摩腹，揉中脘、板门。

2. 脾胃气虚

操益气健脾：补脾经，推三关，揉脾俞、足三里，捏脊。

和胃消食：顺时针摩腹，揉中脘、足三里，推四横纹，顺运内八卦。

3. 脾胃阴虚

滋阴养胃：分阴阳（分阴重），补肾经，揉二马、中脘、胃俞，清胃经。

运脾消食：补脾经，顺运内八卦，揉脾俞、板门，顺时针摩腹。

4. 脾虚肝旺

健脾疏肝：补脾经，揉脾俞、肝俞，搓摩胁肋，清肝经，捏脊。

行气开胃：分腹阴阳，顺时针摩腹，揉中脘、足三里，推四横纹。

【实训操作】

1. 分组操作　学生分成两人一组。术者和受术者采取合适的体位与姿势。术者根据不同证型的穴位处方，按照手法的操作规范与要领，在受术者身上进行实训练习。

2. 角色互换　每组学生互换角色进行练习。

【实训要求】

1. 学生在实训前应注意观摩穴位的定位、手法操作及施术顺序，尤其注意捏脊、摩腹、推四横纹、分腹阴阳的手法操作。

2. 注意揉板门、捏脊的操作方法及技巧。

五、夜啼

【实训示范】

1. 脾寒气滞

温中散寒：补脾经，揉一窝风、外劳宫，推三关。

行气止痛：揉合谷、中脘、足三里，拿肚角，捏脊。

2. 心经积热

清心导赤：清心经，清小肠，清天河水。

镇静安神：捣小天心，清肝经，掐揉五指节，开天门，推坎宫。

3. 惊恐伤神

镇惊安神：清心经，清肝经，捣小天心，掐揉五指节，揉印堂。

补气养心：补脾经，揉脾俞、心俞、三阴交、内关、神门。

【实训操作】

1. 分组操作　学生分成两人一组。术者和受术者采取合适的体位与姿势。术者根据不同证型的穴位处方，按照手法的操作规范与要领，在受术者身上进行实训练习。

2. 角色互换　每组学生互换角色进行练习。

【实训要求】

1. 学生在实训前应注意观摩穴位的定位、手法操作及施术顺序，尤其注意捏脊、拿肚角、捣小天心的手法操作。

2. 注意掐揉五指节、捏脊的力度、操作方法及技巧。

六、儿童抽动障碍

【实训示范】

1. 气郁化火

清肝泻火：清肝经，清心经，清大肠，掐揉行间。

镇惊息风：掐揉合谷、太冲、百会、四神聪、五指节，捣小天心。

2. 痰火扰心

泻火涤痰：退六腑，清大肠，清天河水，清补脾经，掐揉四横纹，揉丰隆。

清心安神：清心经，清肝经，捣小天心，掐揉五指节、内关，摩囟门。

3. 脾虚肝旺

益气健脾：补脾经，揉脾俞、足三里，捏脊，顺运内八卦。

平肝息风：掐揉百会、四神聪、合谷、太冲，清肝经。

4. 阴虚风动

滋阴潜阳：补肾经，揉二马、涌泉、太溪、百会。

柔肝息风：分阴阳，揉肝俞，清肝经，掐揉四神聪、合谷、太冲。

【实训操作】

1. 分组操作 学生分成两人一组。术者和受术者采取合适的体位与姿势。术者按照不同证型的穴位处方，按照手法的操作规范与要领，在受术者身上进行实训练习。

2. 角色互换 每组学生互换角色进行练习。

【实训要求】

1. 学生在实训前应注意观摩穴位的定位、手法操作及施术顺序，尤其注意摩囟门、掐揉五指节、分阴阳、捣小天心的手法操作。

2. 注意掐揉法、捏脊的力度、操作方法及技巧。

七、遗尿

【实训示范】

1. 肾气不固

温补肾阳：补肾经，揉关元、二马、丹田、肾俞、太溪，擦八髎。

升提固涩：揉夜尿点、三阴交、百会、外劳宫。

2. 脾肺气虚

补肺益脾：补脾经，补肺经，揉肺俞、脾俞、足三里、三阴交，捏脊。

升提固涩：揉夜尿点、外劳宫、百会、三阴交。

3. 肝经湿热

清热利湿：揉中极，清肝经，清补脾经，清大肠，清小肠，掐揉四横纹。

通调止遗：揉夜尿点、三阴交、膀胱俞、曲骨。

【实训操作】

1. 分组操作　学生分成两人一组。术者和受术者采取合适的体位与姿势。术者根据不同证型的穴位处方，按照手法的操作规范与要领，在受术者身上进行实训练习。

2. 角色互换　每组学生互换角色进行练习。

【实训要求】

1. 学生在实训前应注意观摩穴位的定位、手法操作及施术顺序，尤其注意擦八髎、清小肠、捏脊、揉百会的手法操作。

2. 注意擦法、掐揉法、捏脊的力度、操作方法及技巧。

第十五章
小儿保健推拿

第一节　小儿体质保健推拿

一、概述

疾病产生的内在基础是由体质差异决定的，小儿体质的个体差异决定其发病倾向的不同。也就是说，同年龄的小儿不仅体格、形态、饮食习惯、性格爱好等方面存在差别，而且同等致病条件下，疾病发生、发展、演变及顺逆等方面也不同。中医学认为，每个小儿皆存在不同于他人的体质特点。因此，了解小儿的体质类型特点，针对其患病的倾向性，采取相适宜的保健推拿方法，可预防小儿疾病的发生，保障儿童的健康成长。

二、小儿常用体质保健推拿法

1. 均衡型

（1）证候：目光炯炯有神，发质稠密有光泽，肤色、唇色红润，鼻头明亮润泽，嗅觉灵敏，精力充沛，不易疲劳，耐寒热，睡眠质量良好，胃纳可，二便正常。舌淡红，薄白苔，脉和缓有力。

（2）处方

运脾和胃：补脾经，顺运内八卦，摩腹，揉足三里，捏脊。

补肾益肺：补肺经，补肾经，揉肺俞、二马。

清心平肝：清肝经，清心经。

调整脏腑：推五经，分阴阳。

2. 肺脾气虚型

（1）证候：平素声音低弱，气短懒言，且易疲劳，精神不振，易于出汗。舌淡红，舌边有齿痕，脉弱。

（2）处方

健脾益气：补脾经，顺运内八卦，揉足三里、脾俞、胃俞，顺时针摩腹。

益肺固表：补肺经，揉肺俞、肾顶、关元、气海，补肾经。

3. 脾虚湿盛型

（1）证候：面色淡黄或无华，面部油脂较多，胸闷，多汗易疲劳，多肥胖，多痰，易便溏，喜食肥甘厚腻，口甘或黏腻，对梅雨季节及湿重环境适应能力差。舌苔腻，脉滑。

（2）处方

健脾益气：补脾经，揉脾俞，顺运内八卦，捏脊。

消积化痰：揉板门、中脘、丰隆，推四横纹，逆运内八卦。

4. 心肝火旺型

（1）证候：平素心烦易怒，眩晕头痛，胸胁胀痛，口苦咽干。舌质红，舌苔黄，脉弦数。

（2）处方

清心安神：清心经，掐揉小天心，清天河水，清小肠。

清肝解郁：清肝经，揉合谷、太冲、百会、涌泉，搓摩胁肋。

5. 脾胃伏火型

（1）证候：平素多食易饥，脘腹痞满胀痛，呕恶嗳气，口渴喜冷饮，便干，口臭，齿龈多肿痛。舌质红，苔黄厚，脉数。

（2）处方

清脾泻胃：清补脾经，清胃经，清大肠，清板门。

消胀和胃：推四横纹，逆运内八卦，顺时针摩腹，揉中脘、足三里。

6. 阴虚内热型

（1）证候：口咽干燥，手足心热，鼻衄，干咳，鼻头微干，多喜冷饮，大便干结。舌红，少津，脉细数。

（2）处方

养阴清热：补肾经，揉二马，清天河水，运内劳宫，擦涌泉。

利咽止咳：清肺经，揉肺俞，推小横纹，掐少商。

7. 肝肾亏虚型

（1）证候：平素神疲体乏，腰膝酸软，耳鸣眩晕，发育迟缓，运动、智能障碍，小便不利或遗尿。舌体瘦小或淡胖，苔少，脉细弱。

（2）处方

补肾益精：补肾经，揉二马、肾俞、太溪，摩丹田，擦八髎。

滋阴潜阳：揉肝俞、百会，擦涌泉。

8. 特禀型

（1）证候：过敏体质的儿童常见有鼻塞，咽痒，喷嚏，荨麻疹，哮喘等；有遗传性疾病患儿则有家族性、先天性、垂直遗传等特征；有胎传性疾病的患儿有母体影响胎儿个体生长发育及其他相关疾病的特征。

（2）处方

疏风解表：四大手法，揉迎香、风门、一窝风，推三关。

健脾益肺：补脾经，补肺经，补肾经，揉脾俞、肺俞、足三里，顺运内八卦，顺时针摩腹，捏脊。

第二节 小儿脏腑保健推拿

一、补益肺气保健推拿法

肺为娇脏，主一身之气，司呼吸，外合皮毛，职司卫外，可抵御外邪。小儿肌肤娇嫩，卫外

不固，易感外邪，由口鼻或皮毛而入，必内归于肺，导致肺系病证。通过本法可益肺固表，预防感冒的发生。

【处方】

1. 培土生金 补脾经，推三关，揉足三里、脾俞，运内八卦。
2. 益肺固表 补肺经，推八道，摩囟门，揉肺俞、膻中。

二、益气健脾保健推拿法

小儿脏腑娇嫩，形气未充，脾常不足，易为饮食所伤，导致脾系疾病。应用本法可调理脾胃，使小儿运化健旺，食欲增强，气血生化有源，促进小儿正常生长发育。

【处方】

1. 益气健脾 补脾经，顺运内八卦，按揉脾俞、足三里。
2. 和胃消积 揉中脘，分腹阴阳，摩腹，捏脊。

三、补益肾气保健推拿法

肾为先天之本，主藏精，主生殖及生长发育，主纳气，主骨生髓，通于脑。中医学认为，小儿肾常不足，肾病多虚。因此，针对肾虚患儿，通过本法可补益肾气，以提高免疫功能，促进生长发育。

【处方】

1. 补肾益气 补肾经，揉二马、肾俞、太溪、关元、气海，擦八髎。
2. 补脾益肾 补脾经，揉脾俞、足三里，捏脊。

四、理气清肝保健推拿法

肝藏血，主疏泄，在体合筋，开窍于目，其华在爪。肝是调节人体气机、情志和消化功能的重要器官。肝为将军之官，胆主少阳春升之气，故小儿生长发育迅速，好动，多惊，故古人谓“小儿肝常有余”。通过本法可调气机、畅情志，促进小儿生长发育及消化功能的正常发挥，防止小儿因肝气升发太过，导致肝胆病证。

【处方】

1. 疏肝理气 清肝经，揉太冲、肝俞，运内八卦，搓摩胁肋。
2. 清泻肝火 清心经，揉小天心、行间，清大肠。

五、养心安神保健推拿法

小儿心气有余，易受惊吓，故病多惊悸哭叫，神乱不安，甚则惊厥。即便是健康小儿，在睡眠中或游戏时，突遇异响也易发生惊惕不安。因此，小儿的精神调摄极为重要。通过本法可养心安神，清心泻火，改善睡眠，促进大脑的发育。

【处方】

1. 养心安神　补脾经，揉心俞、内关、摩囟门。
2. 清心泻火　清心经、清肝经、清小肠、掐揉小天心。

六、健脾和胃保健推拿法

脾为后天之本，气血生化之源。婴幼儿时期，脾胃功能尚未健全，易为饮食及外邪所伤；且小儿为纯阳之体，生长发育迅速，所需营养物质较多。通过本法可调理小儿脾胃功能，增进食欲，促进营养物质的吸收，可预防脾胃病证的发生，有助于小儿的正常生长发育。

【处方】

1. 健脾运脾　补脾经，运内八卦，捏脊，揉脾俞、足三里。
2. 理气和胃　清胃经，揉板门，推四横纹，顺时针摩腹，分腹阴阳。

七、健脾保肺保健推拿法

小儿脏腑娇嫩，腠理不密，卫外不固，肺为娇脏，不耐寒热，易感外邪，导致外感疾病的发生。因此，通过本法可以培土生金，补益肺气，增强小儿的抵抗力，预防外感疾病的发生。

【处方】

1. 健脾益肺　补脾经，补肺经。
2. 温阳疏风　揉外劳宫，推三关，摩囟门。
3. 宣肃肺气　运内八卦，揉膻中、肺俞。

八、健脑益智保健推拿法

小儿的健康成长，是肾阴肾阳相互影响的结果。肾主藏精，精生髓，髓又上通于脑，小儿智力的高低，取决于肾精是否充盛。通过本法可促进小儿的体格生长与智力发育，并对小儿的五迟、五软、解颅等病证具有一定的辅助治疗作用。

【处方】

1. 补肾益气　补肾经，揉二马、肾俞、太溪、关元、气海。
2. 健脑益智　掐揉百会、四神聪，摩囟门，捏脊，拿风池。

九、消积导滞保健推拿法

小儿脏腑娇嫩，脾主运化的功能尚未健全。小儿饮食不知自节，或父母过于溺爱，缺乏喂养知识，妄加滋补，导致食滞中焦，脘腹胀满，导致食积病证的发生。应用本法可健脾助运，理气和胃，消积导滞，预防食积的发生。

【处方】

1. 健脾和胃　补脾经，清胃经，揉脾俞、中脘、足三里，捏脊。
2. 消积导滞　揉板门，顺时针摩腹，掐揉四横纹，分腹阴阳。

十、镇静安神保健推拿法

小儿神气怯弱，神识未开，心气有余，见闻易动，易受惊吓，故小儿的精神调摄非常重要。本法可养心平肝、镇静安神，改善睡眠，增强自我调控能力。

【处方】

1. 清心平肝 清心经，清肝经，清小肠，掐揉五指节、百会。
2. 镇静安神 捣小天心，摩囟门，揉印堂、内关。

第三节 局部与全身保健推拿

小儿脏腑娇嫩，形气未充，通过局部及全身保健推拿可促进小儿生长发育，增强免疫功能，提高抗病能力，开发智力，保障儿童健康成长。常用的小儿局部与全身保健推拿法有以下几种：

一、眼保健推拿法

眼保健推拿法是指通过眼周及全身的经穴刺激，可改善脏腑功能，疏通经络，调和气血，改善眼周血液循环，消除眼部疲劳，预防近视、散光等眼疾的发生。

【操作】

1. 推、抹面部 患儿仰卧，术者以双拇指从印堂至神庭交替用拇指推法，抹前额（先自印堂→鱼腰→瞳子髎，再沿额中→阳白→太阳，最后自神庭→头维），抹眉弓，抹眶上缘、眼球、眶下缘，分抹颧髎一线（睛明、迎香、巨髎、颧髎、下关），分抹人中、承浆，各操作3遍。

2. 按揉经穴 术者以拇指或中指依次按揉睛明、翳明、攒竹、鱼腰、丝竹空、百会、头维、神庭、承泣、四白、巨髎、颧髎、下关、颊车、太阳穴、头维、角孙、率谷穴，每穴0.5～1分钟，然后按揉合谷、养老、光明穴，每穴0.5～1分钟。

3. 按揉、擦、扫颞侧 术者按揉颞侧耳周发际线2～3遍；然后用食、中二指上下擦胆经2～3遍；最后扫散胆经2～3遍。

4. 搓掌浴面、熨目 术者双手掌搓热，由上而下，由内而外摩面2～3遍；然后双掌搓热熨目2～3遍。

5. 按揉头部经络 术者以双拇指沿头部督脉、两侧膀胱经自前发际向后分别交替点按经络至头顶部2～3遍；然后掐揉百会、四神聪穴各1分钟。

6. 搔、抹、叩击头部 术者先搔头部督脉、膀胱经，然后掌抹颞侧胆经，最后中指叩击神庭、百会穴，五指尖叩击头部督脉、两侧膀胱经，各操作2～3遍。

7. 抹、点项后部 术者双掌交替抹项后部，然后点按双侧风池、风府、天柱穴，操作2～3遍。

二、鼻部保健推拿法

小儿鼻腔狭窄，鼻黏膜柔嫩，血管丰富，易受外邪侵袭而充血肿胀，引起鼻塞、流涕等症状。因此，通过本法操作可疏风解表、宣肺开窍，预防鼻部疾病的发生。

【操作】

1. 患儿仰卧，术者在前额部推攒竹，推坎宫，运太阳，揉耳后高骨，各操作 100 ～ 300 遍。然后，摩囟门 100 遍，黄蜂入洞操作 200 遍。

2. 术者按揉人中、迎香、口禾髎、睛明、印堂、上星、百会穴，操作 2 分钟；然后再揉曲差、合谷、曲池穴，操作 1 分钟；最后指擦鼻部两侧，以透热为度。

3. 患儿俯卧，术者先用一指禅推法沿颈椎棘突两侧往返操作 3 分钟；然后按揉风池、风府穴，以酸胀为度。

4. 术者从风池穴起沿颈椎两侧用拿法治疗，自上而下往返操作 3 ～ 5 遍；然后拿双侧肩井穴，按揉大椎、肺俞、风门穴各 0.5 分钟；最后横擦两肩与大椎一线，以局部透热为度。

三、促生长保健推拿法

小儿正常生长发育需要阳气的温煦推动，依靠肾气的充实以及肝气的气机调畅，更有赖于脾胃运化水谷精微的功能。除此之外，还与饮食营养、睡眠及运动有关。因此，在保证营养、睡眠充足及适量运动的前提下，通过本法可补肾填精、健脾益气、激发升发之气，促进儿童的生长发育。

【操作】

1. 健脾益气 补脾经，揉脾俞、中脘、足三里，捏脊，顺时针摩腹。

2. 补肾填精 补肾经，揉二马、肾俞、太溪、关元、气海，擦八髎。

3. 调肝安神 清肝经，搓摩胁肋，揉肝俞，擦涌泉，掐揉百会、四神聪。

四、全身脏腑保健推拿法

小儿为稚阴稚阳之体，抗病能力差，加上小儿寒暖不能自调，饮食不能自节，故易为六淫外邪、饮食所伤。同时，小儿具有肺、脾、肾不足，心、肝有余的生理病理特点。因此，小儿患病以肺、脾、肝三脏疾患最多。故通过小儿全身脏腑保健推拿可补其不足，泻其有余，达到平衡阴阳、调整脏腑、疏通气血、扶正祛邪的作用，预防脾胃、肺系等病证的发生。

【操作】

1. 调脏腑 分阴阳，推五经，运内八卦，捏脊。

2. 补脾益肺 补脾经，补肺经，揉脾俞、肺俞、足三里，顺时针摩腹。

3. 补肾调肝 补肾经，揉二马、肾俞、关元、气海、肝俞，清肝经，搓摩胁肋，擦涌泉。

4. 清心安神 清心经，揉小天心、百会、神门、内关、心俞，掐揉五指节。

五、全身躯体保健推拿法

小儿为稚阴稚阳之体，脏腑娇嫩，形气未充，血少肉脆，筋骨尚未发育完善，且外在的筋骨皮肉通过经络皆与五脏六腑相联络。通过本法，可疏通气血，强筋健骨，改善脏腑功能，促进筋骨的正常生长发育，达到“骨正筋柔，气血以流，腠理以密”的健康状态。

【操作】

1. 小儿头面部保健推拿法

（1）解表通窍：开天门，推坎宫，揉太阳、耳后高骨、风池、迎香，黄蜂入洞。

（2）益智安神：掐揉百会、四神聪，摩囟门，揉印堂。

2. 小儿胸部保健推拿法

（1）宽胸理气：推八道，推胸法，搓摩胁肋，开璇玑，揉中府、云门。

（2）止咳化痰：推揉膻中，揉肺俞、乳根、乳旁，擦前胸。

3. 小儿腹部保健推拿法

（1）健脾和胃：揉中脘、天枢，分腹阴阳，顺时针摩腹，推腹法。

（2）温补肾气：揉关元、气海、脐，摩丹田，振腹。

4. 小儿背腰部保健推拿法

（1）宣肺止咳：推背法，揉风门、肺俞。

（2）健脾和胃：揉脾俞、胃俞，捏脊。

（3）补肾柔肝：揉肝俞、胆俞、命门、肾俞，擦八髎。

5. 上肢部保健推拿法

（1）患儿取坐位，术者用拿法自三角肌中部沿上臂外侧，拿至前臂桡侧肌群，操作 2 ～ 3 遍。

（2）术者由近端向远端拿腋前壁、三角肌前部，再沿上臂内侧拿肱二头肌，再向下拿前臂两骨之间，直至腕部，操作 2 ～ 3 遍。

（3）术者由内向外拿腋后壁、三角肌后部，再沿上臂后侧拿肱三头肌，再向下拿前臂尺侧肌群直至腕部，操作 2 ～ 3 遍。

（4）术者以大鱼际擦上肢桡侧、尺侧各 2 ～ 3 遍。

（5）术者以拇指按揉天宗、肩贞、肩髃、曲池、手三里、外关、内关、阳溪穴，操作 2 ～ 3 分钟。

（6）术者托肘摇肩、摇肘、摇腕，左右各操作 2 ～ 3 遍；然后用拇指与食指相对按揉掌中间肌 1 分钟；最后捻理十指，掌劈指缝，掌击拳面，操作 2 ～ 3 遍。

（7）术者搓抖上肢 3 ～ 5 遍，结束治疗。

6. 下肢部保健推拿法

（1）受术者俯卧，术者站其体侧，用掌揉法沿膀胱经往返操作 2 ～ 3 遍，重点在承扶、殷门、委中、承山穴施术。

（2）受术者仰卧位，术者站其体侧，自上而下拿下肢 2 ～ 3 遍。

（3）术者用按揉法沿足阳明胃经往返操作 2 ～ 3 遍，重点在髀关、伏兔、梁丘、足三里、上巨虚、丰隆、悬钟穴施术。

（4）术者以食、中、无名三指拘揉小腿腓肠肌，从委中至承山穴，操作 3 ～ 5 遍。

（5）术者摇髋、摇膝及摇踝，各操作 3 ～ 5 遍。

（6）最后，术者搓抖下肢，每侧操作 2 ～ 3 遍。

六、病后调理保健推拿法

小儿患病痊愈之后，虽然临床表现已消失，但由于疾病和药物的影响，身体各脏腑功能（尤其是脾胃功能）尚未恢复到正常状态。此种状态一是可影响小儿生长发育；二是可因小儿饮食不节或过劳，又可出现疾病复发或变证，从而产生食复和劳复。因此，小儿病愈之后，医者可根据小儿体质和当前的身体状态，采用病后调理保健推拿法可促进患儿身体恢复至最佳健康状态，同时亦可避免食复或劳复的发生。

（一）预防食复

患儿患温热病之后，余邪未尽，脾胃功能尚未恢复，若纳谷太骤，则运化不及，余邪夹食滞而复作发热，临床上称之为食复。通过本法可健脾和胃、益气养阴，预防食复的发生。

【操作】

1. 健脾和胃　补脾经，清胃经，揉板门、足三里、中脘，顺时针摩腹，分推腹阴阳，顺运内八卦，捏脊。

2. 益气养阴　分阴阳，揉二马，补肾经，揉关元、气海。

（二）预防劳复

患儿温热病之后，因气血津液未复，余邪未尽，本应适当休息，减少活动，有助于疾病的康复。但若因剧烈活动或过度劳累而复作发热，临床上称之为劳复。通过本法可起到益气养阴、柔肝补虚的作用，以防劳复。

【操作】

1. 益气补血　推三关，补脾经，补肺经，揉关元、气海、足三里，捏脊。

2. 滋阴清热　分阴阳（分阴重），补肾经，揉二马、涌泉，运内劳宫。

拓展篇

第十六章
国内小儿推拿主要流派介绍

小儿推拿理论体系形成于明代，由于历史、文化、地域、风俗差异等客观原因以及个人阅历、文化水平、临床感悟等因素的影响，流派传承人在手法施术、诊法辨证及防治疾病等方面逐步形成了各自的诊疗特色，最终形成了各具特色的小儿推拿流派。现把国内小儿推拿主要流派简介如下：

一、李德修三字经小儿推拿流派

【流派简介】

李德修（1893—1972）为徐谦光的第四代传人，获赠徐氏《推拿三字经》一书，精心钻研，深得其要，于1920年开设诊所，以推拿疗疾，颇具声望，求治者盈门。1955年，任青岛市中医院儿科负责人，专攻小儿推拿医术。自此，李德修继承发展了徐谦光三字经派的小儿推拿技术，成为三字经小儿推拿流派的奠基人，著有《李德修小儿推拿技法》一书。后经几代人的不断努力，该流派的理论和技法不断得到发展与完善，成为齐鲁小儿推拿三大流派之一。

【学术特色】

1. 强调四诊合参，尤擅望印堂 该流派强调四诊合参，尤擅望印堂。其诊法如下：火色属红，凡印堂见有红筋者，不论横行直行，皆属心肺有热；色紫则热更甚，应清心肺。水色属黑，凡见黑色，为风寒入肾，只见黑色即是，不必见有黑筋，须用温法、补法、散法。金色属白，印堂白色，为肺有痰，其主在肺；肾为肺之子，肾寒则水泛为痰，用祛痰之法。木属青色，青色见于山根，多为肝有风热，青纹直竖者风上行，横者风下行；必须辨虚实，实者清肝，虚者补肾以养肝。土属黄色，印堂皮黄多为脾胃病证，小儿精血未全，十有九虚，恣食瓜果，但伤脾胃，脾虚作泻，不能健运，久而成积，审其虚实，以定或补或清的治法。

2. 强调脏腑辨证，圆机活法，擅长清法 该流派强调以脏腑辨证为主，八纲辨证为辅，指导临床辨证选穴施术。小儿病多实证、热证、虚实夹杂证，纯虚证较为少见。因此，该流派擅用清法，同时亦遵循“观其脉证，知犯何逆，随证治之”的治疗原则。

该流派在辨证方面强调首辨阴阳，然后确定治则治法。如阴盛则寒，一方面用暖穴助热，属补法，一方面又要用清泻之法去其寒积，至于阳虚之寒或内中无形之寒，那就只用补法，选用暖穴。次分虚实，确定治法。一般退热用清法，但热有虚实，也有虚热、实热之别，必须辨明。因此，该流派认为，退热也不是专用清法。纯粹实热，其热太盛，可以采用退六腑。如大热持续不退，必然元气虚衰，可兼用补元气的二马，清补脾经，甚至用外劳宫以补元气，强体力，再加退

六腑等清热之穴，其热方退。先天不足的小儿，虽有实热，清后也需用补法，以固其根本。另外，据五行生克确定治则治法。该流派认为，人体脏腑相互关联，治疗时不要专顾治其本脏，还要注意到它所影响和影响它的其他各脏，根据相生相克的关系灵活运用治法，这样才能以简驭繁，取得较好的疗效。如脏不宜补时，虚则补其母，肝虚可以补肾；实则泻其子，如肝火太旺，除清肝外，也可兼清心火；又如木能克土，肝病也可先实土以防来克。

3. 所用穴位独具特色 该流派所用穴位共 42 个，其中头面部 8 个，上肢部 34 个。该流派独创了其他流派没有的特定穴，且定位与操作亦与其他流派有所不同。如中庭（在发迹正中略偏上处）、天庭（从眉心至中庭三分之，自中庭下数第一分点）、天心（从眉心至中庭三分之，自中庭下数第二分点，在天庭之下）、黄蜂入洞（两鼻孔）、洗皂（鼻翅两旁）、胆穴（在食指下节掌面）、膻中穴（在中指下节掌面）、三焦穴（在无名指下节掌面）、天门入虎口（大指内侧）、虎口入天门、运水入土、运土入水、后溪穴（从小横纹起沿掌边引弧线至近坎宫处）、列缺穴（在掌根连腕处两侧之凹陷处，非针灸之列缺）。

该流派的心经、脾经、肝经、肺经多为线型穴位；遵循离心为泻、向心为补的施术原则。但肾经相反，离心推为补，向心推为泻，此操作法也是该派与其他小儿推拿流派不同之处。该流派胃经定位于第一掌骨桡侧缘赤白肉际处，也与其他流派定位于拇指掌面近掌端第一节所不同。板门定位于“掌面大指下平白肉正中稍偏下处，稍低于坎卦，从虎口到腕横纹划一直线，在线之中点取穴，以指点之，觉有物如筋头，大如小豆粒，重按之则酸麻”。而其他流派多定位于手掌大鱼际平面。该流派五经穴多定位于掌面五指根连掌之横纹正中，每指根一穴，总名五经穴。而其他流派多定位于五指末端螺纹面，即脾、肝、心、肺、肾经。该流派所指的大四横纹多为其他流派的四横纹，小横纹即为其他流派的掌小横纹，分、合阴阳即为其他流派的大横纹。该流派五指节定位于五指各关节，而其他流派多定位于手掌五指第一指间关节背侧。该流派的小肠膀胱穴即为其他流派的小肠经，多定位于小指外侧，从指根到指端。

4. 手法少而精，常用推揉法，注重两穴联推 该流派的奠基人李德修所用的手法主要有推、拿、揉、捣、分合、运六种手法。推法和揉法是本派最常用的手法。

推法是在穴位上用拇指外侧面，或食、中、无名指三指的掌面，按于穴位的皮肤，以固定的幅度向前、向后或来回往复推移，也就是有规律地、轻重均匀地连续直线摩擦，一般离心的方向为清，向心的方向为补，来回往复为清补。但推天河水一穴，其方向是向心的。推动的速度比较快，力量的轻重要根据患者病情而定。该流派注重推法，推动的速度比较快，每分钟约为 150 ～ 200 次。其特色操作为平肝、清肺两穴联推，操作时医者用自己的中指隔开患儿的中指，插在患儿食指和无名指之下，以食指垫住患儿无名指和食指之端，同时以无名指隔开患儿的小指，然后以大指向外直线推动。也可以医者的左手握住患儿的中指及小指，使患儿食指、无名指高出在上，医者以右手食、中、无名指单用或两指并用，同时推肝经、肺经两穴，此为李德修独创的手法，在病情较急的情况下，以此节省时间。

揉法是以医者的手指按在操作的穴位上，不离其处而旋转揉动，一般是用拇指或食、中二指的掌面揉之，左右揉同数，左揉主升，右揉主降，其作用多偏于补，也含有清补之意。

5. 取穴精少，配伍精当，操作时间长 该流派常用穴位有 42 个。取穴少主要体现在单独治疗一个疾病，配伍组方用穴数量少。该流派临证组方，取穴一般在 3 ～ 5 个。配伍特点是基本方（或是主穴）3 个，加减穴（或是配穴）1 ～ 2 个。《李德修小儿推拿技法》曰：“取穴不宜多，多则杂而不专”。

操作时间长是指临证时每个穴位操作的时间较长，主穴 15 分钟，配穴 5 分钟，但是因为该

流派临证取穴少，故实际总的治疗时间并不长。若临证独穴治病时，必须操作时间长，通过久推取效，少则不验。正如《推拿三字经》所曰："独穴疗，数三万，多穴推，约三万，遵此法，无不良。"

除用独穴治疗儿科病证之外，对复杂疾病的治疗也强调取穴少而精，穴位按君臣佐使的原则配伍精当。李德修认为，"取穴不宜多，多则杂而不专。若通身杂推则气血乱动，只能造成混乱"。因此，李德修拟定部分小儿常见病的基础方，如外感、肺系病证基础方：清肺平肝，天河水；脾胃病证基础方：八卦、清胃、天河水；脑病、惊风病证基础方：阳池、二马、小天心等。确定主穴，然后根据主穴再行辨证加减，较完整地体现了"理、法、方、术"和"君、臣、佐、使"的配伍原则。

6. 提出推拿代汤药，以明确穴性功效　徐谦光在《推拿三字经》中用人们所熟知的某方剂代替某穴位，帮助后人正确认识穴位的性质及功效，形成了三字经推拿流派所独有的特点，为小儿推拿的发展做出了重要贡献。书曰："推拿法今定独穴，以抵药方，阴阳为水火两治汤；推三关为参附汤；退六腑为清凉散；推天河水为安心丹；运八卦为调中益气汤……男右六腑为八味顺气散；女左三关为苏合香丸。"

此外，该流派提出不宜补的穴位有：肝经不宜补，如见肝虚，则用补肾经，以滋肾养肝；肺吸之则满，补则气上，故也不宜补；心不易扰动，因而也不宜妄补；胃以和降为顺，故不宜补，若胃阴虚，则用清补脾代替；大肠不可多补，要想加强其功能，可用清补法；小肠、膀胱也不宜补。不宜清的穴位有：心火盛，不能直接清心经，可用清天河水代替；肾含先天真水也不宜清泻，若清肾火，可用清小肠、膀胱代替。

7. 适应证广　李德修建立三字经小儿推拿流派之后，专治小儿。该流派主治感冒、咳喘、百日咳、肺炎、麻疹、水痘、呕吐、泄泻、痢疾、腹痛、便秘、惊风、痫证、小儿麻痹后遗症、胎黄、积滞、佝偻病、肾病、遗尿、疝病、脱肛、痄腮、夜啼、小儿阴疸、膀胱郁火、砂淋、石淋、先天不足、胆火、脑病、热病成哑、寒热错杂、肝病、喉痛、虚火牙痛、自汗盗汗、牙龈出血、劳伤、小儿虚弱、口疮、脑积水及上火下寒等。赵鉴秋在此基础上又增加了发热、支气管炎、哮喘、厌食、鞘膜积液、肠套叠、肌性斜颈、新生儿不乳、新生儿吐乳等病证。

二、孙重三小儿推拿流派

【流派简介】

孙重三（1902—1978），20 岁时拜山东名医林椒圃为师学习小儿推拿。1959 年任山东中医学院中医儿科教研室副主任，从事医疗、教学、科研工作五十余年，认真整理总结小儿推拿经验，集众家之长于一体，通过代代相传，形成了别具一格的小儿推拿流派。1959 年著有《儿科推拿疗法简编》，1960 年编著有《通俗推拿手册》。

【学术特色】

1. 四诊合参，尤重望诊，擅望指纹　孙重三在诊法上重视四诊合参，全面收集临床资料，以确保能辨证准确，避免误诊，保证小儿推拿疗法的安全有效。孙重三认为，小儿不能用言语来表述自己的痛苦，稍大些的儿童，即便能表达，也很难正确表述病情，因此必须靠家长代述，但家长也很难客观的描述病情。且儿童声音气味混乱，有时闻无所闻，且血气未充，一指三关脉象难定，唯有医者采用望诊收集资料才较为准确。小儿病于内，必形于外，外者内之著也，望形审

窍，自知其病。故在临证时尤重望诊。如望精神、面色、苗窍、皮肤、舌苔、舌质、指纹、二阴及大小便或其他分泌物，再结合闻、问、切诊，互相印证，去伪存真，收集可靠的临床资料进行辨证求因、审因论治。

孙重三擅长望指纹，并谨遵“浮沉分表里、红紫辨寒热、淡滞定虚实”之古训，推求疾病的表里寒热虚实。孙重三认为，正常指纹红黄相兼，隐隐不显。指纹若见红色，多为寒证；若见紫色，多为热邪炽盛；若见淡红色，且患儿皮肤苍白，唇色惨淡，多为虚寒证；若见淡紫色，多为虚热证；指纹形直多属热证，指纹形曲多属寒证。若纹见风关，其病尚轻；纹见气关，其病已重；纹见命关，病情更重；指纹透达指端（即“透关射甲”），多为危重之候。其还认为，若病邪遏郁，营卫阻滞，升降稽留，指纹推之涩滞，而无流利现象的，多属实证。

2. 重视闻诊 该流派在望诊的基础上，也非常重视闻诊的应用。孙重三谨遵“视喘息，听声音，而知所苦”的经典论述，对小儿闻诊进行了理论总结和临床实践，形成了独特的闻诊方法。该流派的闻诊内容主要包括闻声音辨表里、闻声音辨寒热虚实、闻声音辨诸痛等。

嗅气味是根据患儿的呼吸气息和排泄物发出的异常气味等，对病位病性做出正确的判断。若口出热臭气主胃热，酸臭气主宿食，腐臭气主牙疳；鼻流腥臭浊涕，多为脑热鼻渊；无腥臭浊涕，多为外感风寒；大便酸臭，多为肠有积热；大便有生腥气，多为肠中有寒；小便臭浊黄赤，多为膀胱积热；小便清长不臭，多为膀胱虚寒。

3. 谨守八纲辨证，治病善调阴阳 该流派通过四诊所收集的临床资料，以八纲辨证将疾病的表里、寒热、虚实及错综复杂的病情用阴阳来归纳。一般来说表证、热证、实证属于阳证；里证、寒证、虚证属于阴证。临证时，擅从“阴阳”入手，在操作用穴时皆用“分阴阳”一穴，此穴可平衡阴阳，调和气血。总之，该流派在整体观念的指导下，以阴阳为纲领，同时结合脏腑辨证、卫气营血辨证、三焦辨证等方法，根据病情综合分析判断，进而辨证施术，取得了较好的临床疗效。

4. 辨证选穴，配穴严谨，不拘于特定穴 孙重三认为，治疗小儿疾病必须遵循辨证论治的原则进行辨证选穴施法，决不能应用一法或一方治疗儿科疾病。如推拿治疗小儿湿热型腹泻时若不辨寒热虚实，就用推上七节骨或逆时针摩腹治疗，常会引起腹胀恶心，甚至呕吐以及变生他证。孙重三始终立足辨证，取穴灵活，配穴严谨，随症加减。如以“四大手法”为主随症加减配伍治疗头面诸疾和外感病证。

该流派常用穴位 77 个，包括小儿特定穴和经穴。其中头面部 13 个、躯干部 9 个、上肢部 38 个、下肢部 17 个。临证时善用分阴阳和运内八卦。在辨证取穴操作时，特定穴配合经穴为该流派的取穴特点之一。如风寒感冒取四大手法、揉风池、掐二扇门、按肩井；风热感冒上述穴位加清天河水。外感咳嗽取四大手法、运内八卦、推揉膻中或推胸八道、揉肺俞、清肺经；内伤咳嗽取分阴阳、运内八卦、补肾水、补脾土、按弦搓摩、推揉膻中、揉肺俞。

5. 手法精简，擅用“十三大手法” 按、摩、掐、揉、推、运法为该流派的主治手法。善用掐法是该流派的手法施术特点之一，搓、摇多做辅助手法。施术时要求以意领气，气到力到，作用于穴位或施术部位。手法操作时应轻巧、柔和、深透、刚柔相济。“十三大手法”为孙重三常用的复式手法，并在临床上取得较好的临床疗效。临床上孙重三均会配合 1 ～ 3 种大手法。如治疗急惊风配猿猴摘果；慢惊风配天门入虎口、赤凤点头；伤乳伤食、腹泻配苍龙摆尾、按弦搓摩；脾虚泻配揉脐及龟尾并擦七节骨；腹痛属热配水底捞明月，属伤食配苍龙摆尾等。每次治疗结束时，必配按肩井法收之。

6. 常用特色操作 该流派常用的特色操作主要有四大手法治疗外感病证、推天柱骨治呕吐、

侧推法治疗泄泻、推箕门利尿、摩神阙治疗脾胃病证、推胸八道配推揉膻中治疗咳嗽、揉运膀胱治疗尿闭、推上肋骨弓治疗上肢不用以及拿肚角治疗腹胀、腹痛等。

三、张汉臣小儿推拿流派

【流派简介】

张汉臣（1910—1978），少年时即熟读《黄帝内经》《伤寒论》《金匮要略》等中医经典及中医儿科和小儿推拿名著。于1925年拜本县小儿推拿名医艾老太为师，自此，主要致力于小儿推拿。1957年被聘入青岛医学院中医教研组及青岛医学院附属医院中医科，负责小儿推拿教学及医疗。1959年到小儿科，组建小儿推拿室，开展小儿推拿疗法。1962年被山东省卫生厅认定为山东省名老中医，其推拿手法被誉为“张汉臣推拿法”，被全国中医学院用作录像教材，并被北京科技电影制片厂收入《齐鲁推拿术》科教片。

【学术特色】

1. 擅长望诊，尤重望面色、审苗窍　该流派擅长望诊，主要包括望形体、察面色、望苗窍、望手足及望指纹。望神可测知疾病的预后与转归；望形可辨体质虚实及先天禀赋情况；望发可判断先、后天发育营养情况；望面色、光泽及五色鲜陈可知病之所在、病之深浅；审苗窍可辨脏腑的寒热虚实。

望面色、审苗窍为该流派最具特色的诊法。望面色包括望颜色及光泽。色是指青、赤、黄、白、黑等颜色；泽是指荣润枯槁、鲜明晦暗的光彩而言。所谓苗窍是指目、耳、口、鼻、舌、前后二阴七窍。通过审苗窍的形态及色泽可判别相应脏腑的寒热虚实。而望鼻又是该流派的一大特色，包括望鼻准、望鼻翼、望鼻梁、望山根及望年寿。

2. 辨证细致，主次分明　张汉臣非常重视辨证，认为认识疾病是临床治疗的第一步。临证时灵活运用中医望、闻、问、切四诊来认识疾病，然后通过八纲辨证、脏腑辨证等方法来辨识疾病的病因、病位、病性，再审因论治。张汉臣对脾胃病证的辨证，多从唇口、鼻准、鼻翼部的形色变化进行辨识。如唇红而吐，多胃热；唇白而吐，多胃虚；唇色正常而吐，多为伤食；唇焦而干，多为脾热或食积；焦而红者预后好，焦而黑者预后不良。

3. 首次提出“小儿推拿治疗八法”与“滞色”　张汉臣首次创新提出小儿推拿治疗八法——“汗、吐、下、和、温、清、补、消”。汗法可疏散风寒，多用于外邪侵犯肌表，穴位多用掐二扇门、揉一窝风、开天门、揉列缺、揉阳池、清肺金、黄蜂入洞、推三关等；吐法多用于咽喉、胸膈痰食壅滞之病证，适合胃上部有形之实邪，穴位多用点天突、推板门等；下法一般多指通大便，用以排除肠内宿粪积滞，穴位多用逆运内八卦、推四横纹穴加清肺金、退六腑等；和法适合病在半表半里、气机不调者，穴位多用揉小天心、分阴阳、揉小横纹等；温法多用于沉寒逆冷者，穴位多用揉外劳宫、推三关等；清法多用于邪热燔盛者，穴位多用清板门、清天河水等；补法适用于体力衰弱、气血亏损者，穴位多用推补脾土、推三关、推补肾水等；消法适用于积聚不散、痰涎壅滞者，穴位多用揉小天心、揉小横纹、揉精宁等。

该流派首次提出“滞色”一词，表现为面部皮肤不舒畅，常见于外感疾病。可根据“滞色”定治则治法。若见新鲜滞色，表示病邪在表，或半表半里，一般来说外邪入侵1～2天，用解表法即可；若见陈旧滞色，表示病邪已入里，且外邪入侵3天以上，治疗宜先滋阴清热，再解表，才能取得较好疗效。

4. 治病求本，严守“扶助正气”或“补泻兼施”的法则 该流派的适应证非常广泛，但无论治疗何种病证，皆严守“补虚扶弱”，时刻顾护患儿的正气。无论是消化系统疾病还是呼吸系统疾病，张汉臣临证时常用揉小天心、揉一窝风、补肾经，体现了表里同治，祛邪不忘扶正的思想。临证多用补肾经、揉二马，此二穴均为滋阴补肾之效穴，两穴相配以滋阴通阳，扶助正气。张汉臣临证时不仅将二穴用于虚证、寒证，同样也可用于实证、热证。如在治疗感冒时，无论风寒、风热、夹痰、夹食及夹惊型，取穴时全都使用补肾经、揉二马。治疗发热时，若温度很高而患儿手足发凉，主张不急于退热，应先用补脾经、推三关、补肾经、揉二马等，待患儿手足温热后再进行常规退热治疗。因“补脾经、推三关”具有温阳的作用，“补肾经、揉二马”具有滋阴的作用，先行护阴益阳，再予以清热。

该流派强调顾护脾胃以扶助正气。临证时多用补脾经、逆运内八卦、推四横纹，以补虚扶弱、进饮食、健脾助运化。如治疗感冒时，在风寒、风热、夹痰、夹食、夹惊 5 个证型中，均应用逆运内八卦、推四横纹两穴。张汉臣认为，风寒型用此二穴可和中利膈、健胃进食；风热型用此二穴可和中健胃、增进乳食；感冒夹痰用此二穴可宽胸利膈、顺气化痰；感冒夹食用此二穴可和中开胃、除胃胀、进乳食；感冒夹惊用此二穴可和中健胃、助消化。

小儿推拿补泻包含两方面的因素：一是穴位特性，二是手法的作用。该流派在促使痘疹透发时，多用补脾经，但手法施术时宜快，用力微重，寓补中有泻之意。若遇到虚弱患儿感受外邪，出现高热，可采用补脾经和推三关，以扶正祛邪，手法操作时宜微快而有力，因患儿兼有热邪，在补法中轻微用力和速度微快，乃为补中有泻之意。对素体虚弱患儿出现邪实之证，常补泻同用，达到相辅相成之功效。如二扇门为发汗效穴，若体虚患儿用本穴时，必须先固表，而后再用汗法，固表多用肾顶穴。小儿疾病临床常见虚实夹杂之证，攻则愈虚，补则有闭门留寇之患，该流派活用补泻之法，补中有泻，标本兼治。

5. 急则治标，缓则治本，标本兼治 该流派认为，临证取穴配穴，应辨别标本、缓急……或遇标本夹杂，要结合病情的轻重缓急，分别采用先治、后治、兼治等法。并具体提出三种治法：①治本法：此法适用于本虚标实的病证。若遇正气衰弱的患儿，感受外邪，虽有高热，可采用补脾经、推三关等以扶正祛邪，然后再行退热之法。②治标法：此法适用于标实本亦不虚的病证。若患儿泄泻不重，突然又发高热，在这种情况下必须先退高热，此时可先揉一窝风、按天门、揉小天心以解表邪，再用分阴阳、清板门，以清热调中、健脾助运；待热退之后，再配推大肠以涩肠止泻。③标本兼治法：即标本同治。若患儿既有高热，又有大便秘结，可先揉二扇门发汗，汗出则表解；次推四横纹、清肺经、退六腑等穴，既可润燥通便，又能清热凉血、顺气消胀，汗下并用，表里兼治。又如运用二扇门、一窝风配小天心解表发汗时，因透汗迅速，宜加揉肾顶一穴，以固其表，防出汗过多，且汗出后注意避风。

6. 手法娴熟，刚柔相济 张汉臣常用手法主要有推法、拿法、揉法、运法、掐法、按法、点法、分法、合法及捏挤法等 10 种手法。其中推法分补（由指尖向指根推）、泻（由指根向指尖推）及平补平泻（来回推，又称清法）；顺时针揉为补，逆时针揉为泻，左右顺逆旋转揉为平补平泻。捏挤法是该流派的独创手法，可开瘀散结、舒筋活血，适用于头、颈、背、胸、腹等，常用穴位有天突、新建、大椎、天枢、神阙、曲泽、委中等，如捏挤天突穴可降气止喘、止呕吐等，又可抑制痉挛性咳嗽。

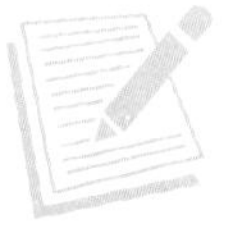

该流派注重推法的操作，要求施术时，不要仅用拇指的指间关节活动，应使拇指伸直，以肘带腕，腕带拇指向里向外反复操作。该流派对手法施术有一定的要求，应因人、因病制宜。实热证，手法操作用力重、速度快（220 ～ 250 次 / 分），每次操作时间短（10 ～ 15 分钟），每日推拿 1 ～ 2 次；虚寒证，手法操作用力轻、速度慢（150 ～ 200 次 / 分），每次操作时间稍长（20 ～ 30 分钟），每日 1 次或隔日 1 次。

7. 取穴特色　张汉臣临证取穴时不局限于特定穴的应用，常把经穴也应用于小儿推拿治疗之中，以提高临床疗效。其所常用的穴位约有 57 个。其中，有些穴位的定位与其他流派有所不同。如肾经定位于小指掌面，由指尖推向指根为补。四横纹定位于掌面第二指至第五指根部横纹处，即指与掌的交界处。

该流派所创穴位主要有肾纹、肾顶、新建、新设等穴。其中，肾纹和肾顶，其穴名、位置及功效均为该流派所独创；新建和新设，其穴名不是该流派所独创，但其位置与功效属该流派所独创。临证时善用逆运内八卦，此穴有顺运、逆运之分。顺运即由乾起，经坎、艮、震、巽、离、坤至兑为止；逆运即由兑起，经坤、离、巽、震、艮、坎至乾为止。顺运可使气上逆，能促使患儿呕吐；逆运可使气下降，可治呕恶等病证。该流派临床多用逆运内八卦，以降胃气而止呕吐；而其他流派，多用顺运内八卦。

该流派擅用术对或术组，将推拿操作二个或三个穴位按序配伍在一起，称之为"术对"或"术组"。常用术对有：补脾经和推三关相伍、补脾经和揉一窝风相伍、清肺经和退六腑相伍、揉小天心和揉一窝风相伍。常用术组有：镇静术组（揉小天心、分阴阳、补肾经、揉二马、大清天河水等）、消化术组（补脾经、补肾经、清板门、逆运内八卦、推四横纹等）、退热术组（揉小天心穴、揉一窝风、补肾经、清板门、分阴阳、清天河水等）、呼吸术组（揉小天心、揉一窝风、补肾经、清板门、逆运内八卦、清肺金等）。

8. 适应证广泛　该流派治疗疾病范围广，从新生儿到周岁以内的小儿均可应用推拿治疗。该流派主张单纯用推拿治疗小儿常见病、多发病。张汉臣著《实用小儿推拿》一书中共记载 71 种疾病，包括初生儿疾病 15 种，头、五官疾病 15 种，传染病 7 种，呼吸系统疾病 8 种，消化系统疾病 9 种，其他疾病 16 种。

四、湘西刘氏小儿推拿流派

【流派简介】

刘开运（1918—2003），毕生致力于中医推拿教学与临床研究，学验俱丰，造诣精深。1974 年，刘开运与方丽群合作，写成《小儿推拿疗法》一书，并于 1978 年获湘西自治州科技成果奖。刘开运曾任中华全国推拿学会副主任委员，湖南省推拿委员会主任委员，主编了《中华医学百科全书・小儿推拿分卷》，湖南省首批审定的 50 名名中医之一。其以五行学说的相生相克理论和藏象学说为基础，结合小儿脏腑的生理特病理特点，创立了以"推五经"为核心内容的湘西刘氏小儿推拿流派。该流派的学术特色主要体现在以下几个方面：

【学术特色】

（一）学术思想

1. 辨证取穴，归经施治　刘开运认为："不讲辨证论治就不是推拿，疗效就大打折扣"。辨证是取穴的基础，只有准确的辨证，才能选取恰当的穴位及手法等，从而收到良好的治疗效果。

辨证后如何确定施治是治疗的一个重要方面。该流派十分重视对病证的归经施治。归经施治即是在临床上将一系列疾病的症状归到手部某经脉上治疗的方法。通过辨证之后才能采取恰当的

穴位、手法及清补原则进行治疗。通过辨证归经抓住主病之脏即抓住了主要矛盾，据此确定推五经的主次关系，也是推五经要领之一。刘开运教授还把一些常见病证用朗朗上口的“脏腑辨证歌诀”表达出来，如“面黄久泻属于脾虚，面白呕吐为胃亏，此症已起非旬日，重补脾胃莫迟疑”。

2. 五经为主，配穴精当　五经推治为该流派的治疗特色。五经推拿的基础是中医学的五行学说，其运用五行助制来指导临床，采用主补、主泻的五经推治法，对疾病、病证归经施治。五经为主，即小儿手上5个穴位（脾、肝、心、肺、肾）为操作的中心要旨。如临床脾虚证的治疗中，采取“补三抑一法”，按照辨证归经取穴，三补即补脾、补肺和补心，一抑即清肝。

除五经为主特点外，该流派也强调配穴要精巧。如认为揉摩肚脐配捏脊、推七节骨、揉龟尾可治疗下消化道疾病，起到调节胃肠道功能的作用；膻中配肺俞治疗咳喘；大椎配天河水可治外感发热；天河水配涌泉可退虚热等，取穴不多，但疗效显著。

3. 注重体质，补泻制宜　在小儿生理病理及体质特点的基础上刘老提出小儿推拿中“补肝易动风，补心易动火”的理论，主张“肝只清不补，心补后加清”，此论述发挥和细化了传统的五脏盛衰观，形成了对五脏特点的新认识，并以此为该流派的施术指南。小儿五经推治时，根据小儿五脏的体质特点，从脾为后天、肝为刚脏、心属火、肺为娇脏及肾为先天等五个方面指出宜补或宜泻的方法。这些体现了湘西小儿推拿流派比较注重小儿体质特点，并在小儿体质基础上运用五经补泻进行推治。

其次，该流派认为，补泻还表现为五经清补的手次上。刘开运认为：“诊断正确，补泻适当，才能恰到好处，收到较好的疗效。切忌操之过急，大肆补泻，超出范围，不但无益反而有损。”根据刘开运的临证经验，将年龄1个月～1岁小儿的五经清、补手次分别为20～60次、50～150次；同时推拿手次根据小儿年龄的大小及疾病的轻重程度而定，一般5岁以内小儿手次100～300次即可（补法手次较清法为多）。

4. 开阖相配，通调阴阳　开阖即小儿推拿的开窍与关窍。开窍即小儿推拿当中的“头部三法”（开天门、推坎宫、推太阳）及推拿手部的总筋、阴阳穴；关窍即拿按肩井。湘西小儿推拿把开窍与关窍作为推拿施术的常规用穴。

（二）手法特点

刘开运创立了“小儿推拿十法”：即推法、揉法、拿法、按法、摩法、运法、搓法、摇法、掐法、捏法；并形成以推、揉为主，拿、按为次，兼以摩、运、搓、摇、掐、捏的手法操作特点。如针对小儿推拿特定穴“五经”穴的补泻而言，“旋推为补，直推为泻（清）”是本流派手法施术的特点，不同于其他流派的“向心为补，离心为泻”。湘西小儿推拿流派特色手法主要有推胸法、推腹法、推背法等。

（三）辨证特点

归经施治，是根据各类疾病的不同症状，不同病因，将临证时一系列疾病的症状归属到某一经脉进行治疗，或用相表里的经脉进行治疗的总称。临证时，一般采用脏腑辨证分证归经，但还必须辨其寒热虚实，而后采用补、消、汗、吐、下、和、温、清等治疗法则，列出操作，进行治疗。湘西小儿推拿治病，首先必须按五脏进行病候归类，以确立主病之脏，抓住了主病之脏就抓住了主要矛盾，据此才能确定推五经的主次关系，如脾病主推脾经，肺病主推肺经等。

为了正确地运用归经施治的治则，湘西小儿推拿将各类疾病的主要症状按五脏归经分类如下：咳嗽、流涕、鼻塞、呼吸不利、气喘痰鸣、发热等症状，归属于肺经；呕吐、腹痛、泄泻、

痢疾、便秘、食欲不振、食谷不化等症状，归属于脾经；心悸、怔忡、吐舌、神乱不安、高热昏迷、直视等症状，归属于心经；烦躁易怒、颈项强直、四肢抽搐、胸胁疼痛、气逆不利、口苦咽干、弄舌等症状，归属于肝经；腰痛不适、下肢痿软、小便短涩、尿频、尿急、遗尿、盗汗等症状，归属于肾经。

（四）五脏病证推拿补泻方案及应用原则

1. 五脏病证推拿补泻方案

（1）脾病：虚证主补脾，兼补心、补肺、清肝，这样的治疗法则叫“补三抑一法”；实证主清脾，兼清肺、清肝，稍清心、补肾，这样的治疗法则叫“清四补一法”。

（2）肝病：虚证补肝（应补肾代之），稍补心，略清肺；实证主清肝，次清心，稍补脾。

（3）心病：虚证（血虚）主补心，稍补脾，略补肾；实证（实热）主清心，稍清脾（清后加补），略清肺、补肾。

（4）肺病：虚证主补肺，次补脾，兼清肝；实证主清肺，兼清肾（清后溪代之）。

（5）肾病：虚证主补肾，次补肺，略补脾；实证主清肾（清后溪代之），次清肝。

2. 五脏病证推拿补泻应用原则　湘西小儿推拿应用推拿补泻时应遵循以下应用原则：①脾宜补不宜清，清后应加补。②清脾、补脾必清肝。③心、肝只清不补。④肺可清可补，清肺补肺均须清心。⑤肾只补不清。

五、海派儿科推拿

【流派简介】

海派儿科推拿是上海丁氏推拿流派传承脉络中的重要一支。金义成为该流派的主要代表性传承人，其著有《小儿推拿》《海派儿科推拿图谱》《小儿病推拿法》《家庭儿科百病推拿图解》《中国推拿》等著作。该流派整理总结了明清以来儿科推拿的学术成就，重视临床实践，逐渐形成了相对完整的学术体系。

【学术特色】

1. 关注情志，触摸察病　该流派对前人“夫小儿之疾，并无七情所干”的观点，提出不同的看法。认为小儿之疾，也与情志有关，对小儿情志不可不察。此外，该流派非常重视“摸”诊，通过触摸按压以测知患儿的病位、病性。

2. 扶正祛邪，以胃为本　该流派认为，小儿“阳非有余，阴长不足”，常表现为“本虚标实”，采取扶正不忘祛邪、祛邪不忘扶正。扶正既能预防外邪，又能增强祛邪之功，促其早日康复。而扶正又以胃为本，概因胃为六腑之大源、水谷气血之海。

3. 固本培元，以通为要　腹居中焦，前有阴脉之海，后有阳脉之海，揉（摩）腹、捏脊可以通任督、调脏腑，固本培元。此外，该流派特别强调通法。认为当以通为用、以通为补，“通”可以使气血流通、循环往复、生命不息；同时提出了“痛则通”“不痛则不通”的“通”法治则，以痛为腧，通过在人体体表寻找压痛点，进行调理以达到祛除病痛的目的。

4. 提出小儿推拿十法　该流派提出了按、摩、捏、揉、推、拿、搓、摇、滚、擦等小儿推拿十法。施术时强调手法操作以柔为贵、巧为魂，要求“轻而不浮，快而不乱，慢而不断，重而不滞”。临床应用时应变顺变，对6岁以上儿童五经穴改旋推、直推为指揉，在胸腹部多用一指禅

偏峰推法，或用自创的拇指本节推法；在指揉法中可变生出二指和三指揉法；对内功推拿之擦法亦时有变化，如改胸背横擦为直擦，改肾部之直擦为横向推擦。

5. 手法补泻与适用范围　关于补泻，各家不同，然均言有效。海派儿科推拿认为小儿推拿手法的良性刺激具有双向调节和调整平衡的作用。由于海派儿科推拿在传统小儿推拿的基础上融合了一指禅推拿、㨰法推拿、少林内功推拿，所以其适用范围不限于婴幼儿，而是适合 0–14 岁儿童，扩大了小儿推拿的适应证，如斜颈、抽动症、相火证、臀肌挛缩、青少年脊柱侧弯等皆可应用推拿治疗。

6. 常用处方　临证时常用开天门、分推坎宫、揉太阳、揉迎香、揉耳后高骨为起手式，以拿风池、拿肩井为总收法；顾护小儿正气，常以揉 / 摩腹、捏脊为基础方，取俞募配穴法；治疗肺系病证时，常取天突、膻中、乳根，配合乳旁区域，基本涵盖了整个胸部，通过推、擦膻中、肺俞穴可将穴位由点扩大到线甚至面。

六、冯氏捏积小儿推拿流派

【流派简介】

小儿捏脊流派是以北京地区已故冯氏捏积术的第四代传人冯泉福为代表。早在清代末年，冯氏医家就开始在北京从事小儿捏积工作。因该流派在北京地区影响颇大，冯泉福有“捏积冯”之美称。其弟子李志明在原有捏脊疗法的基础上，将主治范围扩大为小儿诸疾。其代表著作有余继林编著的《冯氏捏积疗法》、李志明编著的《小儿捏脊》。

【学术特点】

1. 学术思想　基于“督脉通诸脉通”的中医学理论，通过捏拿督脉，刺激膀胱经、督脉上的相关腧穴，通过经络传感，达到平衡阴阳、疏通经络气血、调整脏腑功能的作用，发挥较好的调理脾胃功能的作用。

2. 优势病种　擅长治疗小儿疳积。疳积由疳证和积证组成，积证分为乳积、虫积、食积；疳证分为心疳、肝疳、脾疳、肺疳、肾疳。

3. 技法特点　捏脊手法主要有捏、拿、推、捻、提、放、按、揉八法，又称为“捏脊八法”。操作时，术者以拇指前位法，按照推、捏、捻、放、提的先后顺序，自长强穴向上捏拿至大椎穴或自大椎穴捏拿至长强穴为一遍；自第二遍开始，操作者可根据患儿的具体症状，采用“重提”的手法，即有针对性地刺激某些背部的脏腑俞穴。如厌食可重按脾俞、胃俞穴，以加强疗效。根据患儿病情与体质的不同，捏脊法可操作 4 ～ 6 遍。最后一遍捏拿操作完毕后，用双手拇指的指腹在患儿腰部的肾俞穴进行揉按。自长强穴捏拿至大椎穴此为补法，反之则为泻法；如补泻手法交替进行则为平补平泻法。

4. 疗程与辅助用药　捏脊一般每天操作 1 次，6 次为 1 个疗程。一般从捏脊的第四天始，患儿于清晨应空腹用红糖水送服冯氏消积散，第五天清晨应在脐部贴敷冯氏化痞膏以加强疗效。此外，在操作中和操作后禁食芸豆、醋和螃蟹，避免高糖、寒凉等饮食。

第十七章

小儿推拿重要典籍与文献选读

一、小儿推拿重要典籍介绍

1. 1574 年，明代庄应祺在《补要袖珍小儿方论》卷十中载有现存最早的小儿推拿专题文献《秘传看惊掐筋口授手法论》。该书源于 1405 年明代徐用宣撰《袖珍小儿方》。最早提出了小儿推拿的特殊操作方法，介绍了三关、六腑等小儿推拿特定穴，同时载手足推拿穴位图谱。手法多推擦，却被称为“掐惊”，可能与适应证为小儿急惊风有关。该篇不足 4 千字，内容简单，文字朴素，乃小儿推拿之原始雏形。

2. 明代《小儿按摩经》是现存最早的小儿推拿专著，收录于杨继洲 1601 年所著的《针灸大成》。作为独立的第 10 卷，题为“四明陈氏著集”。该书开篇“小儿之疾，并无七情所干，不在肝经，则在脾经；不在脾经，则在肝经。其疾多在肝、脾两脏”。收集了 40 多个小儿推拿特定穴位，绘制了小儿推拿穴位图谱。其中已有关于五经穴的手法记载，并对脾经的操作提出“掐脾土，曲指左转为补，直推之为泻”。书中涉及手法有掐、推、揉、左转（旋推）、点、按、运、分、搓、摩、弹、摇、拍、捻（戏）、滚、撮、翻（屈伸）、跪等 18 种。记载了 29 种小儿推拿复式操作手法，如“黄蜂出洞”“水底捞月”“赤凤摇头”“运水入土”“飞经走气”“按弦搓摩”“揉脐法”等。提出了小儿推拿“以手代针之神术”“亦分补泻”等观点；还有小儿初生调护等内容。《小儿按摩经》的问世，标志着小儿推拿从民间技艺升华为成熟理论，学科从此走上独立发展之道。

3.《小儿推拿方脉活婴秘旨全书》，明·龚廷贤（字子才，号云林山人，又号悟真子）编撰，成书于 1604 年，是流传最早的小儿推拿单行本。该书内容与《小儿按摩经》相似，但更全面系统。其开篇“何婴儿疾繁且甚欤？大抵半胎毒，半伤食也”，这是非常大胆的假设，为我们今天认识儿科疾病提供了思路。该书载有 45 个小儿推拿特定穴位，新增了靠山、胃穴、鞋带、甘载、百虫、前承山等。并在《小儿按摩经》的基础上，精练出复式“十二手法”。该书被曹炳章先生誉为“推拿最善之本”。

4.《小儿科推拿仙术》又名《小儿推拿秘诀》《推拿仙术》，明·周于蕃（字岳夫）编撰，成书于 1605 年。书中关于“手上推拿法”（即黄蜂入洞、赤凤摇头、飞经走气、天门人虎口、水里捞明月、打马过天河、凤凰单展翅、猿猴摘果、双龙摆尾九种复式操作法）、“身中十二拿法”（即拿太阳、肩井、耳后、合骨、鱼肚、百虫、膀胱、奶旁、曲尺、肚角、皮罢、三阳交等十二穴）、“阳掌诀法”（即运八卦等十五种掌面推拿法）、“阴掌穴法”（即掐揉二扇门等七种手掌背推拿法）、“治法捷要歌诀”等皆有特色。该书以治法统领手法和穴位，于汗、吐、下三法之后给出具体推拿处方。同时也提出“凡推法俱有次序，每病必先用面上取汗，喉中取呕法，次于手上分

阴阳，次推三关，次六腑，次各应先推之指。”该书在“男左女右说”中提出三关、六腑等当时需要区别男女性别使用的穴位，可以女照男用，相差不大。此书还记载了“抱肚法”，指出“诸凡小儿，不拘何病，父母抱之，以手掌心贴儿脐下小腹，往上轻轻托抱之，又令一人抱其头左右旋摇各数十，能令五脏冲和，百病消散。”该书对后世影响较大，业内视为秘诀，广为传抄。

5.《小儿推拿广意》，清代熊应雄（字运英）编著，成书于康熙十五年（1676年）。是清代第一部小儿推拿专著。该书首次将小儿推拿五经穴绘制于五指螺纹面，创立顺时针旋推为补，逆时针旋推为泻的五经推法。首次提出小儿“推拿手部次第”和“推拿面部次第”。全书共3卷，共载80余个穴位，45个为小儿推拿特定穴，既有主治，又有推拿操作图谱。该书之四横纹、威灵、精宁、涌泉、大肠及风池6个穴位与《小儿按摩经》同名但定位不同。复式手法之黄蜂入洞、赤凤摇头、二龙戏珠、猿猴摘果、按弦搓摩、飞经走气亦与《小儿按摩经》同名但操作不同。全书共介绍了720余种儿科常见疾病的推拿治疗方法。该书对后世小儿推拿影响深远。

6.《幼科推拿秘书》，骆如龙（字潜庵）编撰，成书于1691年，刊行于1725年。卷一《赋歌论诀秘旨》主述儿科诊法。卷二《穴象手法》载穴位170余个，有140多个小儿推拿特定穴。头部天心（分为上天心与大天心）、面额、额角（太阳）、中庭、天柱，画部三阴、三阳、龙角、虎角（目）、风池、气池、天开、水角、金精、耳珠、玉楼，阳掌（即手掌正面）浮心、水底，鱼脊，阳膊经渠、水底，前身肾囊，脊背七节骨、膀胱、命门，腿足鬼胀等为新增穴位。书中定位脾经在“大拇指上罗纹，男左旋，女右旋”。但又提出“不如屈小儿大指，内推为补，直指外推为清”。卷三《推拿手法》介绍了掐、推、运、拿、揉、戳、摇、擦、提等42种单式手法，明确将手法与穴位结合，如分阴阳、揉太阳、运内八卦等。还介绍了打马过天河、黄蜂入洞等13种复式操作手法。并认为分阴阳为“诸症之要领，众法之先声”，一切推法必须以分阴阳为起式；诸症推毕，又应掐按肩井、拿食指、无名指作为“总收法”。该书还探讨了小儿特定穴与经络的关系，如“中指名为将指，属心，心气通于舌，络联于将指，通背左筋心俞穴、手中冲穴、足涌泉穴”（《五指经络内外秘旨》）。卷四、卷五为治疗篇，强调推拿穴位配伍，倡君臣主次。

7.《幼科铁镜》，夏鼎（字禹铸）撰。成书于康熙三十四年（1695年）。推崇望面色、审苗窍。记载了催吐法治疗胃中实痰；倡慢惊“惟补脾虚”；提出根据掐老龙、精威、肺俞等穴位后小儿的反应来判断预后；总结出“九恨”“十三不可学”“十传”等推拿人才标准和禁忌。明确提出男女手部推拿可以俱取左手。该书所录小儿推拿手法和穴位均经两代以上家传或临床亲验所得。如夏鼎自认为“老汉扳罾”“猿猴摘果”等手法无效而删除。全书载穴57个，特定穴26个，大部分集中于上肢，并对脾经、三关、六腑等位置进行了考证。认为脾经定位应在拇指螺纹面，推拇指桡侧为后人之误，提示脾经旋推和屈指上推补法在当时就存在。此外他对肾经与后溪两穴的推下为补、推上为清的补泻方向提出质疑。在五经穴推拿中，他认为推拿人员应掌握五脏生克定理，治病须用兼补兼泻之法。书中最大特色在于“推拿代药赋”，用药性比喻小儿推拿穴位，为理解和普及小儿推拿作出了贡献。

8.《小儿推拿辑要》，周松龄（字仙渠）编。成书于1843年，共3卷。作者自幼随父习推拿之术，尽得其要而医技益精。治婴儿险证，多立见功效。于是总结辑选著书，遂有此作。上卷为儿科诸病诊法及歌诀；中卷述儿科各病的推拿手法；下卷列推拿穴位及手法图说。内容精要，颇切临床实用。

9.《推拿三字经》，徐谦光（名宗礼，字谦光，号秩堂公）编。成书于光绪三年（1877年）。其所记载的推拿技法，多为治疗当时民间流行的某些成人及小儿疾病时所用，尤其对痢疾、腹泻、脱肛、霍乱、瘟疫、痨瘵、痰喘、疮肿、惊风、癫狂、牙痛、腹痛等病的症状、诊断、取穴、预后、疗效等方面叙述较详。清代民间无钟表，推拿计时靠计数，故《推拿三字经》中有“大三万”“小三千”“婴三百”等词句，均指推拿次数而言。推拿次数的多少，时间的长短，是根据患者年龄大小、体质强弱和病情轻重灵活掌握，临床治病不必拘泥此数。其特点为穴位少、单穴操作时间长。

10.《厘正按摩要术》，张振鋆（字筱衫、广文，号惕厉子，原名醴泉）编。成书于光绪十四年（1888 年）。该书系统总结了明清时期的儿科理论与临床经验。每一条目都先列历代文献，并标明出处，再谈自己的认识。共载穴 100 余个，特定穴 50 多个。如肝记（皮罢）来自《小儿推拿秘诀》，大肠取自《按摩经》，百虫、前承山来源于《小儿推拿方脉活婴秘旨全书》，走马、左右端正、琵琶、肾、攒竹、坎宫、耳背高骨引自《小儿推拿广意》。卷一辨证中的“按胸腹”尤有特色，按虚里、按神阙等应用至今。卷二归纳出小儿推拿八法，即按、摩、掐、揉、推、运、搓、摇；介绍了 20 种外治法的具体运用。卷三分别介绍十四经穴和小儿推拿特定穴，并绘 29 幅小儿推拿图。卷四为推拿治疗，列有 24 种病证。主要内容来自周于蕃的《小儿推拿秘诀》，但进行了厘正、增补，如惊风分急惊、慢惊；呕吐分为热吐、寒吐、实吐和虚吐等。该书历史上曾多次刻印。

11.《小儿推拿直录》为清代钱櫰村辑录的小儿推拿专著，成书于 1793 年，不分卷。总论小儿生理特点及病证特点，提出小儿治病，察色观形为医家之要务。对于小儿疾病的诊断，病因病机的阐述，小儿全身各部的位形图、穴位图及穴位主治、推拿手法次第、五脏六腑经穴及主治、小儿推拿的主要手法，以及急惊等十六种病证的推拿治疗，均有详细的介绍。

12.《增图考释推拿法》是清代夏云集（字祥宇，又字英白）原撰、许敬舆增释，刊于 1933 年。上卷为推拿法，阐述《保赤推拿法》的 86 种推拿操作法，每法均增绘一图，标明穴位所在，或附以《推拿易知》等书异同之按语；下卷为经穴部位考释，分列 43 个小儿推拿常用穴位的别名、定位、主治、针灸法。书中的许氏增释颇有创新，指出《保赤推拿法》的推拿次第以“分阴阳”为先，认为小儿病证乃气血不和之故，但小儿诸证并非均是气血不和，故施术之初宜以开窍始，而将“开天门”法列为推拿常例之首；又认为，小儿百脉齐汇于掌间而与成人有异，故有“（小儿）推拿不施于十龄之外”之说，尤以注明穴位所在的动静脉和神经分布，为当时所罕见。

13. 其他小儿推拿著作，见表 16–1。

表 16–1　其他小儿推拿著作

书名	作者	年代（年）	主要贡献
《万育仙书》	曹无极	1565	载有小儿推拿论述，在“按摩目”中首次出现了包括“黄蜂入洞”等 16 幅复式手法的操作图，有利于小儿推拿的推广应用
《医学研悦》	李盛春	1626	书末“附刻小儿推拿卷十”专论小儿推拿。以操作方、脏腑和病证为临床小儿推拿分类
《新刻幼科百效全书》	龚居中	1644	首论小儿生理特点及家传推拿秘诀手法，后述儿科诊断、辨证、治疗方法，并附有十余幅精刻推拿穴位图解
《秘传推拿捷法》	余飞麟	1699	提出“五脏五指相连脉道”，记载“提壶灌顶”法
《幼科推摩》	朱占春	1872	记载“幼科推摩 28 法”

续表

书名	作者	年代（年）	主要贡献
《保赤推拿法》	夏云集	1885	书前凡例，首释拿、推、掐、搓、摇、捻、扯、揉、运、刮、分、和等12种小儿推拿常用手法，以及小儿推拿注意事项，包括修剪指甲、介质、次数、医德等，并附有夏鼎《幼科铁镜》之《推拿代药赋》。正文首先描述开天门、分推太阴太阳、掐天庭至承浆以及揉耳摇头四法，主张推拿小儿皆应先用此四法以开关窍，然后辨证用诸法；其次简介揉太阳等穴的手法操作及主治，并主张推毕各穴以掐肩井收功。本书后由许敬舆增演为《增图考释推拿法》
《推拿指南》	唐元瑞	1905	载有各种眼疾的推拿手法及操作方法61条，是一部眼科推拿专著
《小儿推拿补正》	钱祖荫	1916	本书着重纠正推拿所引证错误的穴位，并补充了打马过天河。对推、拿、掐、运、揉、拈、搓、摩、按、摇、分、合12种小儿推拿手法的定义、操作和机制作了简明扼要的解释，鲜见于既往诸多推拿专著
《推拿易知》	中华书局	1919	主要内容摘自熊应雄的《小儿推拿广意》与夏鼎的《幼科铁镜》。阐述小儿推拿基础知识，为推拿入门读物。现存版本见于《医学易知》
《推拿抉微》	涂蔚生	1928	作者以《保赤推拿法》为基础，参考《小儿推拿广意》，以及唐容川、陈紫山、陈飞霞等人有关推拿论述编成此书。第一卷（集）介绍认症法；第二卷论述推拿手法；第三、四卷为16种病证的药物处方。书中所附作者评述也有一定的参考价值
《推拿捷径》	马玉书	1930	采用歌赋写成“推拿代药骈言”“推拿次序歌”等，使众多推拿手法更易学、易记、易懂，易于推广应用
《保赤推拿秘术》，又名《窍穴图说推拿指南》	彭慎	1934	除介绍推、揉、搓、摇、刮、运、掐、拿、分、和10种小儿推拿的基本手法并将其编成歌诀外，还介绍了154种单式手法和33种复式手法，并分别称之为实用手术和大手术

二、小儿推拿文献选读

保婴赋

人禀天地，全而最灵，原无夭札，善养则存。始生为幼，三四为小，七龆八龀，九童十稚。惊痫疳癖，伤食中寒，汤剂为难，推拿较易。以其手足，联络脏腑，内应外通，察识详备。男左女右，为主看之，先辨形色，次观虚实。认定标本，手法祛之，寒热温凉，取效指掌。四十余穴，有阴有阳，十三手法，至微至妙。审症欲明，认穴欲确，百治百灵，万不失一。

——清·骆如龙《幼科推拿秘书·保婴赋》节选

推拿小儿总诀歌

推拿小儿如何说，只在三关用手诀，掐在心经与劳宫，热汗立至何愁雪，不然重掐二扇门，大汗如雨便休歇；若治痢疾并水泻，重推大肠经一节，侧推虎口见工夫，再推阴阳分寒热；若问男女咳嗽诀，多推肺经是法则，八卦离起到乾宫，中间宜手轻些些；凡运八卦开胸膈，四横纹掐和气血，五脏六腑气候闭，运动五经开其塞；饮食不进儿着吓，推动脾土就吃得，饮食若进人事瘦，曲指补脾何须歇。直指推之便为清，曲指推之为补诀；小儿若作风火吓，多推五指指之节，

大便闭塞久不通，盖因六腑有积热，小横肚角要施工，更掐肾水下一节，口出臭气心经热，只要天河水清彻，上入洪池下入掌，万病之中都去得；若是遍身不退热，外劳宫上多揉些，不问大热与小炎，更有水底捞明月；天门虎口斛肘诀，重揉顺气又生血，黄蜂入洞医阴病，冷气冷痰俱治得；阳池穴掐心头痛，一窝风掐肚痛绝，威灵总心救暴亡，精宁穴治打逆噎；男女眼若往上翻，重掐小天心一穴，二人上马补肾经，治得下来就醒些；男左女右三关推，上热退下冷如铁；寒者温之热者清，虚者补之实者泄，仙人留下救儿诀，后学殷勤谨慎些。

——清·骆如龙《幼科推拿秘书·推拿小儿总诀歌》

手法秘旨

凡观小儿病症，男观左手右脚，女观右手左脚，必察何经络，得其症候，方知道推某筋，掐某处，久揉验，总要先观儿虚实，而手法推之数目，即一定之，一岁三百，不可拘也。又要审定主穴，某病症，以某穴为主，则众手该用者在前，而此主穴在后，多用工夫，从其重也。盖穴有君臣，推有缓急，用数穴中有一穴为主者，而一穴君也，众穴臣也，相为表里而相济者也，故赤子之病，有一视而愈者，亦有推数穴而不愈者，是不明于察形辨症之主穴也。有一穴而治数病者，有数穴而治一病者，有一手而拿两穴者，有两手而拿一穴者，有病轻而推数穴不愈者，有重病而推一二穴即愈者，总待人神明其源而精乎其极也。故云：病轻一时松，病重费日功。若平日有惯者，病推毕后，必用总收手法，其病方永久不犯，用手法者，慎思之。

——清·骆如龙《幼科推拿秘书·手法秘旨》

推拿手法

按，用指在部位上扪按之，使气血流通而不骤散也。

摩，以手或指在皮毛上用之，以祛气分、血分之表病。

推，用指循经络穴道之上、下推之，使气血达到病所也。

拿，用手指紧握其病所在如捉物然，然后或用运、揉、搓、摩以散之。

掐，用指甲在部位上掐之，以聚乏血于其所。掐后气血即散。

周于蕃曰：运则行之，谓四面旋转环绕而运动之也，宜轻不宜重，宜缓不宜急，绕于其上也。是从摩法生于者，可以和气血，可以活经络，而脏腑无闭邪之虞也。

揉，或用指，或用掌，以揉散其血气也。

运，或用大指，或屈中指，随左、右、阴、阳、气、血而旋转之。

搓、拈，搓与拈不同，拈是有左右，搓则以指向前，较推法短而急，较摩法重而着，使血气随指下往来也。

摇，以手握病儿之手或足摇动之，使气血活动而消痞塞也。摄与拿不同，拿是撮其病所在；摄是在经络穴道要害上提摄其气血，使掣动也。

分，于儿手背中指节末，用大手大指分阴阳而里气血。

合，于儿手背第二节、第四节，用大指向儿中指合之，亦合阴阳，调气血也。

一说分、合在手正面腕下阴、阳。

——清·钱祖荫《小儿推拿补正》节选

十三大手法推拿注释

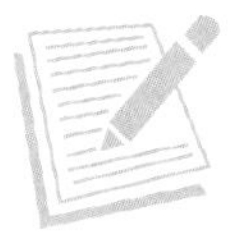

天门入虎口重揉斛肘穴。此顺气生血之法也。天门即神门，乃乾宫也；斛肘，膀膊下肘后一

团骨也。其法以我左手托小儿㪙肘，复以我右手大指叉入虎口，又以我将指管定天门，是一手拿两穴，两手三穴并做也，然必曲小儿手揉之，庶㪙肘处得力，天门虎口处又省力也。

打马过天河。此能活麻木，通关节脉窍之法也。马者，二人上马穴也，在天门下，其法以我食将二指，自小儿上马处打起，摆至天河，去四回三，至曲池内一弹，如儿辈嘻戏打破之状，此法退凉去热。

黄蜂入洞。此寒重取汗之奇法也。洞在小儿两鼻孔。我食将二指头，一对黄蜂也。其法屈我大指，伸我食将二指，入小儿两鼻孔揉之，如黄蜂入洞之状。用此法汗必至，若非重寒阴症，不宜用，盖有清天河，捞明月之法在。

水底捞明月。此退热必用之法也。水底者，小指边也；明月者，手心内牢宫也。其法以我手拿住小儿手指，将我大指，自小儿小指旁尖，推至坎宫，入内牢轻拂起，如捞明月之状。再一法，或用凉水点入内牢，其热即止。盖凉入心肌，行背上，往脏腑，大凉之法，不可乱用。

飞金走气。此法去肺火，清内热，消膨胀，救失声音之妙法也。金者，能生水也；走气者，气行动也。其法性温，以我将指蘸凉水置内牢宫，仍以将指引牢宫水上天河去，前行三次，后转一次，以口吹气微嘘跟水行，如气走也。

按弦走搓摩（此法治积聚屡试屡验）。此运开积痰积气痞疾之要法也。弦者，勒肘骨也，在两胁上。其法着一人抱小儿坐在怀中，将小儿两手抄搭小儿两肩上，以我两手对小儿两胁上搓摩至肚角下。积痰积气自然运化，若久痞则非一日之功，须久搓摩方效。

二龙戏珠。此止小儿四肢掣跳之良法也，其法性温。以我食将二指，自儿总经上，参差以指头按之，战行直至曲池陷中，重揉，其头如圆珠乱落，故名戏珠，半表半里。

双龙摆尾。此解大小便结之妙法也，其法以我右手拿小儿食、小二指，将左手托小儿㪙肘穴，扯摇如数，似双龙摆尾之状。又或以右手拿儿食指，以我左手拿儿小指，往下摇拽，亦似也。

猿猴摘果。此剿疟疾，并除犬吠人喝之症之良法也，亦能治寒气除痰退热。其法以我两手大食二指提孩儿两耳尖，上往若干数，又扯两耳坠，下垂若干数，如猿猴摘果之状。

揉脐及龟尾并擦七节骨（此治痢疾、水泻神效）。此治泻痢之良法也，龟尾者，脊骨尽头闾尾穴也；七节骨者，从头骨数第七节也。其法以我一手，用三指揉脐，又以我一手，托揉龟尾，揉讫，自龟尾擦上七节骨为补，水泻专用补；若赤白痢，必自上七节骨擦下龟尾为泄，推第二次，再用补。盖先去大肠热毒，然后可补也；若伤寒后，骨节痛，专擦七节骨至龟尾。

赤凤摇头。此消膨胀舒喘之良法也，通关顺气，不拘寒热，必用之功，其法以我左手食将二指，掐按小儿曲池内，作凤二眼，以我右手仰拿儿小食无名四指摇之，似凤凰摇头之状。

凤凰单展翅。此打噎能消之良法也，亦能舒喘胀，其性温，治凉法。用我右手单拿儿中指，以我左手按掐儿㪙肘穴圆骨，慢摇如数，似凤凰单展翅之象，除虚气虚热俱妙。

总收法。诸症推毕，以此法收之，久病更宜用此，永不犯。其法以我左手食指，掐按儿肩井陷中，乃肩膊眼也。又以我右手紧拿小儿食指无名指，伸摇如数，病不复发矣。

——清·骆如龙《幼科推拿秘书·十三大手法推拿注释》

手法同异多寡宜忌辨明秘旨歌

小儿周身穴道，推拿左右相同，三关六腑要通融，上下男女变通。脾土男左为补，女补右转为功，阴阳各别见天工，除此俱该同用。急惊推拿宜泄，痰火一时相攻，自内而外莫从容，攻去痰火有用。慢惊推拿须补，自外而内相从，一切补泄法皆同，男女关腑异弄。法虽一定不易，变通总在人心，本缓标急重与轻，虚实参乎病症。初生轻指点穴，二三用力方凭，五七十岁推渐深，医家次第神明。一岁定须三百，二周六百何疑，月家赤子轻为之，寒火多寡再议。年逾二八长大，推拿费力支持，七日十日病方离，虚诳医家谁治。禁用三关手法，足热二便难通，渴甚腮赤眼珠红，脉数气喘舌弄。忌用六腑手法，泄青面皖白容，脉微吐呕腹膨空，足冷眼青休用。小儿可下病症，实热面赤眼红，腹膨胁满积难通，浮肿痄腮疼痛。小便赤黄壮热，气喘食积宜攻，遍身疮疥血淋漓，腹硬肚痛合用。不可下有数症，囟陷肢冷无神，不时自汗泄频频，气虚干呕难忍。面白食不消化，虚疾潮热肠鸣，毛焦神困脉微沉，烦躁鼻塞咳甚。

——清·骆如龙《幼科推拿秘书·手法同异多寡宜忌辨明秘旨歌》

用汤时宜秘旨歌

春夏汤宜薄荷，秋冬又用木香，咳嗽痰吼加葱姜，麝尤通窍为良，加油少许皮润，四六分做留余，试病加减不难知，如此见功尤易。四季俱用葱姜煎汤，加以油麝少许推之。

——清·骆如龙《幼科推拿秘书·用汤时宜秘旨歌》

推拿代药赋

前人忽略推拿，卓溪今来一赋。寒热温平，药之四性；推拿揉掐，性与药同。用推即是用药，不明何可乱推。推上三关，代却麻黄肉桂；退下六腑，替来滑石羚羊。水底捞月，便是黄连犀角；天河引水，还同芩柏连翘。大指脾面旋推，味似人参白术，泻之则为灶土石膏；大肠侧推虎口，何殊诃子炮姜，反之则为大黄枳实。涌泉右转不揉，朴硝何异：一推一揉右转，参术无差。食指泻肺，功并桑皮桔梗；旋推止嗽，效争五味冬花。精威拿紧，岂羡牛黄贝母；肺俞重揉，漫夸半夏南星。黄蜂入洞，超出防风羌活；捧耳摇头，远过生地木香。五指节上轮揉，乃祛风之苍术；足拿大敦鞋带，实定掣之勾藤。后溪推上，不减猪苓泽泻。小指补肾，焉差杜仲地黄。涌泉左揉，类夫砂仁藿叶。重揉手背，同乎白芍川芎。脐风灯火十三，思符再造。定惊元宵十五，不啻仙丹。病知表里虚实，推合重症能生，不谙推拿揉掐，乱用便添一死。代药五十八言，自古无人道及，虽无格致之功，却亦透宗之赋。

——清·夏禹铸《幼科铁镜·推拿代药赋》

推拿代药方

分阴阳，为水火两治汤；推三关，为参附汤；退六腑，为清凉散；天河水为安心丹；运八卦，为调中益气汤；内劳宫，为高丽清心丸；补脾土，为六君子汤；揉板门，为阴阳霍乱汤；清胃穴，为定胃汤；平肝，为逍遥散；泻大肠，为承气汤；清补大肠，为五苓散；清补心，为天王补心丹；清肺金，为养肺救燥汤；补肾水，为六味地黄丸；清小肠，为导赤散；揉二马，为八味地黄丸；外劳宫，为逐寒返魂汤；一窝风，为荡寒汤；揉五指节，为化忡丹；拿列缺，为回生散；天门入虎口，为顺气丸；阳池穴，为四神丸；五经穴，为大圣散；四横纹，为顺气和中汤；后溪穴，为人参利肠丸；男左六腑，为八味顺气散；女右三关，为苏合香丸。

——《推拿三字经》

穴道图象

潜庵曰：推拿一书，其法最灵，或有不灵，认穴之不真耳。即如头为诸阳之首，面为五脏之精华，十指联络于周身之血脉，穴不真则窍不通，窍不通则法不灵。故予于斯书，首著诀法总

纲，次详全身经穴，而图象昭焉，手法明焉，百病除焉。

——清·骆如龙《幼科推拿秘书·穴道图象》

五指经络内外秘旨

中指名为将指，属心，心气通于舌，络联于将指，通背左筋，心俞穴，手中冲穴，足涌泉穴。

大拇指下一指，名为食指，属肝。肝气通于目，络联于食指，通于小天心穴，足太溪穴。

大拇指属脾土，脾气通于口，络联于大指。通背右筋天枢穴，手列缺穴，足三里穴。

小指上一指名为无名指，属肺。肺气通于鼻，络联于无名指，通胸前膻中穴，背后风门穴。

小指属肾，肾气通于耳，络联于小指，通目瞳人，手合骨穴，足大敦穴。

——清·骆如龙《幼科推拿秘书·五指经络内外秘旨》

推拿三字经

徐谦光　奉萱堂　药无缘　推拿恙　自推手　辨诸恙
定真穴　画图彰　上疗亲　下救郎　推求速　非重良
独穴治　有良方　大三万　小三千　婴三百　加减良
分岁数　轻重当　从吾学　验良方　宜熟读　勿心慌
治急病　一穴良　大数万　立愈恙　幼婴者　加减良
治缓症　各穴良　虚冷补　热清当　大察脉　理宜详
浮沉者　表里恙　冷热症　迟数详　辨内外　推无恙
虚与实　仔细详　字廿七　脉诀讲　明四字　治诸恙
小婴儿　看印堂　五色纹　细心详　色红者　心肺恙
俱热症　清则良　清何处　心肺当　退六腑　即去恙
色青者　肝风张　清补宜　自无恙　平肝木　补肾脏
色黑者　风肾寒　揉二马　清补良　列缺穴　亦相当
色白者　肺有痰　揉二马　合阴阳　天河水　立愈恙
色黄者　脾胃伤　若泻肚　推大肠　一穴愈　来往忙
言五色　兼脾良　曲大指　补脾方　内推补　外泻详
大便闭　外泻良　泻大肠　立去恙　兼补肾　愈无恙
若腹痛　窝风良　数在万　立无恙　流清涕　风寒伤
蜂入洞　鼻孔强　若洗皂　鼻两旁　向下推　和五脏
女不用　八卦良　若泻痢　推大肠　食指侧　上节上
来回推　数万良　牙痛者　骨髓伤　揉二马　补肾水
推二穴　数万良　治伤寒　拿列缺　出大汗　立无恙
受惊吓　拿此良　不醒事　亦此方　或感冒　急慢恙
非此穴　不能良　凡出汗　忌风扬　霍乱病　暑秋伤
若上吐　清胃良　大指根　震艮连　黄白皮　真穴详
凡吐者　俱此方　向外推　立愈恙　倘泻肚　仍大肠
吐并泻　板门良　揉数万　立愈恙　进饮食　亦称良
瘟疫者　肿脖项　上午重　六腑当　下午重　二马良

兼六腑　立消亡　分男女　左右手　男六腑　女三关
此二穴　俱属凉　男女逆　左右详　脱肛者　肺虚恙
补脾土　二马良　补肾水　推大肠　来回推　久去恙
或疹痘　肿脖项　仍照上　午别恙　诸疮肿　照此详
虚喘嗽　二马良　兼清肺　兼脾良　小便闭　清膀胱
补肾水　清小肠　食指侧　推大肠　尤来回　轻重当
倘生疮　辨阴阳　阴者补　阳清当　紫陷阴　红高阳
虚歉者　先补强　诸疮症　兼清良　疮初起　辨阴阳
阴者补　立消亡　胸膈闷　八卦详　男女逆　左右手
运八卦　离宫轻　痰壅喘　横纹上　左右揉　久去恙
治歉症　并痨伤　歉弱者　气血伤　辨此症　在衣裳
人着袷　伊着棉　亦咳嗽　名七伤　补要多　清少良
人穿袷　他穿单　名五痨　肾水伤　分何脏　清补良
在学者　细心详　眼翻者　上下僵　揉二马　捣天心
翻上者　捣下良　翻下者　捣上强　左捣右　右捣左
阳池穴　头痛良　风头痛　蜂入洞　左右旋　立无恙
天河水　口生疮　遍身热　多推良　中气风　男女逆
右六腑　男用良　左三关　女用强　独穴疗　数三万
多穴推　约三千　遵此法　无不良　遍身潮　分阴阳
拿列缺　汗出良　五经穴　肚胀良　水入土　不化谷
土入水　肝木旺　小腹寒　外劳宫　左右旋　久揉良
嘴唇裂　脾火伤　眼泡肿　脾胃恙　清补脾　俱去恙
向内补　向外清　来回推　清补双　天门口　顺气血
五指节　惊吓伤　不计次　揉必良　腹痞积　时摄良
一百日　即无恙　上有火　下有寒　外劳宫　下寒良
六腑穴　去火良　左三关　去寒恙　右六腑　亦去恙
虚补母　实泻子　曰五行　生克当　生我母　我生子
穴不误　治无恙　古推书　身手足　执治婴　无老方
皆气血　何两样　数多寡　轻重当　吾载穴　不相商
老少女　无不当　遵古推　男女分　俱左手　男女同
予尝试　并去恙　凡学者　意会方　加减推　身歉壮
病新久　细思详　推应症　无苦恙　传后世　救人良

主要参考书目

［1］井夫杰．小儿推拿临证精要［M］．北京：中国中医药出版社，2021.
［2］井夫杰，张静．推拿学［M］．济南：山东科学技术出版社，2020.
［3］井夫杰．推拿手法实训教程［M］．北京：中国中医药出版社，2019.
［4］马融．中医儿科学［M］．北京：中国中医药出版社，2016.
［5］张奇文，朱锦善．实用中医儿科学［M］．北京：中国中医药出版社，2019.
［6］江载芳，申昆玲，沈颖．诸福棠实用儿科学［M］.8 版．北京：人民卫生出版社，2014.